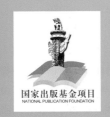

国家出版基金项目
NATIONAL PUBLICATION FOUNDATION

"十三五"国家重点图书出版规划项目

Precision
Medicine

精准医学出版工程

精准预防诊断系列

总主编 詹启敏

分子影像与精准诊断

Molecular Imaging and
Precision Diagnosis

汪联辉 宋春元 吴 江 等

编著

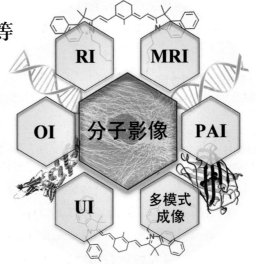

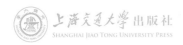

上海交通大学出版社
SHANGHAI JIAO TONG UNIVERSITY PRESS

内容提要

本书为"精准医学出版工程·精准预防诊断系列"图书之一。本书以作者所在团队近年的研究成果为基础,系统阐述了近年来发展迅速的磁共振、放射性核素、光学、超声、光声、多模态等分子影像原理与技术,讨论了分子影像在精准诊断方面的应用、发展趋势及其存在的挑战。本书可为正在或者即将从事分子影像与精准诊断领域科研与临床工作的研究人员与临床医生开阔视野、拓展研究思路提供重要参考。

图书在版编目(CIP)数据

分子影像与精准诊断/汪联辉等编著. —上海:上海交通大学出版社,2020
精准医学出版工程/詹启敏主编
ISBN 978-7-313-20481-3

Ⅰ.①分… Ⅱ.①汪… Ⅲ.①影像诊断 Ⅳ.①R445

中国版本图书馆 CIP 数据核字(2018)第 269040 号

分子影像与精准诊断
FENZI YINGXIANG YU JINGZHUN ZHENDUAN

编　著:汪联辉　宋春元　吴　江 等
出版发行:上海交通大学出版社　　　　　地　　址:上海市番禺路 951 号
邮政编码:200030　　　　　　　　　　　电　　话:021-64071208
印　制:苏州市越洋印刷有限公司　　　　经　　销:全国新华书店
开　本:787 mm×1092 mm　1/16
字　数:413 千字　　　　　　　　　　　印　　张:20.75
版　次:2020 年 1 月第 1 版　　　　　　印　　次:2020 年 1 月第 1 次印刷
书　号:ISBN 978-7-313-20481-3
定　价:168.00 元

精准医学出版工程·精准预防诊断系列

编 委 会

总主编

詹启敏(北京大学常务副校长、医学部主任,中国工程院院士)

编 委
（按姓氏拼音排序）

卞修武[中国人民解放军陆军军医大学第一附属医院(西南医院)病理科
　　　主任,全军病理学研究所所长,中国科学院院士]

崔大祥(上海交通大学转化医学研究院副院长,纳米生物医学工程研究所
　　　所长,讲席教授)

段会龙(浙江大学生物医学工程与仪器科学学院教授)

府伟灵[中国人民解放军陆军军医大学第一附属医院(西南医院)检验科
　　　名誉主任,全军检验专科中心主任,教授]

阚　飙(中国疾病预防控制中心传染病预防控制所副所长,研究员)

刘俊涛(北京协和医院妇产科副主任、产科主任,教授、主任医师)

刘烈刚(华中科技大学同济医学院公共卫生学院副院长,教授)

罗荣城(暨南大学附属复大肿瘤医院院长,南方医科大学肿瘤学国家二级
　　　教授、主任医师)

陶芳标(安徽医科大学卫生管理学院院长,出生人口健康教育部重点实验
　　　室、人口健康与优生安徽省重点实验室主任,教授)

汪联辉(南京邮电大学副校长,江苏省生物传感材料与技术重点实验室主
　　　任,教授)

王　慧(上海交通大学医学院公共卫生学院院长,教授)

魏文强(国家癌症中心、中国医学科学院肿瘤医院肿瘤登记办公室主任,
　　　研究员)

邬玲仟(中南大学医学遗传学研究中心、产前诊断中心主任,教授、主任

医师)

邬堂春(华中科技大学同济医学院副院长、公共卫生学院院长,教授)

曾　强(中国人民解放军总医院健康管理研究院主任,教授)

张军一(南方医科大学南方医院精准医学中心副主任,主任医师)

张路霞(北京大学健康医疗大数据国家研究院院长助理,北京大学第一医
　　　　院肾内科主任医师、教授)

张　学(哈尔滨医科大学校长、党委副书记,教授)

朱宝生(昆明理工大学附属医院/云南省第一人民医院遗传诊断中心主
　　　　任,国家卫健委西部孕前优生重点实验室常务副主任,教授)

学术秘书

张　华(中国医学科学院、北京协和医学院科技管理处副处长)

《分子影像与精准诊断》
编 委 会

主 编

汪联辉（南京邮电大学副校长，教授）

宋春元（南京邮电大学副教授）

吴　江（中国人民解放军东部战区总医院主治医师）

编 委
（按姓氏拼音排序）

丁重阳（江苏省人民医院副主任医师）

高　宇（南京邮电大学副教授）

李　林（南京工业大学教授）

罗志敏（南京邮电大学教授）

滕兆刚（中国人民解放军东部战区总医院高级工程师）

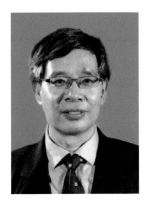

汪联辉,1964 年出生。浙江大学高分子化学与物理专业博士,现任南京邮电大学副校长,江苏省生物传感材料与技术重点实验室主任,教授、博士生导师。长期从事光电纳米材料、生物光电子学、纳米生物医学等领域的教学科研工作。主持国家杰出青年科学基金项目、国家自然科学基金重点项目、国家重大科学研究计划和国家重点研发计划项目等 30 余项。先后获得教育部"长江学者"特聘教授、国家"万人计划"科技创新领军人才、"百千万人才工程"国家级人选、国家"有突出贡献中青年专家"、全国优秀科技工作者、教育部"长江学者和创新团队发展计划"创新团队带头人等国家级荣誉。获得中国分析测试协会科学技术奖一等奖、江苏省科学技术奖二等奖等奖项。在 *Nature*、*Nature Materials*、*Nature Protocols*、*Nature Communications*、*Advanced Materials*、*Journal of the American Chemical Society*、*Angewandte Chemie International Edition* 等国际学术期刊发表学术论文 330 余篇,他引 10 000 余次。出版学术专著 2 部。获授权中国发明专利 34 件、美国发明专利 2 件。

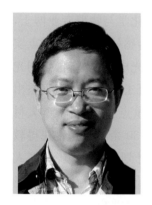

宋春元,1981 年出生。东南大学光学工程专业博士,现任南京邮电大学副教授、硕士生导师。主要从事光生物医学传感/检测、成像等方面的教学和研究工作。主持国家重点研发计划项目子课题、国家自然科学基金面上项目和青年科学基金项目、江苏省自然科学基金面上项目和青年基金项目,参与国家重大科学研究计划项目、教育部"创新团队发展计划"项目和江苏省重点研发计划项目等。获江苏省教育科学研究成果奖(高校自然科学类)一等奖。以第一作者在 *Biosensors and Bioelectronics*、*ACS Applied Materials and Interfaces*、*Nanoscale*、*Journal of Materials Chemistry B* 等学术期刊上发表学术论文 40 余篇。获授权中国发明专利9 件。

主编简介

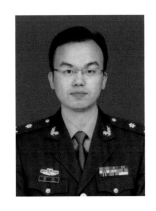

吴江，1981 年出生。南京大学临床医学专业博士，现任中国人民解放军东部战区总医院核医学科主治医师。主要从事肿瘤分子影像学研究，熟练掌握 PET/CT、SPECT、MRI 等先进分子影像技术，尤其在 PET/CT、SPECT 的临床应用方面积累了丰富的经验。主持江苏省自然科学基金项目、江苏省重点研发计划项目、江苏省博士后科研基金项目等，参与国家 973 计划项目、国家自然科学基金项目。获得军队医疗成果二等奖、江苏省医学新技术引进奖二等奖和南京市科学技术进步奖一等奖。以第一作者在 *Journal of Nuclear Medicine*、*Clinical Nuclear Medicine*、《中华核医学与分子影像杂志》等期刊发表学术论文 30 余篇。

总序

"精准"是医学发展的客观追求和最终目标，也是公众对健康的必然需求。"精准医学"是生物技术、信息技术和多种前沿技术在医学临床实践的交汇融合应用，是医学科技发展的前沿方向，实施精准医学已经成为推动全民健康的国家发展战略。因此，发展精准医学，系统加强精准医学研究布局，对于我国重大疾病防控和促进全民健康，对于我国占据未来医学制高点及相关产业发展主导权，对于推动我国生命健康产业发展具有重要意义。

2015年初，我国开始制定"精准医学"发展战略规划，并安排中央财政经费给予专项支持，这为我国加入全球医学发展浪潮、增强我国在医学前沿领域的研究实力、提升国家竞争力提供了巨大的驱动力。国家科技部在国家"十三五"规划期间启动了"精准医学研究"重点研发专项，以我国常见高发、危害重大的疾病及若干流行率相对较高的罕见病为切入点，将建立多层次精准医学知识库体系和生物医学大数据共享平台，形成重大疾病的风险评估、预测预警、早期筛查、分型分类、个体化治疗、疗效和安全性预测及监控等精准预防诊治方案和临床决策系统，建设中国人群典型疾病精准医学临床方案的示范、应用和推广体系等。目前，精准医学已呈现快速和健康发展态势，极大地推动了我国卫生健康事业的发展。

精准医学几乎覆盖了所有医学门类，是一个复杂和综合的科技创新系统。为了迎接新形势下医学理论、技术和临床等方面的需求和挑战，迫切需要及时总结精准医学前沿研究成果，编著一套以"精准医学"为主题的丛书，从而助力我国精准医学的进程，带动医学科学整体发展，并能加快相关学科紧缺人才的培养和健康大产业的发展。

2015年6月，上海交通大学出版社以此为契机，启动了"精准医学出版工程"系列图书项目。这套丛书紧扣国家健康事业发展战略，配合精准医学快速发展的态势，拟出版一系列精准医学前沿领域的学术专著，这是一项非常适合国家精准医学发展时宜的事业。我本人作为精准医学国家规划制定的参与者，见证了我国精准医学的规划和发展，欣然接受上海交通大学出版社的邀请担任该丛书的总主编，希望为我国的精准医学发展及医学发展出一份力。出版社同时也邀请了吴孟超院士、曾溢滔院士、刘彤华院士、贺福初院士、刘昌孝院士、周宏灏院士、赵国屏院士、王红阳院士、曹雪涛院士、陈志南院士、陈润生院士、陈香美院士、徐建国院士、金力院士、周琪院士、徐国良院士、董家鸿院士、卞修武院士、陆林院士、田志刚院士、乔杰院士、黄荷凤院士等医学领域专家撰写专著、承担审校等工作,邀请的编委和撰写专家均为活跃在精准医学研究最前沿的、在各自领域有突出贡献的科学家、临床专家、生物信息学家,以确保这套"精准医学出版工程"丛书具有高品质和重大的社会价值,为我国的精准医学发展提供参考和智力支持。

编著这套丛书,一是总结整理国内外精准医学的重要成果及宝贵经验;二是更新医学知识体系,为精准医学科研与临床人员培养提供一套系统、全面的参考书,满足人才培养对教材的迫切需求;三是为精准医学实施提供有力的理论和技术支撑;四是将许多专家、教授、学者广博的学识见解和丰富的实践经验总结传承下来,旨在从系统性、完整性和实用性角度出发,把丰富的实践经验和实验室研究进一步理论化、科学化,形成具有我国特色的精准医学理论与实践相结合的知识体系。

"精准医学出版工程"丛书是国内外第一套系统总结精准医学前沿性研究成果的系列专著,内容包括"精准医学基础""精准预防""精准诊断""精准治疗""精准医学药物研发"以及"精准医学的疾病诊疗共识、标准与指南"等多个系列,旨在服务于全生命周期、全人群、健康全过程的国家大健康战略。

预计这套丛书的总规模会达到 60 种以上。随着学科的发展,数量还会有所增加。这套丛书首先包括"精准医学基础系列"的 10 种图书,其中 1 种为总论。从精准医学覆盖的医学全过程链条考虑,这套丛书还将包括和预防医学、临床诊断(如分子诊断、分子影像、分子病理等)及治疗相关(如细胞治疗、生物治疗、靶向治疗、机器人、手术导航、内镜等)的内容,以及一些通过精准医学现代手段对传统治疗优化后的精准治疗。此外,这套丛书还包括药物研发,临床诊断路径、标准、规范、指南等内容。"精准医学出版工程"将紧密结合国家"十三五"重大战略规划,聚焦"精准医学"目标,贯穿"十三五"始终,力求打造一个总体量超过 60 种的学术著作群,从而形成一个医学学术出版的高峰。

本套丛书得到国家出版基金资助,并入选了"十三五"国家重点图书出版规划项目,体现了国家对"精准医学"项目以及"精准医学出版工程"这套丛书的高度重视。这套丛书承担着记载与弘扬科技成就、积累和传播科技知识的使命,凝结了国内外精准医学领域专业人士的智慧和成果,具有较强的系统性、完整性、实用性和前瞻性,既可作为实际工作的指导用书,也可作为相关专业人员的学习参考用书。期望这套丛书能够有益于精准医学领域人才的培养,有益于精准医学的发展,有益于医学的发展。

本套丛书的"精准医学基础系列"10 种图书已经出版。此次集中出版的"精准预防诊断系列"系统总结了我国精准预防与精准诊断研究各领域取得的前沿成果和突破,将为实现疾病预防控制的关口前移,减少疾病和早期发现疾病,实现由"被动医疗"向"主动健康"转变奠定基础。内容涵盖环境、食品营养、传染性疾病、重大出生缺陷、人群队列、出生人口队列与精准预防，纳米技术、生物标志物、临床分子诊断、分子影像、分子病理、孕产前筛查与精准诊断，以及健康医疗大数据的管理与应用等新兴领域和新兴学科，旨在为我国精准医学的发展和实施提供理论和科学依据，为培养和建设我国高水平的具有精准医学专业知识和先进理念的基础和临床人才队伍提供理论支撑。

希望这套丛书能在国家医学发展史上留下浓重的一笔！

北京大学常务副校长

北京大学医学部主任

中国工程院院士

2018 年 12 月 16 日

　　分子影像是运用影像学手段,在组织水平、细胞水平和亚细胞水平显示特定分子,揭示活体状态下分子水平变化,基于影像层面对其生物学行为进行定性和定量研究的科学。分子影像技术是医学影像技术和分子生物学、化学、物理学、放射医学、核医学以及计算机科学相结合,融合了分子生物化学、数据处理、纳米技术、图像处理等技术的一门新技术。与经典的医学影像技术主要显示一些分子改变的终效应相比,分子影像技术具有"看得早"的特点,能够探查疾病发病过程中细胞和分子水平的异常,为探索疾病的发生、发展和转移,评价药物的疗效,实施精准诊断等提供了强有力的手段,为连接分子生物学与临床医学构建了桥梁,在基础科学研究和临床医学应用方面表现出重大的研究意义和应用价值。鉴于当前分子影像方法与技术的突破和创新,以及分子影像技术在生物医学领域,特别是在精准诊断方面研究与应用的飞速发展,为了能使国内相关领域的科研工作者、研究生以及感兴趣的读者更加深入地了解分子影像及其技术,开阔视野、拓宽研究思路,撰写一本能够较全面地阐述分子影像及精准诊断的书籍非常必要,既可以为感兴趣的初学者提供系统介绍,又可以为专业人士提供参考和借鉴。

　　本书主要围绕分子影像及其在精准诊断应用领域的前沿热点,重点阐述了分子影像学的概念,磁共振、放射性核素、光学、超声、光声、多模态等多种分子影像技术的基本原理及其在生物医学领域的研究与应用现状,讨论了分子影像在精准诊断方面的应用、发展趋势及其存在的挑战,目的是促进分子影像技术在精准诊断中的应用。本书第1章概述了分子影像学概念、技术及其在生命科学、医学和药学等领域的应用;第2章介绍了分子影像的学科基础,包括分子影像的生物学基础和化学基础;第3章介绍了分子影像探针的定义和分类、设计与构建原则和方法,以及分子影像探针的常见类型;第4~8章分别介绍了磁共振分子影像、放射性核素分子影像、光学分子影像、超声分子影像、光声分子影像等技术的原理、探针/造影剂及其在生物和医学领域的研究和应用情况;第9章与第10章重点介绍了多种分子影像技术相结合的多模态分子成像,以及分子影像临床转化应用的现状及发展趋势。

本书由工作在本领域科研和医疗一线的中青年专家撰写完成，其中第 1、5、10 章由中国人民解放军东部战区总医院吴江博士执笔，第 2、3 章由南京工业大学李林教授执笔，第 4 章由中国人民解放军东部战区总医院滕兆刚博士执笔，第 6～8 章由南京邮电大学汪联辉教授、宋春元副教授、高宇副教授、罗志敏教授执笔，第 9 章由江苏省人民医院丁重阳副主任医师执笔。全书最终由汪联辉、宋春元、吴江统稿。

本书呈现的部分研究成果是在国家重点研发计划"纳米科技"重点专项(2017YFA0205300)、国家自然科学基金项目(61871236)、教育部"长江学者和创新团队发展计划"(IRT_15R37)、江苏省重点研发计划(BE2018732)的支持下完成的。本书旨在通过系统介绍分子影像的基本概念、原理、相关技术及其在精准诊断领域的应用，促进分子影像学的发展以及相关学科专业人才的培养，助力我国精准医疗事业的发展。

限于作者知识和专业水平，书中不妥或谬误之处难免，希望读者批评指正，欢迎学术同仁不吝赐教，以便在改版之际使其完善。

汪联辉

2018 年 11 月

目录

6　光学分子影像 ··· 135

1

分子影像与精准诊断概述

分子影像(molecular imaging，MI)是分子医学的重要组成部分,在基础医学研究中占有十分重要的地位,也是基础研究成果转化到临床应用的重要桥梁。精准医学更新了传统医学模式的观念,代表着当今医学的发展方向。精准医学包含了精准诊断和精准治疗,而精准诊断是精准治疗的基础。本章对分子影像、精准医学及精准诊断进行简要介绍。

1.1 分子影像概述

1.1.1 分子影像的起源和发展历史

分子影像最早起源于核医学,其历史可以追溯到核医学发展之初。核医学早在20世纪70年代初就开展了特异性的靶点成像。1974年,Goldenberg等[1]在种植GW-39肿瘤的仓鼠体内,利用放射性核素标记的IgG对肿瘤进行扫描定位。20世纪90年代中期,核医学研究人员利用分子生物学的研究成果,进一步拓展了分子成像的研究范围。1996年,Tjuvajev等[2]使用放射性核素标记胸腺嘧啶核苷类似物进行单光子发射计算机断层显像监测 $HSV1-tk$ 基因在大鼠体内的表达。20世纪末,随着物理学、电子学、计算机科学的快速发展,影像学相关的成像设备和图像处理技术等也取得了长足的进步,这使得分子成像研究不仅仅局限在核医学,而是迅速拓展到磁共振、光学等其他影像学领域。

1.1.2 分子影像学的定义

1999年9月,美国哈佛大学的 Weissleder 等影像学界权威在密西西比州召开国际影像学会议。与会专家达成共识,认为一门新的学科——分子影像学已经出现,这标志着分子影像学的诞生。2002年在美国波士顿召开的第一届世界分子影像学大会上,分子影像学的概念由 Weissleder 正式提出,即应用影像学方法对活体状态下的生物过程进行细胞和分子水平的定性、定量研究。Weissleder 同时提出了"分子影像四要素"：① 具有高度特异性和亲和力的分子影像探针；② 分子影像探针能克服生物屏障进入靶器官和细胞；③ 适度扩增（化学或生物）的方法；④ 敏感、快速、高清晰度的成像技术。2007 年 6 月在华盛顿召开的美国核医学年会上，与会专家对分子影像学做了进一步定义，即分子影像学是在分子和细胞水平上对人或其他活体的生物学过程进行可视化、特征化的测量，在成像的同时进行实时定量研究。新的定义增加了对生物学过程的特征性描述，同时强调了实时成像，使分子影像的概念更加全面和准确。但定义的研究内容和研究范围仍然不够具体，对那些不具备"分子影像四要素"的成像技术是否属于分子影像依然存在争议。有学者认为，应将具备"分子影像四要素"的分子成像技术列为狭义的分子影像，将符合分子影像学新定义，但不具备"分子影像四要素"的分子成像技术列为广义的分子影像[3]。

1.1.3　分子影像的特点

20 世纪生命科学的快速发展为分子影像的产生和形成奠定了基础，将医学影像学与现代分子生物学、生物化学等相互融合形成了分子影像学这一新兴交叉学科。分子影像是当今医学影像研究的热点，也代表着医学影像的未来和发展方向。传统影像主要提供解剖学方面的信息，只能显示疾病后期的形态学改变，而分子影像聚焦于疾病初始状态下的基因、分子、蛋白质等异常。也就是说，分子影像捕捉的是疾病发生、发展的本质变化，而不是疾病发展到后期所表现出来的组织、器官形态改变，因而，早期发现疾病是分子影像的一大特点。而且，分子影像是基于活体内与疾病发生、发展密切相关的标志物进行的成像，可根据标志物的特异性对疾病做出准确判断，因而利用分子影像诊断疾病更准确。此外，分子影像还能对同一活体进行实时、动态成像，监测疾病发展过程中基因、分子、蛋白质等发生的改变，并针对这些改变及时对疾病的治疗效果进行评估，因而利用分子影像监测疾病的发展和评价疗效具有精确、及时的特点[4]。

1.1.4　分子影像探针

分子影像探针与成像靶点（如受体、酶、抗原、核酸等）的特异性结合是分子影像的重要环节之一，同时借助分子影像设备对决定疾病发展的关键靶点进行成像。根据分子影像设备的不同，分子影像探针分为放射性核素探针、磁共振（magnetic resonance，MR）探针、超声探针、光学探针、光声探针等。分子影像探针的研发是分子影像发展过程中的关键之一，包括靶点的筛选、靶分子的合成、靶分子的影像学标记和靶向亲和力检测等。靶点的选择一般针对决定疾病发展进程的某些关键分子。通过筛选与靶点特异性结合的靶分子，利用化学合成或生物合成的方法合成该靶分子，选择放射性核素、荧光等影像学标记物，应用放射化学技术或生物分子链接技术对靶分子进行影像学标记,利用靶分子具有在靶点特异性聚集的特征,通过分子影像设备对靶点进行成像(见图1-1)。探针合成后需对其靶向性、亲和力等进行验证,并研究其在体内的生物学分布特征和药物代谢动力学特征。分子影像探针的研发是推动分子影像学发展的最大动力,加快分子影像探针从基础实验研究向临床应用的转化是当前分子影像发展的重要任务[5]。

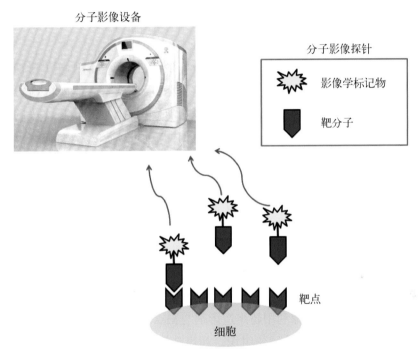

图 1-1　分子影像探针构成及其成像原理

1.1.5　分子影像成像技术

目前,分子影像成像技术主要包括放射性核素显像(radionuclide imaging,RI,即核医学显像)、磁共振成像(magnetic resonance imaging,MRI)、超声成像(ultrasonic imaging,UI)、光学成像(optical imaging,OI)、光声成像(photoacoustic imaging,PAI)以及多种影像结合的多模态成像。

放射性核素显像是应用最早、最广泛的分子影像技术,也是目前临床应用最成熟的分子影像技术。放射性核素(核医学)分子影像主要包括单光子发射计算机断层显像(single photon emission computed tomography,SPECT)和正电子发射断层显像(positron emission tomography,PET)。PET采用符合探测技术在体外探测^{18}F、^{11}C等正电子核素经湮没辐射产生的双向 γ 光子,经计算机等进一步处理获得活体器官的断层图像,并可绝对定量评价体内的生物学改变。PET 的空间分辨率和敏感性明显高于 SPECT。PET 代表着当今核医学分子影像的最高水平,具有更广阔的发展前景。此外,PET 使用的许多正电子核素(如^{18}F、^{11}C、^{13}N、^{15}O 等)是人体组成的固有元素,用这些核素标记生物活性分子不会改变标记分子的生物特征和功能,标记合成的分子探针更具有生理性,能更客观、更准确地显示人体的生物学信息。因此,PET 分子影像技术在分子影像学中具有极其重要的地位。总的来说,放射性核素分子影像具有敏感性高、可定量分析等优点,但也存在空间分辨率不够高、假阳性率高、解剖定位准确性差等不足。

MRI 无射线辐射,空间分辨率高,可多序列、多参数成像。MR 分子影像利用 MR 成像技术并借助磁共振对比剂的生化特征直接或间接显示生物体内靶点的情况。此外,弥散成像、灌注成像、功能成像、波谱成像等均能显示活体状态分子水平的微观运动情况,也属于广义的分子影像。弥散成像着重反映水分子的扩散运动,通过设定不同的 b 值改变水分子扩散运动的自由度,从而显示组织间水分子扩散程度的差异。灌注成像分析血流从动脉进入毛细血管网然后汇入静脉这一过程,通过反映组织的血流动力学评估组织的活力和功能。功能成像是基于氧合血红蛋白和去氧血红蛋白的比例发生改变导致磁化率改变而进行的成像,已广泛应用于中枢神经系统。波谱成像是基于组织细胞发生病变时,其本身及其周围会出现细胞代谢变化,磁共振波谱成像可监测细胞的这些改变。

UI 在临床上的应用非常广泛,主要利用超声波的物理特性和器官组织声学性质的差异进行成像。超声分子影像利用超声造影剂与靶点结合,显示靶点在组织、细胞及分子水平的变化,从而评价正常及病变组织。超声造影剂是超声分子影像发展的重要标志。超声分子影像在成像的同时还可以进行靶向治疗,通过靶向超声微泡携带药物分子,注入血管后与肿瘤等病变的靶点结合,气泡破裂后将药物分子释放,从而实现定点给药。超声分子影像具有操作简单、使用灵活、分辨率较高等优点,但也存在解剖结构分辨差、主观依赖性强等缺点。

OI 包括荧光成像、生物发光成像、共聚焦成像、相干光学成像、扩散光学成像等,其中荧光成像、生物发光成像应用较多。OI 设备简单,成像时间短,而且无射线辐射,敏感性高,价格低,可连续、实时成像,是最早应用于分子生物学研究的成像方法。但 OI 的穿透力有限,仅达数毫米到数厘米,这是 OI 在临床研究中应用的最大障碍,目前 OI 多用于小动物模型研究。

PAI 是近年来迅速发展的新型分子影像技术,它结合了 UI 的高空间分辨率和 OI 的高对比度,可获得反映组织功能和分子信息的高特异性影像。PAI 既可依赖组织固有对比(如黑色素、脂肪、血红蛋白等内源性生色团)进行成像,也可利用靶向对比剂增强成像效果。与 UI 相比,PAI 可区分声阻抗相同但光吸收不同的靶标进行功能成像;

与 OI 相比,PAI 探测的超声信号组织散射较少,可穿透更深的组织。但是,PAI 目前仍主要应用于基础实验研究,与 SPECT、PET、MRI 等相比,PAI 不便进行全身成像及深部组织成像,相应的成像理论、扫描条件、数据处理等还需进一步完善和发展。

每种成像模式都存在各自的优势和不足,如 SPECT、PET 敏感性高,但空间分辨率低、解剖定位准确性差;MRI 空间分辨率高,但敏感性偏低;UI 简便、灵活,但解剖分辨差,过于依赖主观;OI 敏感性高、价格低,但穿透力差。将两种或多种成像模式结合的多模态影像能相互补充,克服单一影像模式的不足,充分发挥各自的优势。PAI 在一定程度上也是一种多模态影像,它结合了 UI 和 OI 的优势。目前,已在临床应用的 PET/CT(计算机断层扫描,computed tomography, CT)、PET/MRI、SPECT/CT 更是多模态影像的典范,如 PET/CT 的 CT 部分,不仅能为 PET 图像衰减校正,还能为 PET 图像提供高清晰度的解剖定位图像;PET/MRI 同时结合了两种分子成像技术,为分子影像的发展提供了更多可能。此外,基于各种分子探针研发的多模态影像如 OI/MRI、PAI/MRI、OI/MRI/PET 等也已经有陆续报道,多模态成像必然成为分子影像的发展趋势[6-10]。

1.2　精准医学概述

1.2.1　精准医学的起源

2011 年,美国基因组学家 Maynard V. Olson 在其参与起草的美国国家智库报告《走向精准医学》中正式提出"精准医学"这个名词,即通过遗传关联研究和临床医学紧密接轨,实现人类疾病的精确治疗和有效预警。2012 年,Mirnezami 等在《新英格兰医学杂志》(*The New England Journal of Medicine*)发表文章指出,精准医学就是在合适的时间以合适的剂量给予患者合适的治疗,且确保疗效最好、后遗症最小。美国国立卫生研究院将精准医学定义为一种建立在了解个体基因、环境和生活方式基础上的疾病治疗和预防新方法。2015 年 1 月 20 日,时任美国总统奥巴马(Obama)在国情咨文演讲中提及"精准医学计划",他指出这一计划能让每个人都获得自己的基因信息,将使人类更加接近治愈癌症、糖尿病等疾病,"精准医学计划"能更好地守护人类的健康。自此,精准医学的概念受到全世界广泛关注[11,12]。

1.2.2　美国精准医学计划的内容和目标

美国精准医学计划的提出主要基于人类基因组测序已经完成、生物分析技术取得长足进步以及大数据应用。该计划大体包括 5 个方面的内容:① 启动百万人基因组计划,重点在于建立一个队列,探索基因、环境和生活方式三者之间的相互作用关系;② 寻找引发癌症的遗传因素;③ 建立评估基因检测的新方法;④ 制定一系列的相关标准和政策,包括伦理学问题;⑤ 促进政府和市场企业之间的合作。该计划的短期目标是癌症治疗。癌症与基因组破坏累积密切相关。每一种肿瘤都可能有着自身的遗传特点,肿瘤的遗传机制决定了肿瘤的诊断、治疗及相应的疗效评估,针对特异性分子的靶向治疗有些已经取得了很好的疗效。通过分析更多肿瘤基因组可以发现分子诊断新工具,而开发新的治疗需要对临床研究进行新的设计,同时还需要建立数据库平台存储和分享肿瘤的分子和医学数据。美国精准医学计划的长期目标是通过综合分析包括基因组学、分子学、细胞学、临床、行为和环境等在内的多重生物医学信息,开发创新性的诊断和治疗方法,为精准医学奠定科学基础。为此,该计划拟建立一个包括 100 多万名志愿者的研究队列,在知情同意下采集志愿者的遗传、生物标本、饮食习惯、环境、生活方式、行为学等信息,在保护志愿者隐私的前提下集中全世界的顶尖人才对这些队列数据进行研究,揭示疾病的机制,评估其风险,建立最佳的诊断和治疗方法(见图 1-2)[11-14]。

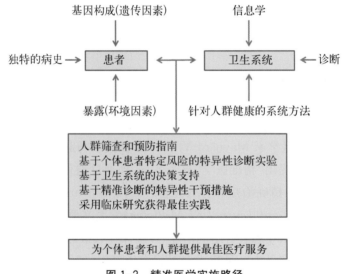

图 1-2　精准医学实施路径

(图片修改自参考文献[14])

1.2.3　精准医学和传统医疗

精准医学也称为精准医疗、精准诊疗,是基于大量患者和健康人群的基因组信息,通过对比分析找到特定疾病的突变位点,针对突变位点提供精准的靶向治疗,并为健康人群提供风险评估和预测。特定疾病的突变位点也是对该疾病进行重新分类的主要依据。同样,在疾病的诊断方面也借助于特异性的分子标志物对疾病进行早期精准诊断。传统医疗主要基于患者的临床症状、体征、实验室检查、传统影像学检查等进行疾病的诊断和分类,治疗往往也是不依赖于个体的"标准化"、"格式化"与"统一化"[12-15]。

1.2.4   精准医学和个体化医疗

个体化医疗在 20 世纪 70 年代就已提出,精准医学在本质上也是个体化医疗。在个体化医疗的基础上,精准医学通过基因组、蛋白质组等组学技术和先进医学技术,针对大样本人群和特定疾病分析,鉴定特定的生物标志物,并进一步验证和应用,揭示疾病发生的机制,寻找疾病有效的治疗靶点,并对同一种疾病的不同状态和发展进程进行精确亚分类,进而实施个体化精确治疗,提高疾病的诊治效益。也就是说,精准医学可对疾病进行早期诊断和精确分类,为每个患者量体裁衣式地提供更具针对性和更加有效的个体化治疗方案[12-14]。

1.2.5   中国的精准医学计划

2015 年 3 月,科技部组织召开国家首次精准医学战略专家会议,标志着中国精准医学计划的开始。中国工程院詹启敏院士随后提出了中国精准医学计划的五年目标和十五年目标。五年目标包括:中国的精准医学研究和临床水平要处于国际前沿,部分具有中国特色的疾病其诊疗水平须引领国际发展;针对某种肿瘤、心脑血管疾病、糖尿病、罕见病制定 8～10 种精准治疗方案,并在全国推广实施。十五年目标包括:中国精准医学整体实现创新突破和临床应用,并带动相关企业发展;重点研究疾病的诊断标准和指南;在精准医学主要研究单位和试点地区,重要肿瘤的早期诊断率提高到 40% 以上;遏制新生儿出生缺陷率的上升趋势,将发生率降低到 3% 以下;主要心血管疾病的病死率和致残率降低 10%。2016 年 1 月,由北京基因组研究所和中国科学院多个院所组建的交叉学科团队启动了"中国人群精准医学研究计划",该计划拟在 4 年内招募 4 000 名志愿者,采集他们的脱氧核糖核酸(deoxyribonucleic acid,DNA)样本和多种表型数据,并进一步对其中的 2 000 人进行更深入的精准医学研究[11-15]。许多关于精准医学的课题项目也已经在国内陆续获得资助开展,中国人民解放军东部战区总医院(原南京军区南京总医院)的卢光明教授更是在 2014 年作为国家重点基础研究发展计划(973 计划)项目首席科学家启动了"基于影像实时动态多元分子分型的乳腺癌精准诊疗关键技术研究"项目[16]。

1.3   分子影像与精准诊断

分子影像是分子和细胞水平上的活体成像,精准诊断是基于特异性分子标志物的早期精确诊断。精准诊断是精准治疗的前提,是精准诊疗的重要部分。分子影像是实现精准诊疗的重要桥梁,精准诊疗是分子影像的最好体现(见图 1-3)。分子影像在疾病早期诊断、指导治疗、疗效监测等方面发挥着十分重要的作用。

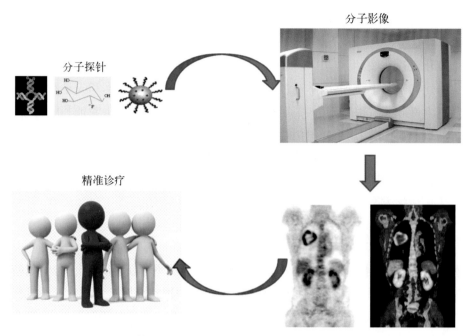

图 1-3　基于分子探针的分子影像是实现精准诊疗的桥梁

1.3.1　早期诊断

疾病的产生通常经历基因突变、生物大分子改变、代谢异常、功能改变、结构改变、症状出现这些过程。传统的影像学诊断以大体病理学为基础，只有当疾病发展到结构改变或功能改变时才能发现，远远晚于分子、细胞水平的发现，不能达到早期诊断的目的。分子影像可对活体状态下的生物学过程进行分子和细胞水平的成像，可直接观察疾病的产生、发展等状态，显示疾病的基因、蛋白等异常变化和特征，使疾病的诊断提前至分子异常阶段，而不像传统影像学只能发现疾病终末期的解剖形态变化和生理功能改变。因此，分子影像能实现早期诊断。以恶性肿瘤为例，其在发生、发展的过程中，肿瘤细胞的一些分子会发生不同程度的改变（过度表达等），分子影像通过检测这些发生改变的分子标志物，可对相应肿瘤做出早期特异性诊断。例如 ^{68}Ga 标记的靶向前列腺特异性膜抗原（prostate specific membrane antigen，PSMA）分子探针即使在前列腺特异性抗原（prostate specific antigen，PSA）低水平的情况下也可通过 PET 早期发现前列腺癌；表皮生长因子受体（epidermal growth factor receptor，EGFR）与肿瘤的发生、发展密切相关，也是肿瘤早期诊断的分子标志物，对 EGFR 的配体进行分子影像学标记，可实现肿瘤的早期诊断。

1.3.2　指导治疗

分子影像可重复提供活体的实时、动态、多元、定量、可视化等分子信息，对合适的患者筛选特定的分子标志物并进行针对性的个体化治疗,避免了医疗资源的浪费,也能有效避免治疗过度和治疗不足。以恶性肿瘤为例,由于肿瘤细胞的生物异质性,临床上相同肿瘤分期的不同患者对同一治疗模式的疗效存在着差异,同一患者的原发灶和转移灶疗效存在差异,同一肿瘤内部不同区域的疗效也存在差异。这种基于群体化的治疗模式显然不适合存在个体化差异的肿瘤患者。因此,对肿瘤的分子生物特征进行个体化研究是提高肿瘤治疗疗效的关键,而分子影像无疑能在此过程中发挥重要作用。如乳腺癌可根据雌激素受体(estrogen receptor,ER)、人表皮生长因子受体2(human epidermal growth factor receptor 2,HER2)等的表达情况进一步分成多种亚型,ER 阳性可选择他莫昔芬等药物进行内分泌治疗,HER2 阳性可选择曲妥珠单抗分子靶向治疗。^{18}F-雌二醇(^{18}F-fluoroestradiol,^{18}F-FES)PET 显像可无创、全面、实时评价乳腺癌原发灶和转移灶的 ER 表达情况,筛选适合内分泌治疗的乳腺癌患者;同样,^{64}Cu-曲妥珠单抗、^{68}Ga-HER2 纳米体、^{89}Zr-曲妥珠单抗等也可通过 PET 显像筛选适合曲妥珠单抗靶向治疗的乳腺癌患者。

1.3.3　疗效监测

疾病的治疗是以有效控制、好转甚至治愈为最终目的,在治疗过程中及时有效地监测疗效是必要的。是否有疗效是患者原有治疗策略是否继续进行的依据,治疗后应尽早做出精准的疗效评估,便于优化后续治疗策略。这不仅能节约医疗成本,更能为患者争取更多的治疗机会。传统影像学通常基于病变形态改变和功能改善对疾病的治疗疗效进行判断,通过监测比较治疗前后病变的大小、形态、密度、强化程度(血液供应)等实现。以恶性肿瘤为例,治疗后肿瘤体积缩小或者血供减少是传统影像学判断治疗有效的依据,但这种评价方法较片面,又相对滞后,不能及时准确地反映疗效。有些治疗即使有效,在短时间之内病变大小可能并未发生根本变化,但决定肿瘤发展的关键分子已得到有效控制;而有些治疗尽管效果不佳,甚至在治疗过程中出现远处转移,但肿瘤的大小与治疗前相比并未发生变化。分子影像可在治疗的过程中实时监测疗效,尤其在治疗的早期,就可通过评价治疗前后一些肿瘤关键分子的变化来判断治疗有没有发挥作用,而不必像传统影像需要在多个疗程后监测肿瘤的大小变化来进行相对滞后的疗效评价。例如,分子影像评价细胞凋亡对于监测肿瘤的治疗疗效具有重要意义,这是因为细胞凋亡减少是肿瘤的一大特点,细胞凋亡减少使肿瘤细胞过度生长和增殖,诱导肿瘤细胞凋亡也是肿瘤治疗的一种途径,肿瘤治疗有效往往伴随着细胞凋亡的增加。膜联蛋白 V(annexin V)是一种 Ca^{2+} 依赖性的人体内源性蛋白,能与磷脂酰丝氨酸(phosphatidylserine,PS)特异性结合,且具有很高的亲和力。PS 在生理性 Ca^{2+} 浓度下位于细胞膜的内层,无法与 PS 结合。细胞凋亡发生早期,由于细胞内的 Ca^{2+} 浓度增加,PS 由细胞膜内层迁移至外层,膜联蛋白 V 方可与之结合。对膜联蛋白 V 进行分子影像学标记(如^{99m}Tc、^{123}I、^{111}In、^{18}F、^{64}Cu、^{68}Ga 核素标记或者磁共振、光学等标记),就可通过分子影像早期评价细胞凋亡,进而早期监测肿瘤的治疗效果。淋巴瘤的疗效监测以前是基于 CT 解剖学的结构变化,以病灶缩小的程度作为疗效判断的依据,目前国际指南已经将分子影像学手段 PET/CT 列为淋巴瘤的疗效评价工具,以病灶的代谢变化作为疗效判断的依据,无疑较传统影像学基于形态大小变化判断疗效更为精准[17-31]。

1.4　展望

分子影像作为一门新兴的交叉学科,是医学影像的未来和发展方向。精准医学作为一种新型医学模式,是医学发展的创新和进步。然而,当前分子影像的发展仍不成熟,许多基础研究成果亟须向临床转化应用,真正惠及广大患者。精准诊疗的发展目前仍处于起步阶段,进入精准医学时代需要政府、企业、医务人员、科研人员、患者和广大群众等共同参与。期待在不久的将来看到分子影像取得更大的进步,为临床患者的精准诊疗带来更加深远的影响。

参考文献

[1] Goldenberg D M, Preston D F, Primus F J, et al. Photoscan localization of GW-39 tumors in hamsters using radiolabeled anticarcinoembryonic antigen immunoglobulin G [J]. Cancer Res, 1974, 34(1): 1-9.

[2] Tjuvajev J G, Finn R, Watanabe K, et al. Noninvasive imaging of herpes virus thymidine kinase gene transfer and expression: a potential method for monitoring clinical gene therapy [J]. Cancer Res, 1996, 56(18): 4087-4095.

[3] 申宝忠,王可铮. 走近分子影像学:发展的回顾与展望[J]. 中华放射学杂志,2013,47(s1): 40-44.

[4] 李恩中,曹河圻,董尔丹. 分子影像国际、国内研究进展[J]. 中华放射学杂志,2012,46(2): 178-182.

[5] 张龙江,祁吉. 分子影像学探针的研究与进展[J]. 国外医学临床放射学分册,2006,29(5): 289-293.

[6] Jung K H, Lee K H. Molecular imaging in the era of personalized medicine [J]. J Pathol Transl Med, 2015, 49(1): 5-12.

[7] 胡胜平,缪飞. MR 分子影像学探针的研究进展[J]. 医学影像学杂志,2010,20(7): 1063-1066.

[8] 王宵英. 分子影像学进展及其应用[J]. 北京大学学报(医学版),2007,39(5): 555-556.

[9] 钱明理. 分子影像学技术及其新进展[J]. 中国医疗器械杂志,2012,36(4): 277-281.

[10] 张君,彭乔立,张小明,等. 肿瘤光声成像研究进展[J]. 中华核医学与分子影像杂志,2017,37(6): 361-365.

[11] 李娜,马麟,詹启敏. 科技创新与精准医学[J]. 精准医学杂志,2018,33(1): 3-8.

[12] 李雷,郎景和. 精准医学[J]. 国际妇产科学杂志,2016,43(4): 365-376.

[13] 来翀,来茂德. 分子病理流行病学:精准医疗的基础[J]. 中华病理学杂志,2015,44(10):

689-692.

[14] 王欣."精准医学"变革[J]. 中国医院院长,2015,(12)：30-34.

[15] 张学军. 精准医学与皮肤病[J]. 中华皮肤科杂志,2016,(3)：155-157.

[16] 王骏. 国家重点基础研究发展计划(973)项目"基于影像实时动态多元分子分型的乳腺癌精准诊疗关键技术研究"启动工作会议在南京军区南京总医院召开[J]. 中国医疗设备,2014,29(2)：174-175.

[17] 张华,李健丁. 精准医学与影像医学[J]. 实用医学影像杂志,2016,17(2)：93-95.

[18] 冯晓源. 精准医疗,影像先行[J]. 中华放射学杂志,2016,50(1)：1-2.

[19] 庞小溪,霍焱,王荣福. 精准医学时代的核医学分子影像[J]. 标记免疫分析与临床,2016,23(10)：1119-1133.

[20] 蒋力扬,孟雪,于金明. 用分子影像指导肿瘤精准治疗[J]. 中华核医学与分子影像杂志,2016,36(1)：3-6.

[21] Ceci F, Fiorentino M, Castellucci P, et al. Molecular imaging and precision medicine in prostate cancer [J]. PET Clin, 2017, 12(1)：83-92.

[22] Sun X, Li S, Shen B. Identification of disease states and response to therapy in humans by utilizing the biomarker EGFR for targeted molecular imaging [J]. Curr Protein Pept Sci, 2016, 17(6)：534-542.

[23] Chudgar A V, Mankoff D A. Molecular imaging and precision medicine in breast cancer [J]. PET Clin, 2017, 12(1)：39-51.

[24] Belhocine T, Steinmetz N, Green A, et al. In vivo imaging of chemotherapy-induced apoptosis in human cancers [J]. Ann N Y Acad Sci, 2003, 1010：525-529.

[25] 刘秋芳,宋少莉. 核素细胞凋亡显像剂的研究进展[J]. 上海交通大学学报医学版,2015,35(11)：1743-1748.

[26] Moskowitz C H. Interim PET-CT in the management of diffuse large B-cell lymphoma [J]. Hematology Am Soc Hematol Educ Program, 2012, 2012：397-401.

[27] Martelli M, Ceriani L, Zucca E, et al. [18F]fluorodeoxyglucose positron emission tomography predicts survival after chemoimmunotherapy for primary mediastinal large B-cell lymphoma: results of the International Extranodal Lymphoma Study Group IELSG-26 Study [J]. J Clin Oncol, 2014, 32(17)：1769-1775.

[28] Wright C L, Maly J J, Zhang J, et al. Advancing precision nuclear medicine and molecular imaging for lymphoma [J]. PET Clin, 2017, 12(1)：63-82.

[29] Zukotynski K A, Gerbaudo V H. Molecular imaging and precision medicine in lung cancer [J]. PET Clin, 2017, 12(1)：53-62.

[30] Sheikhbahaei S, Mena E, Pattanayak P, et al. Molecular imaging and precision medicine: PET/computed tomography and therapy response assessment in oncology [J]. PET Clin, 2017, 12(1)：105-118.

[31] Giardino A, Gupta S, Olson E, et al. Role of imaging in the era of precision medicine [J]. Acad Radiol, 2017, 24(5)：639-649.

2

分子影像的学科基础

先进技术的发展需要学科作为基础,同时其也会促进学科的进一步优化和升级[1]。分子影像学(MI)起源于分子生物学研究方法中的分子影像技术,并随着技术不断发展、革新和进步,通过总结和升华科学规律,逐渐形成了自己的学科特点,分化成为分子生物学的分支学科[2];从组成上看,分子影像技术在发展的过程中,逐步融合了来自分子生物学、化学、物理学、材料学、医学和信息科学等学科的要素,不断总结升华为分子影像学这样一门新兴学科(见图 2-1)。基于分子生物学的研究内容和研究目标[3],分子影像学可以理解为是通过分子影像技术研究生物分子之间相互关系和作用的一门学科,从分子水平上阐释生物体的生命现象/事件。这其中关联化学和生物学两门基础学科的知识较多。因此,本章内容以介绍分子影像学内涵与学科发展的关系为基础,进而阐述分子影像的化学和生物学要素,以助读者理解。

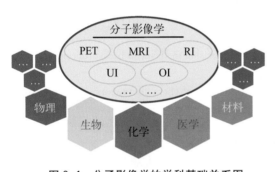

图 2-1 分子影像学的学科基础关系图

PET: 正电子发射断层显像;MRI: 磁共振成像;RI: 放射性核素显像;UI: 超声成像;OI: 光学成像

2.1 概述

科技进步日新月异,作为临床医学重要诊断技术的影像学,在发展过程中逐渐形成了三大方向:① 以 X 射线、CT、MRI、UI 等为主要组成部分的影像学,可通过成像技术显示人体解剖结构及生理功能,业内也称之为传统医学影像学;② 以介入放射学为主要组成部分的治疗学;③ 在临床治疗过程中,配合疾病确诊的 MRI、PET、OI 等分子水平成像方法的分子影像。三者紧密结合,相互支撑,互助协作,组成了现代医学中不可或缺的影像学。在这其中,传统影像学主要依赖组织的物理学特性(如能量吸收、散射、质子密度等)的差异进行疾病的检查;这些参数的改变仅能反映分子水平改变的终止效应,无法显示疾病发生和发展在分子水平层面上的变化过程,是一种非特异性的成像手段。因此,只有当机体病理或解剖结构的改变非常明显时才能被捕捉到。虽然在现代生物成像技术中,图像分辨率在不断提高,已经可以分辨细微的结构或病理表现差异,但是若在疾病发展末期发现病灶或病因,已然错过了最佳的治疗时机。与此同时,分子影像在特异性分子探针的帮助下,侧重于从分子水平异常解析疾病,而不是分子改变的最终效应,这不仅有望在分子水平上发现疾病,同时可以提高疾病临床治疗的效果,真正达到早期诊疗的目的。由此可见,分子影像学以新兴学科的形式出现,已不能简单地理解成单一技术进步,而是各种技术的一次集成融合,对影像学的发展有积极的推动作用,对现代和未来医学的工作模式可能会产生巨大的影响。

2.1.1 分子影像学的基本内涵

分子影像学是正在蓬勃发展的新研究领域,主要研究内容是建立/验证新的测试方法和设计制备分子成像探针,在活体中进行特异性的生物靶标/事件成像,以此通过规律总结,还原生物事件真相。其概念由美国哈佛大学 Weissleder[4] 最先提出,即运用影像学手段识别组织水平和亚细胞水平的特定分子,反映活体状态下分子水平的变化,对其生物学行为在影像方面进行定性和定量研究的科学。这种利用现有的一些医学影像技术对人体内部生理或病理过程中的特定分子在分子水平上进行实时成像的方法,融合了遗传基因信息学、生物化学与成像探针等要素,以分子成像技术为依托,结合图像处理方法,力求在分子水平和细胞层面上可视化生物体的生物学现象。

分子影像学是现代分子生物学技术和医学影像学协同进步、融合发展的产物。不同于经典的影像诊断主要呈现了分子改变的终端效应,无法实时反映动态生物事件的发展过程,分子影像学可以通过建立新的成像技术、开发对应的成像设备及合成分子影像探针,探查生理和病理条件下细胞和分子水平的生物过程/事件异常,为疾病早期诊断提供参考信息或确诊结论,在疾病检测和疗效评价方面,起到桥连机制研究与临床医学应用的作用。分子影像学的技术优势主要有以下3点:① 可通过图像的方法将基因表达、生物信号传递等复杂的过程直观化,使科学家能在分子细胞水平上更好地了解疾病的发生、发展过程及病变特征;② 能够特异性发现疾病早期的分子细胞变异及病理改变过程;③ 可在活体上监测药物/基因治疗效果,研究其作用机理。分子影像技术作为一种可用于活体的成像手段,其优势在于可以实时、快速、无损地获得成像时的信息,揭示生理过程表现及早期病理特征,促进疾病的早期诊疗研究和临床实践。

在过去近20年的快速发展中,分子影像学逐渐形成了独特的研究模式(见图 2-2)。这种研究模式以分子靶点为起始,通过生物学和化学两条研究途径开始深入地研究目标物在生理和病理条件下的各种差异,以确定靶点和获取信号/图像差异之间的内在联系。

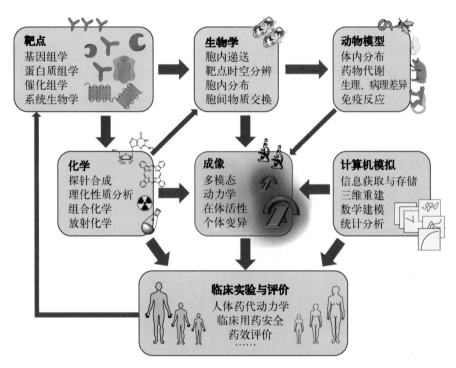

图 2-2　分子影像学的基本研究模式

从科学研究的角度来说,研究者需要在成像环节准确测量分子成像探针的药代动力学和生物学分布数据,借此评价分子影像探针的注入途径、最佳使用量、信号/噪音比、成像时间和其他重要参数,然后再经过优化来最终确定临床使用时的具体参数[5]。这一环节可同时辅助以解剖学研究,以获得分子成像探针的分布情况与百分比含量等信息,帮助科学家更好地了解其生物学/病理学进程。痕量示踪、高时间分辨率、高产出/成本比、全定量分析、活体成像和亚细胞定位等问题的阐释依赖完美成像技术的支撑[6]。所以,在遇到生物学问题时,择优选择成像手段可以帮助科学家更加高效地获得所需的生物信息,而组合成像技术可以在现阶段提供较优化的方案[7]。

在这些研究环节中,计算机模拟的介入大大缩短了研究时间,从信息获取与存储,到定量分析和模型重建,再辅助统计学数据分析处理,计算机模拟为分子影像学发展提供了快车道。对于几乎所有分子成像来说,最关键的一个问题是获取的信号足够与分子靶点甚至是病理特征建立依赖关系。在定量的基础上,科学家可以通过可视化手段的开发应用使分子成像结果更加直观清晰。我们可以选择进行动态成像,通过一系列图像来观察分子成像探针信号的分布变化特点,并绘制时间-活性曲线。

最后，两条研究路径在临床试验与评价阶段相汇聚，这一阶段是分子影像学研究的目标和任务，也是最激动人心的研究环节。大多数情况下，这个步骤是将分子成像策略向临床应用转化，这需要食品药品监督管理局等相关部门的批准。在通过临床前模型上的剂量研究和毒副作用研究之后，临床影像学验证的预期目标是分子影像探针的表现与其在疾病动物模型中所收集整理的结果相吻合或相匹配。由此可得，分子影像探针的生物学分布、靶区的信噪比、代谢途径等相关参数都是重要的生化指标。如果在成像实验中，成像信号无法满足临床验证需求，科学家可能会重新选择分子靶点，或是针对原分子靶点设计适用于临床的新探针。在这一环节，无论是阴性或阳性结果，都会为下一次的研究提供参考和佐证。这种循环往复的研发模式，以最终的临床转化为目的，嵌合不同研究阶段的任务，已经将分子影像学的研究目标明晰化，研究任务具体化，研究过程透明化[8]。同时，其为生物学和医学等学科的研究提供了大量的总结性结论，在完善自身理论体系的同时，推动了相关学科的不断进步。

在分子影像学中，从研究任务到研究目标，整个过程都与靶点有着密切联系。理想的分子靶点应该是有足够的"有效拷贝"提供信息获取的途径。细胞中的蛋白质（通常有 100～1 000 000 个拷贝）、核糖核酸（通常有 50～1 000 个拷贝）是最常用的两类生物大分子靶点[9]；而拷贝数较少的脱氧核糖核酸很少被选为分子靶点。其次是生物事件中特异性的生物小分子，如活性氧（reactive oxygen species，ROS）、活性氮（reactive nitrogen species，RNS）和信号分子等，因拷贝数较多，也常被选为分子靶点[10]。但是，拷贝数多的靶点并不一定是好的分子靶点，因为有些拷贝可能在特定的条件下并不参与生物事件的变化，所以"有效拷贝"的概念可以更加清晰地解释分子靶点多寡与分子成像效果之间的关系。这就引出了分子影像学研究目前面临的困难：如何选择正确的分子靶点，以保证分子成像的成功。这需要化学工具和生物学研究相结合，在大量数据支撑的基础上总结出分子靶点与生理/病理之间的内在联系，以助力分子成像的成功。同时，复合靶点的相互验证可以大大提高监测和诊断的准确性，但是目前的技术水平尚难实现多靶点多重复合，仅能同时测量 3～5 个分子靶点。未来如何突破这些技术瓶颈，将是分子影像学研究的重点之一。

目前说来，分子影像学针对分子靶点测量的策略已逐步趋于统一：通过引入/确定分子成像探针的方法，为靶点成像提供成像媒介（分子成像剂、显像剂、放射性示踪剂、可激活探针、分子试剂等）。这些媒介的作用无一例外是为信号获取提供特异性的响应信号，以真实反映生物事件的变化。图 2-3 展示了通用的分子探针结构示意图，并简要介绍了其基本的工作原理，以帮助读者理解分子影像探针的设计、制备和应用[11]。

目前，分子影像技术的应用主要涉及重大疾病，如肿瘤、心脑血管疾病、中枢神经系统疾病等的医学诊断、临床治疗、药物研发和基因分析等方面。在医学诊断方面，为在活体内直接观察生理特征、病理变化和疾病发展等一系列的动态过程，而不仅仅只是为

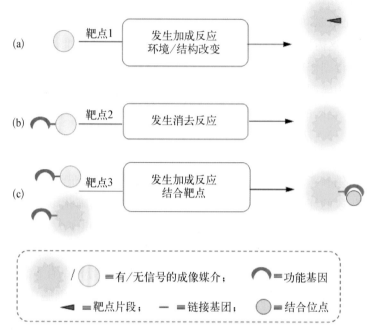

图 2-3　分子影像学的基本原理示意图

靶点 1：可与无信号成像媒介发生加成反应的靶点或可致无信号成像媒介电子结构/化学结构/空间结构等改变的靶点；靶点 2：可致带有功能基团的无信号成像媒介发生消去反应的靶点；靶点 3：可与无/有信号成像媒介发生结合的靶点。链接基团可视为无生物活性功能基团。结合位点泛指可与功能基团结合的其他基团

了获得阳性或阴性判断，可以通过对疾病发生过程中的关键因子标记的方法，进行影像学可视化来实现；在临床治疗方面，为判断治疗有无效用，可通过分子影像技术来观察药物作用过程中关键分子的状态；从药物研发的角度出发，特异性探针设计可以给予研究者直接在体观察药物治疗靶点的分子层级变化的可能，同时，高通量影像学分析系统可以加快药物的筛选和开发；在基因功能分析及治疗的研究方面，通过建立基因功能在体影像学高通量分析系统，可帮助实时监测该基因在体内表达的丰度、作用过程，进一步计算目的基因的表达效率来评价疗效。

2.1.2　分子影像技术对学科发展的促进

作为分子影像学两大基础支撑学科，生物学和化学并不像医学那样掌控着分子影像学的终极目标（临床应用），也不像材料学和电子科学与技术那样为关键环节给予养分；同时，更不像物理学、数学和管理科学那样不断为分子影像学研究提供研究利器。生物学和化学是分子影像学的基本组成部分，是贯穿分子影像学研究和应用的基本原理和载体支撑。可以说，生物学和化学在 21 世纪的再次融合，促进了分子影像学的逐

步成形。分子影像技术本身在汇聚了生物学分析方法、化学合成技术、信息处理与信息系统技术等技术后,立足于特异性高、灵敏度高和图像分辨率高等特点和优势,可真正为临床早期诊断和治疗提供定性和定量的参考信息。生物学和化学两门自然科学的主体支撑作用,决定了分子影像技术的3个要素:① 分子影像探针特异性靶向成像靶点;② 信号收集和集成放大技术;③ 图像处理系统。它将分子探针工具输入到生物体内,用以标记所选择的靶点,通过成像技术,将靶点捕捉、翻译和转导,可视化为图像,经过图像后处理技术优化,展示活体组织内分子水平和细胞层面上的生物学事件,从而对疾病进行诊疗。

这一新兴学科的快速发展对其支撑学科(生物学和化学)产生了积极的促进作用。这主要体现在分子影像学的技术特点和发展要求上,它给化学学科提出了更高的要求[12]。为达到这种要求,化学学科在原有的学科特点和基础上,许多衍生分支学科的内容进一步丰富,如生物有机化学、生物无机化学、化学生物学等。这些与生物学高度交叉融合的新兴学科,让从业者们有了不同的化学视角,他们同时站在生物学或者医学的角度重新审视了本学科的发展,在高度信息交互的学科界面上,对化学学科的未来有了新的、更深层次的思考。与此同时,前沿的化学研究为生物学和医学提供了崭新的工具,让生物学家和医学工作者可以和化学家一道,在过去和未来的时光里重新审视生理/病理条件下的生物学事件,让我们有机会更清晰地认识事情的本源,了解变化的本质。这为生物学和医学提供了一个前所未有的机会补充自身学科的短板和不足,也为未来的从业人员提供了更接近真理的机会。

创新是科学技术进步的原动力,科学家们迫切地要解决人类面临的困难和问题,这鼓励着他们围绕人类生存面临的问题不断创新。一些看似随意的原创探索,都被时间证明了它们由人物要素主导,出现在了该出现的时间和地点。就像20世纪中叶开始,化学学科与生物学第三次融合,使得其分支学科开始蓬勃发展,迎来了化学学科发展的又一个高潮期[13]。合成化学、化学计量学、环境化学、纳米化学、生物化学、放射化学以及后来成型的化学生物学,开始为分子影像学注入大量的新鲜成分,滋养还在孕育期的分子影像学茁壮成长。新型的探针、生化偶联技术、放射性药物、光学成像试剂、超声造影剂、微纳载体等,在化学及其分支学科的帮助下,层出不穷,为生物学的研究提供了大量新颖的工具。这些工具促进了科学家们可以更细分地审视生物学事件,从分子生物学、细胞生物学、系统生物学、蛋白质工程、基因工程等层面和角度不断更新从业人员的认知内容,促进了生物学的新繁荣。

当然,生物学和化学并没有能力承载分子影像学的所有,正如前文所述的那样,分子影像学是众多学科的集成,在融合化学和生物学知识的同时,也得到了医学、材料学、电子科学与技术、数学、物理和管理学的支持。

药代动力学:在活体成像中,分子成像探针被注入活体的生物学行为非常重要[14]。

这其中涉及分子成像探针的化学特性(如亲脂性)、血液流动、渗透性、血-脑屏障穿过能力、清除途径(如肾脏排泄或肝脏代谢)、新陈代谢对分子成像探针生物学运输和分布的影响以及许多其他因素。分子成像探针的药代动力学与上述因素有关,并且可以通过数学建模建立它们之间的关系,这对分子靶点百分含量的准确定量也有重要意义。

"场"的重要性:将成像对象置于磁场、声场或光学场便可以产生探测信号。磁场对于所有形式的 MRI 都很重要,没有这些磁场就不能对体内的质子优化排列,也不能研究射频激发下质子的弛豫特性。在超声分子成像中,声场被用来向成像探针(如靶微泡)输送能量,以使它在场中振荡并产生一个清晰的可接收声信号。光学荧光成像中,荧光标记的分子成像探针首先要吸收适当波长的光,以使分子成像探针产生一个不同波长的光。另外一些情况,如放射性核素标记法不需要外加场,因为放射性核素本身衰变时能够产生信号,也就相当于在放射性核素中"预存"了产生信号的能量。

信号输出与获取:分子成像探针输出信号能够提供分子探针空间分布信息,因而成为分子成像的关键因素。分子成像探针的信号部分可以由放射性核素或者能够在声场中振荡的气体构成。物理频谱的各波段和声能都可以用于产生分子成像探针信号。理想情况下分子成像探针只有在找到并与目标分子靶点结合后才输出信号,这样才可以获得较低的背景信号并更准确地测量感兴趣分子靶点的分布。这种探针只在某些分子成像策略中可以实现(如荧光光学成像),另一些则不能(如放射性核素标记)。另一个关键问题是输出信号是否只能产生一次(如放射性核素)或者可以多次发生(如光声探针可以在光的反复激活下多次产生声波)。接下来的问题是信号的获取,无论是处于靶区内还是靶区外的分子成像探针,它们产生的信号必须要到达探测器才能被测量。如果探测器处于成像对象体外,那么感兴趣信号就一定要能到达相应的探测器。然而由于许多信号不能穿透组织,所以实际上上述可能性往往不是很高。与其他信号(如可见光)相比,某些种类的信号有更强的组织穿透力(如 γ 射线)。这就牵出了信号捕获效率的问题,有时即使分子成像探针产生的信号成功穿透活体组织并到达探测器,它仍然可能未能被捕获并最终被探测器"忽略"。许多情况下,所有发射信号中只有很小一部分最终被探测器发现。在 PET 显像中,只有小于 2% 的发生信号被成功探测到。

样本准备:成像对象的准备对信号获取有着显著影响。如麻醉作用能改变分子成像探针在生物体内的药代动力学,剃除小动物体表毛发可以显著影响光学成像效果等,这些要点将有助于分子成像结果的定量分析和图像解读。

综上所述,分子成像在当下许多学科的推动下快速发展,这其中包含了用于分子成像探针开发的化学与材料科学。此外,细胞/分子生物学被应用于感兴趣分子靶点的研究;分子药理学应用于分子成像探针输送优化和药代动力学;基因组学、蛋白质组学和高效筛选技术的发展在新分子靶点的发现和证实中发挥作用;基础探测器/仪器设计和制造需要的物理科学与工程技术;数学和生物信息学应用于图像重建和图像/数据建模;临床医学指导临床应用的策略。另外,包括免疫学、微生物学和发育生物学在内的许多领域也在推动着分子成像技术的发展。分子成像领域的发展正受到亚学科人才不足的制约,尤其在推动该领域发展的一些重要学科(化学和生物学)中人才短缺现象由来已久。

分子成像的技术优势是其高特异性的成像过程。随着生物学和医学逐步加深对生命事件在分子水平的认识,分子成像技术将会成为探寻生物体内生命活动的基础。它与具有高度复合性的体外诊断/治疗方法(如血液检查出早期癌症的标记物,临床上就可以对患者注射针对该种癌症的高特异性药物进行治疗)相比,在研究生理/病理机制层面有着不同的侧重点和适用性。简单来说,分子成像可以区分有效治疗的病灶,而体外检查无法做到这一点。在不远的将来,一个包含分子成像在内的综合解决方案(如测量血液蛋白质生物学标志物与分子/解剖学成像相结合)将在临床疾病的诊疗中发挥日益重要的作用。尽管如此,我们还是有必要客观地研究和讨论分子成像相对于非成像手段的优势和劣势,同时对各种成像手段的优缺点进行全面对比。分子影像领域尚待成熟和完善,因此我们需要通过细致的研究来指导运用新一代的检测技术/手段,以不断深化我们对生物学和病理学的理解,并不断完善对患者的临床诊断和治疗。

2.2 分子影像的生物学基础

生物学是自然科学六大基础学科之一,是研究生物的结构、功能、发展规律的科学[15],旨在理解和控制生命活动,改造自然,为人类社会服务。由此可见,生物学的发展和人类的未来息息相关。1940年以来,生物学吸收了数学、物理学和化学等学科的发展成就,逐渐成为一门定量的、深入到分子层次的科学。在这一过程中,人们逐渐认识到生命是物质的一种运动形态,是一种由蛋白质、核酸、脂质等生物大分子组成的物质系统,而生命现象就是这一复杂系统中物质、能量和信息三个参量综合运动与传递的表现,其基本单位是细胞。

1980年后,人类对生理和病理特征在分子水平上的认识进步得益于分子生物学和细胞生物学领域的快速发展,药物治疗技术和疗效评价也随之得到明显改善。同时,体外诊疗技术的进步,使得科学家在分子水平上评估疾病病理发展过程更加容易。在这种情况下,用于可视化观察体内分子水平事件发展过程的分子影像学应运而生。这种方法的发展,亦可用于筛选疾病诊疗靶点,促使研究者突破对原有临床诊疗模式的固有认识。因此,分子影像技术可以作为一种相对安全有效的非侵入性的手段,用于定性/定量化监测生物分子的功能和相互作用,及在模型中研究信号传导,从而更进一步认识疾病的分子病理学。由此可见,了解分子影像学的生物学基础,特别是分子生物学和细胞生物学基础,对研究和应用分子影像学非常重要。

2.2.1 分子影像的分子生物学基础

分子生物学(molecular biology)是从分子水平研究生物大分子的结构与功能,从而阐明生命现象本质的一门科学。1953 年 Watson 和 Crick 提出 DNA 分子的双螺旋结构模型,这是分子生物学诞生的标志[16]。自此,分子生物学就成为生物学研究中的前沿热点,其主要研究对象体系包括以下 3 个:① 蛋白质体系;② 蛋白质-核酸体系;③ 蛋白质-脂质体系。

蛋白质体系:蛋白质的结构主要由 20 种 α-氨基酸通过肽键相连组合而成。不同的氨基酸以一定的顺序排列,可以形成数以百万计的不同结构(蛋白质主链),这些结构被赋予不同的生物功能,承载了绝大多数生命活动。蛋白质结构的组织形式可分为 4 个结构层级:① 一级结构,也称之为化学结构,是氨基酸通过脱水缩合形成的肽链中氨基酸的排列顺序;② 肽链主链原子的局部空间排列为二级结构;③ 二级结构在空间中进行盘曲折叠可形成三级结构;④ 有些蛋白质分子是由相同的或不同的亚单位组装而成,被称之为四级结构。蛋白质的结构与功能关系研究是分子生物学的重要内容。分子结构的不同和特异性决定了蛋白质特殊的性质和生理功能,此为蛋白质能够承载种类繁多的生命活动的分子基础。

蛋白质-核酸体系:生物体的遗传特征主要由核酸携带、承载和传递,通过复制、转录和翻译,遗传信息可以在子代的生命活动中表现。绝大多数生物的基因都由 DNA 构成,在这个复制过程中,亲代 DNA 提供了模板来合成子代 DNA 分子;核糖核酸(ribonucleic acid,RNA)分子中的核苷酸序列与其需要转录的 DNA 的核苷酸序列互补;而翻译是将核苷酸序列转化为目标蛋白质中的氨基酸序列的过程。信使 RNA(messenger RNA,mRNA)在这一过程中起着信息传递作用。核苷酸(4 种)与蛋白质中 20 种氨基酸由三联体遗传密码完成对应关系,即 mRNA 分子中以一定顺序相连的 3 个核苷酸决定蛋白质中的 1 种氨基酸。基因在表达的过程中,生物大分子的相互作用起到了决定性的作用,如 DNA 复制时,双螺旋结构的解离是复制的先决条件,解旋酶为这一过程的有效进行提供了可能,然后 DNA 聚合酶以亲代 DNA 链为模板,复制出子代 DNA;RNA 聚合酶催化完成转录过程;在酶的催化下,翻译过程根据 mRNA 的编码顺序,将氨基酸在核糖体上组装成完整的蛋白质。

蛋白质-脂质体系是生物体内普遍存在的膜状结构,也称为生物膜,有细胞膜和亚细胞器膜之分,结构略有不同,功能各异。从化学组成上看,生物膜是由脂质和蛋白质通过非共价键组装而成的分子体系。1972 年提出的流动镶嵌模型详细阐述了生物膜脂质双层结构的基本特征[17],其在结构与功能上都具有两侧不对称性。以物质传送为例,不同物质通过膜的方式有很大不同,这种不同决定了生物膜的多功能性,如生物膜的选择性通透保证了细胞内 pH 值和离子组成相对稳定,维持了离子梯度,以保持产生神经、肌肉兴奋,同时也保证了细胞浓缩营养物和排除废物。另一个非常重要的角度,生物体在能量转换的问题上,依赖膜的结构和功能。现阶段,生物体取得能量的方式可以区分为植物型和动物型两种:① 太阳能在叶绿体膜上进行光合磷酸化反应是植物获取能量的途径;② 动物在线粒体膜上进行氧化磷酸化反应是动物获取能量的主要模式。这二者能量来源不同,过程却基本相似,最终都是通过合成腺苷三磷酸(adenosine triphosphate,ATP)来储存能量。生物膜的另一重要功能是细胞间或细胞膜内外的信息传递,如细胞膜上受体蛋白质的载体功能。

过去的 20 年间,分子生物学的学科内涵逐渐被从业人员清晰认识,并总结升华,迅速独立为一个有着自己使命的新兴学科,这可以说是整个自然科学体系的一件大事,某种程度上促使了生命科学转入了全新的研究层次。在临床应用层面,医学作为生命科学的重要组成部分和应用领域,在过往的发展过程中,两者之间彼此依存、相互影响和渗透。经典的生物学只能描述生物表型变化和归纳生命活动的规律,而分子生物学的研究使医学研究进入崭新的分子时代,如分子免疫学、分子生理学、分子病理学、分子药理学和分子内分泌学等全新的领域不断涌现,促进了学科的蓬勃发展。

分子生物学促进癌症研究迅速发展。作为分子生物学研究的重大成果,癌基因的发现正促使人们对癌症病因的认识逐步统一,内外因素激活癌基因很可能就是癌症发生的根本原因。在这种认识中,科学家将癌基因定义为正常基因之一,但是一旦被某些因素激活之后,其生理功能的改变、如何被上游因子调控、异常表达和激活的机理等,都是目前的热点研究内容。

分子生物学让从业人员对遗传病的研究和认识进入了全新的阶段。现在,遗传病已经不是以前所谓的罕见病,已发现按照孟德尔方式遗传的遗传病达 3 000 余种,但是随着医学和分子生物学相互融合的不断升级,使得遗传病有了全新的定义。如果我们扩大这个定义的范围,考虑把易感性和基因变异关系放在其中综合分析,则遗传病范围可能会更大一些,如易患心脏病、高胆固醇血症、糖尿病、中枢神经退化症和胃溃疡等的基因正在得到深入分析,这些疾病也逐渐被认为属于遗传病的范畴;甚至有的学者认为癌症(基于 DNA 损伤的病因)也可归属于遗传病的范畴。同时,基因疗法已经逐渐被认为是治疗遗传病非常可行的根治方法,这就推动了基因探针技术在产前诊断和遗传病诊断领域的应用。很显然,易感基因的确诊,可以作为疾病预防措施的科学依据。

分子生物学给药物和疫苗研制注入了新的活力。蛋白质药物的迅速崛起,给了临床医生更多的有效方法来抑制临床病症,同时也给了患者更多的希望。分子生物学借着基因工程技术的蓬勃发展,给制药工业带来新的春天,如人工胰岛素、儿童发育生长激素、干扰素等已经可以通过生物工程来实现量产。这些前所未有的药物,真切地为患者带来福音,这一切都是分子生物学的发展所推动的。

由此可见,分子生物学领域的进展已经可以从分子水平上定义疾病的异常,其意义完全不同于解剖水平的人类组织器官的活体观察(如癌症、心血管病以及中枢神经系统疾病在被检测出来时已经是疾病晚期)。因此,随着基因和蛋白质组学的发展,研究人员预测分子生物学的进步在未来将会对人类健康产生巨大的影响。

2.2.2　分子影像的细胞生物学基础

细胞生物学(cell biology)是以细胞为研究对象,研究细胞和细胞器的结构和功能、细胞的命运和各种生命活动规律的学科[18]。从生命结构层次看,现代细胞生物学位于分子生物学与发育生物学之间,已经进入分子水平研究的阶段。细胞生物学同其他两门科学相互衔接、相互渗透。细胞生物学对分子影像学技术的发展和应用都有重要的导向作用。所以,对分子影像学中器官水平和机体水平都具有影响意义的细胞生物学内容,主要包括全细胞水平、多细胞水平、器官和(或)组织水平的成像,具体分为:① 细胞结构;② 细胞周期;③ 跨膜转运;④ 动物模型。

细胞结构是重要的细胞组件和进行分子及亚细胞活动的细胞功能分区。我们可以将细胞看作是一个静态的、由众多组分组成的整体来详细介绍一下细胞的结构(见图 2-4)。当然,事实上细胞是一个极其活跃的、一直处于能量产生和消耗状态的微观组织,承载着成千上万的分子和需要这些细胞组件参与的相互作用和物质转运的生化反应;同时还包括对细胞组件自身的修饰,因为细胞不仅要完成它的自主功能,还要发挥完整的机体功能。然而,在讨论细胞组件的功能和相互作用之前,我们首先需要对细胞组件进行解释和描述。

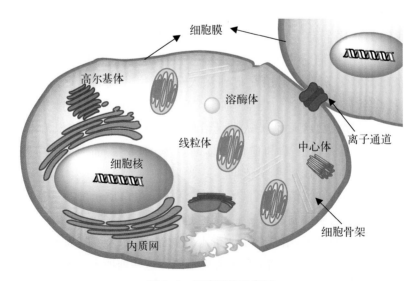

图 2-4　细胞结构示意图

细胞的表面是由双层脂质构成的质膜结构,包括疏松连接的周边蛋白和紧密连接的内在蛋白。质膜蛋白成分具有多种功能,如作为通道或泵介导小分子转运(包括成像探针),作为激素、生长因子或细胞因子等蛋白的受体来调节细胞活动,还可通过"挤压掐断"部分双层脂质膜将细胞外的物质带到细胞内。有小窝在质膜处以出芽的方式形成,进而形成胞吞泡,将胞吞物从细胞外吞进细胞质中。当细胞与细胞直接接触时,细胞膜还包括从一个细胞向另一个细胞传递小分子的特殊区域(缝隙连接),加强细胞与细胞之间相互连接的专门区域(黏附连接和桥粒),此为多细胞组织的结构完整性提供基础;还有紧密连接,它是由相邻的上皮细胞的细胞膜形成的不可穿透的障碍,将上皮组织中顶部(或上层部位)极化的上皮细胞层和基底部(或下层)部位的上皮细胞分离开。

核膜(真核细胞)由两层脂质环和其中间的核周腔组成,将细胞中的细胞核和细胞质中的细胞器分离开。双层的核膜中含有核孔,通过核孔,大分子、脂质、小分子和其他细胞成分可以在细胞质和细胞核中进行交换。细胞核内含有染色体,在这些染色体上存在着控制细胞功能的绝大多数基因(线粒体基因除外)。编码基因的 DNA 序列上覆盖着特殊蛋白,这些核蛋白复合体被称为染色质。与酸性 DNA 分子结合,使 DNA 凝缩成染色体的主要蛋白是呈碱性的组蛋白。染色质的相互作用,使每个细胞内直线长度约为 2 m 的 DNA 凝缩成染色体。通过翻译后的可逆性组蛋白修饰而引起染色质结构的动态变化,参与调节细胞周期中 DNA 的复制;在不同类型的细胞中,基因呈稳定的、差异性表达。另外,在应答细胞外信号传导时,染色质对基因表达存在短暂调节。这样,染色质介导的差异性基因表达就导致了细胞向不同组织的分化和在应答细胞外信号过程中改变细胞生化性质和功能的能力。细胞核内有核仁,它是合成 RNA 和组成核糖体亚基蛋白成分的场所,同时也是组装核糖体的场所(核糖体参与生产蛋白质)。

线粒体位于细胞核之外的细胞质中,是通过产生 ATP 来提供能量的细胞器。线粒体包括以下几个部分:外膜、膜间隙、内膜、嵴(内膜向内折叠而形成的结构)和基质。虽然线粒体是众所周知的细胞内生产能量的细胞器,但线粒体还参与其他的细胞活动,包括细胞死亡、某些方面的细胞周期调节、细胞分化调节,还参与细胞外调节因子激起的细胞间信号传导。线粒体是除细胞核以外唯一一个含有 DNA 的细胞器。线粒体基因组编码相对较少数量的 RNA 和蛋白质,来帮助形成线粒体核糖体。因为线粒体通过分裂来增殖,所以线粒体基因组是母性遗传的[19]。

核糖体是一个 RNA-蛋白质转化机器,用来合成新的蛋白质。小核糖体亚基和大核糖体亚基结合形成蛋白质合成的工作台。线粒体核糖体与细胞质核糖体,无论是它们的分子成分(RNA 和蛋白质),还是它们所合成的蛋白质种类都是不同的,编码细胞质核糖体 RNA 和蛋白分子的基因都是核 DNA。相对的,存在于线粒体核糖体的蛋白质则由核基因和线粒体基因共同编码。细胞质核糖体有两种,一种是合成分泌型蛋白和膜整合蛋白的核糖体,它与粗面内质网相连接;另一种核糖体翻译的蛋白是非膜整合蛋白和分泌型蛋白,这种核糖体是游离在细胞质之中的。这种"自由"的核糖体和与粗面内质网相连接的核糖体是相同的,它们是"游离"还是与粗面内质网相连接,由它们合成的蛋白的功能决定。

内质网有"粗面"和"滑面"之分。无论是粗面内质网还是滑面内质网,都是由管状和囊状部分相连形成的一个连续的结构,由细胞核向外延伸向细胞膜。事实上,内质网是核膜外层的延续。滑面内质网上没有核糖体,因此不参与蛋白质的合成。然而,滑面内质网参与很多其他生物合成,如脂质合成。内质网是几乎所有的细胞膜的合成场所,包括细胞质膜和细胞器膜的脂质和蛋白。其他细胞器的膜结构,首先在内质网合成,然后再通过由内质网膜出芽形成的运输小泡运输它们到相应的功能位置。

高尔基体,又称高尔基器或高尔基复合体,和内质网一样,都是膜性细胞器,类似一堆包裹或管子。高尔基体是对分泌型蛋白和参与构成其他细胞器的蛋白进行修饰、折叠、分类和标记的场所。在内质网合成并需要进行各种标记的蛋白被运输小泡从内质网运输到高尔基体的正面(靠近细胞核的一面)进入高尔基体。蛋白在通过高尔基体的过程中被糖基化、磷酸化或硫酸化(还包括其他转录后修饰),完成其被运输到目的细胞器(如细胞质膜、溶酶体或者作为分泌物)前的标记。运输小泡再次将被标记过的成熟蛋白从高尔基体的反面运离。

溶酶体是单层膜环绕的细胞器,它的主要作用是降解大分子和无用的细胞器。溶酶体利用其所包含的系列水解酶(脂肪酶、蛋白酶、核酸酶、糖苷酶、磷脂酶)来完成降解作用。这些水解酶在内质网内合成,然后在高尔基体内被溶酶体利用修饰,再被运输小泡从高尔基体的反面运输到溶酶体。这些水解酶中任何一类酶的突变都会引起一系列的人类疾病,被称作溶酶体蓄积病。细胞内需要被降解的分子或细胞器膜可以通过对损伤的胞内细胞器进行自体吞噬到达溶酶体内,而细胞外的生物分子可以通过细胞外配体诱导受体介导的内吞作用进入溶酶体。

在细胞质中有许多纤维蛋白或者叫做纤丝,包括肌动蛋白、微管、微丝,这些蛋白组成了细胞骨架。总体上说,细胞骨架可以决定细胞质的结构,调节细胞的形状。每一种纤丝都是动态结构,由多个单体组成,并随着细胞环境的改变而聚合或解聚,如细胞相互接触、与细胞外配体的结合或细胞周期进行时等。细胞骨架及其变化调整在一些细胞活动中起主要作用,包括细胞表面微绒毛的突起、细胞表面伪足的形成、肌肉收缩、细胞运动、轴突流、神经的逆向传导、细胞有丝分裂和细胞内的小泡运输等。

中心体,也叫微管形成中心,是主要参与协调有丝分裂和构成细胞微管骨架结构的细胞器。中心体由两个中心粒和围绕在周围的中心体基质(也叫中心粒外周物质)构成。在细胞周期的间期,位于核膜附近的中心体是为大多数细胞提供骨架结构的微管网络的成核中心。在分裂期,中心体进行复制并向外"散发"微管。分裂期细胞中的两个中心体向细胞中新的位置移动,并作为成核中心装配纺锤体,在分裂期纺锤体将经过复制的两套染色体分配到子细胞中。

由于在识别这些细胞内结构时需要很高的分辨率,所以在活体动物中观察这些细胞结构从技术上很具有挑战性。因此大多数关于细胞结构、细胞内的细胞器还有细胞器结构和功能的动态研究仍旧依靠显微技术。虽然分子影像学研究都在强调机体水平的无创成像,但组织器官水平下的细胞或亚细胞活体成像技术仍为机体水平成像提供了重要的参数。这些研究结果同样为细胞分裂周期的研究提供了许多重要参考数据,而细胞分裂周期是细胞生物学中涉及最多的生物学事件。

细胞分裂周期:真核细胞分裂包括有丝分裂、减数分裂和无丝分裂 3 种分裂方式,本节主要以有丝分裂为例,其他两种分裂方式可参阅生物学专著。细胞分裂周期是指细胞从一次分裂完成时开始到下一次完成分裂时为止的过程。一般分为 2 个阶段:分裂间期和分裂期(见图 2-5)。细胞分裂间期是真核细胞进行有丝分裂的准备时间,其时间要远远长于细胞分裂期;这期间,细胞的主要目的是完成 DNA 的复制和有关蛋白质的合成。间期常分为 G_1、S 和 G_2 3 个时期。G_1 期主要是合成 RNA 和核糖体;S 期主要是遗传物质(DNA)的复制,同时合成组蛋白和复制所需要的酶;G_2 期是有丝分裂的准备期,主要是大量合成 RNA 和蛋白质。分裂间期是细胞有丝分裂的重要准备过程,随着准备工作的完成,细胞将进入分裂期。细胞分裂期可以分为前期、中期、后期和末期 4 个阶段[20]。

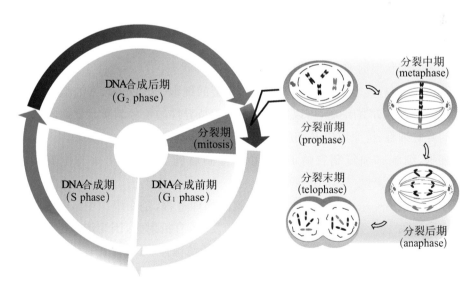

图 2-5　细胞分裂周期示意图

前期是指细胞自分裂期开始到核膜解体完成的阶段。随着细胞核体积的增大,染色质逐渐缩短、变粗形成染色体,标志着细胞开始进入有丝分裂前期。间期中核仁开始逐渐消失,染色体已经完成复制,准备好以两条染色单体的形式进入前期。核膜破裂会使得染色体散于细胞质中,标志着已经进入前期末。中心体在动物细胞有丝分裂的过程中起到了关键作用。每个中心体包括一对中心粒和围绕它们的亮域。由中心体放射出星体丝,即放射状微管,它支持着两个中心体拉动着星体丝向两极逐渐分开。整个过程可以通过分子成像的方法精确还原。有时候会再分出一个前中期,这个时期的主要过程是纺锤体的最终形成和染色体向赤道面的运动,可以认为是自核膜破裂起到染色体排列在赤道面上为止。此时,核膜的残片被遗留在细胞质中,与内质网的形状极为相似,只有通过特异性的分子探针才能加以区分。

中期的时间较短,可以认为是从染色体排列到赤道面上,到染色单体开始分向两极之前。这个时期内,染色体在赤道面上形成所谓赤道板,染色体在赤道板上呈放射状排列的特征。分裂中期时染色体浓缩变粗,数目和形态有物种依赖性。染色体的形态、结构和数目研究对了解整个细胞分裂具有重要意义。

后期的主要现象是两条染色体的程序化分离。整个时期可以定义为从染色体开始分离到移到两极为止。详细分解整个过程,可以清楚地看到,这个分开的过程从着丝点处开始,然后是染色单体的臂分开,最后完全分开后就开始向相对的两极移动。同一细胞内染色体向两极移动的速度几乎一样。

末期的主要过程包含子核的形成和细胞体的分裂,常被定义为从子染色体到达两极开始,至细胞完全分裂成两个子细胞为止。这其中,子核的形成有 3 个阶段: ① 子染色体到达两极后随即解螺旋,构成混沌的染色质块;② 核膜成分开始聚集,逐渐形成核膜;③ 出现核仁。

人体内的细胞根据细胞分裂状态可以分为 3 种状态: ① 一直处于分裂状态的细胞(如小肠隐窝细胞);② 经过有丝分裂后不再分裂的细胞(如血小板、红细胞、许多神经细胞);③ 处于"休止期"的细胞,可以通过具有组织特异性的信号刺激而分裂(如受肝切除术刺激的肝脏细胞、抗原反应 B 细胞和 T 细胞、怀孕期间的乳腺细胞)。从一个细胞变成两个细胞,细胞必须复制它的 DNA 和将复制后的 DNA 均等地分配到两个子细胞中。

有丝分裂是由一个细胞分裂成两个细胞的物理过程,是在组织中最容易通过成像发现的细胞现象[21]。有丝分裂的细胞呈圆形,发亮,有折射感,因为形成细胞骨架的微管网络需要重新成形,来形成染色体分裂所必需的纺锤体。DNA 在有丝分裂中被分配到两个子细胞中。作为染色体分配和细胞分裂过程的分裂期,通常从开始到结束需要30~60 分钟。而一个细胞从分裂期到下一个分裂期的时间属于间期,体细胞的间期可达 4 小时直至几天。

分子成像技术可以为细胞分裂周期的研究提供有力的工具。如将放射性的 DNA合成物(如含氚的胸腺嘧啶)加入到分裂期的细胞中,之后经放射显影,可以用来证明分裂期的细胞不吸收放射性标记,显示分裂期细胞不合成 DNA。相反,有一些但并非全部的细胞在短暂地暴露于放射性胸腺嘧啶的过程后显示标记。这个结果提示我们,在间期中只有一段时期能够发生 DNA 合成。这个在细胞间期中 DNA 复制的阶段被称作 S 期。通过利用放射性的 DNA 合成物进行短暂的细胞标记,然后除去标签,利用放射自显影技术检测加上标签的细胞(处于 S 期的细胞)进入分裂期,可以发现在 S 期结束后和分裂期开始前有一个间隙,在分裂期结束后和 S 期开始前有另一个间隙。分裂期结束和 S 期起始之间的间隙被称作 G_1 期,S 期结束后和分裂期起始(即细胞将染色体分配到子细胞中的时间点)之间的间隙叫做 G_2 期。然而,这些研究的基础,都需要将探针转入细胞内。与此同时,跨膜转运成为下一个重要的话题。

跨膜转运:虽然其在细胞生物学上并不是重要话题,但是在分子影像学的内容中,跨膜转运有非常重要的意义。用于分子影像学的许多探针必须穿过细胞膜到达细胞内的靶区域。分子影响学经验数据显示,对探针通路的精确调节比成像终浓度的优化更重要,甚至可以说是分子影像信号强度的决定性因素[22]。

细胞膜基本上是一层双脂质层,其中包含着一些蛋白。气体分子(如氧气、二氧化碳)和一些不带电荷的小分子(如尿素、乙醇)能够通过简单扩散穿透细胞膜,而大多数亲水性小分子不能通过简单扩散穿透细胞膜。分子影像学中应用到的绝大多数探针正是由这些小分子组成。而且,除去由细胞外的高浓度向细胞内的低浓度渗透(被动扩散)的小分子,其他探针分子必须从一个低浓度的环境被转运到高浓度的环境。转运小分子跨越细胞膜并进入细胞内通常是利用一些特殊蛋白完成的。即使是能够利用扩散穿透细胞膜的小分子,它们进入细胞的速度也经常不能满足生物活性的需求。跨膜转运蛋白的存在就是为了能够利用易化转运(主动扩散)、主动转运和协同转运,加速这些分子通过质膜(见图 2-6)。

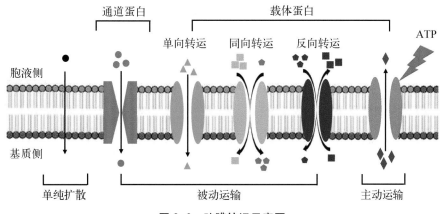

图 2-6　跨膜转运示意图

由于许多分子影像的探针都是根据药物结构或其衍生物设计的,所以可以推断有些探针进出细胞是通过被动扩散穿透细胞膜的。然而随着转运蛋白陆续被发现,许多药物逐渐被认识到是通过转运进入细胞的,如 PET 探针葡萄糖类似物^{18}F-氟代脱氧葡萄糖(^{18}F-fluorodeoxyglucose,^{18}F-FDG)通过易化转运至细胞内。这个通道能够让它顺着浓度梯度穿透细胞膜,而不需要通过双层磷脂的质膜渗透,速度大大加快。物质通过易化转运进入细胞的速度依赖膜中转运蛋白的数量、性质和细胞内外的浓度梯度。转运蛋白特异性高,只转运一种分子,或一组结构相似的分子。

许多小分子必须在运输所需的方向与浓度梯度相反的情况下运进或运出细胞。在这种情况下,细胞有两种方法:主动转运和协同运输。离子和小分子逆浓度梯度的主动转运是由跨膜蛋白利用 ATP 供能,将它们的底物逆梯度运(泵)过细胞膜。如钠-钾泵能够在细胞质和外部梯度相反的情况下,保持细胞低钠高钾的特性[23]。

与依靠 ATP 耗能将底物逆浓度梯度跨膜传运的主动转运相对应的是,同向转运子和反向转运子利用顺浓度梯度转运一个分子来将另一个分子逆浓度梯度转运。同向转运子能够将协同运输分子和目的底物同向转运,在这种情况下,两个分子的浓度梯度是相反的。对于反向转运子,协同运输分子和目的底物反向转运,而两个分子的浓度梯度则是相同的。这种转运就是协同转运。如钠/碘同向转运子是最典型的用于无创跟踪载体和细胞介导治疗的 PET 报告基因之一[24]。已有报道称在许多情况下,一种药物是由多个转运蛋白转运的。因此,我们可以相信影像探针的转运分子同样复杂。事实上,对转运子基因和蛋白,以及其负责转运的小分子开展进一步研究,会为用于动物模型的内源性转运成像和报告基因成像,以及跟踪以细胞为基础和以载体为基础的基因治疗提供新的影像探针设计灵感。

动物模型:动物模型(生理和病理)的出现和成熟,为人类疾病的研究提供了研究载体。对纷繁的人类疾病进行机制探讨和药物开发,以人本身作为实验对象明显违背伦理道德和科学精神;同时,临床经验的积累缓慢,无法解决病理研究和临床治疗的矛盾。因此,动物模型上的间接研究模式可以有意识地设定那些在通常条件下不能满足的因素,以便更准确地观察实验现象,总结理论结果,与人类疾病进行比较研究。在成功模型化人类疾病之后,这样的研究方法更有效地认识了人类疾病的发生与发展规律,可以从分子水平上制定防治措施。在分子影像学确定研究模式前,动物模型主要用于实验生理学、病理学和治疗学的研究,而现在,动物模型已经为许多临床应用参数的优化提供了便捷的途径。

动物模型的吸引力就在于它克服了人样本实验自身无法克服的不足之处,其在生物医学研究中起到了独特的作用,因此备受科技工作者的重视。从人类疾病的动物模型定义来看,其是指各种医学科学研究中建立的具有人类疾病"模拟表现"的动物。在分子影像学中,这种近似的研究方法同样有许多重要意义:① 在尚未全面了解生物事件本质的情况下,可以规避临床实验的不确定性风险;② 可以通过建模,随时复制出临床上的罕见病例;③ 可以克服某些人类疾病潜伏期长、病程长和发病率低的缺点;④ 易于严格控制实验条件,增强实验内容的可比性;⑤ 能大大简化实验操作和样品收集处理步骤。人体内的生物事件发展十分复杂,要深入探讨其机理不能也不应该在人身上进行。通过对动物各种疾病和生命现象的研究,进而推用到人类,探索人类生命的奥秘,以便控制人类的疾病和衰老,延长人类的寿命。

在科学家们的不懈努力下,实验动物为我们提供了最好的试药"替身",但是合格的动物模型应该具有以下 4 点基本要求:① 重现性好,可以完整地多次再现所要研究的生物事件;② 背景资料完整,生命周期满足实验需求;③ 可复制率高;④ 专一性好,即一种方法只能复制出一种模型。应该指出,任何一种动物模型都不能全部复制出人类生物事件的所有表现,动物毕竟不是人体,模型实验只是一种近似性的研究方式,只可能无限接近人类生物事件。所以,模型实验结论的正确性是相对的,最终还必须在人体上得到验证,这也是分子影像学研究环节中的重要步骤(见 2.1.1 节)。

2.3 分子影像的化学基础

化学是一门以实验为基础的自然科学,其主要在分子、原子层次上研究物质的组成、性质、结构与变化规律,也被称为"变化的科学"和"创造新物质的科学"[25]。化学是重要的基础科学之一,也是一门历史悠久而又富有活力的学科,是人类用以认识和改造物质世界的主要方法和手段之一,它在与物理学、生物学、地理学、天文学等学科的相互渗透过程中,得到了迅速的修正和促进,也推动了其他学科和技术的协同发展。化学学科的成就是社会文明的重要标志。如今很多人称化学为"中心科学",因为化学为部分科学学科的核心,如材料科学、纳米科技、生物化学等。无机化学、有机化学、物理化学、分析化学与高分子化学并称为现代化学的 5 个二级学科。

分子成像需要特异性的探针,化学为分子成像探针的设计原理、合成方法和性质优化提供了技术支撑。实际上,现代有机合成、配位化学和偶联化学,为分子探针的设计与合成提供了众多的理论参考和实际方法,为解决探针发展过程中的问题提供了保障,从而使得分子影像学在各领域中充分发挥了威力,助力解决生物学等领域的问题。因此分子影像探针发展的目标是立足本身的特点,通过创新性探索,包括成像媒介的设计、图像对比度的增强以及特异性功能基团设计等,研发出适合可视化转导生理/病理信号的新分子影像探针。

2.3.1 分子影像探针的化学组成

分子影像学的诊断探针(造影剂)在活体分子水平的监测过程中意义重大。现有的探针主要是针对成像模式,如 X 线、CT、MRI、UI、OI 以及 SPECT、PET 等,可以大体分为特异性探针和非特异性探针。尽管已经有一些靶向性的探针报道,但分子影像学在临床中的实际应用仍然有许多系统的工作需要进行。针对某一特定应用,成像探针的设计基础是根据选定的成像模式决定的,反过来又取决于靶标分子的浓度和位置(血管、细胞外基质、细胞膜、细胞内靠近/位于细胞核处)。

在分子影像的探针设计过程中,具有高亲和能力的配体与靶点的偶联是开发探针的关键要素之一。以下是生物体一些可能的靶向目标[26]:① 生长因子(如血管内皮生长因子、整合素);② 生长因子刺激的膜上受体;③ 细胞内靶点(如酶等);④ 营养物转运体;⑤ 与细胞外基质变化相关的标志物(如金属蛋白酶);⑥ 与恶性细胞形成相关的膜基质标志物(如脯氨酸、胆碱);⑦ 细胞凋亡标志物;⑧ 易损动脉粥样硬化斑块标志物,如低密度脂蛋白(low density lipoprotein, LDL)。

在确定靶点后,需要对特异性成像探针进行优化,使其在活体靶点区有局部高浓度分布,并且能定量描述相关分子标志物的表达水平。与此同时,以下的生物学和化学性质特点是改进分子成像探针的要素[27]:① 血管内半衰期(应该足够长使其能够在目标靶点聚集),可通过控制分子尺寸和分子物理参数以及其他药理学参数来实现;② 使用多价态物质(增加结合能力);③ 高含量探针物质的携载能力以及所使用的造影剂应具有强的对比增强作用;④ 接受不同配体和成像探针的能力;⑤ 生物分布、排泄和毒性。以下是核医学探针、MRI 探针和光学成像探针的具体介绍。

核医学显像探针:尽管核素显像剂能够在皮摩浓度水平被检测到,但是它们的成像特异性不高。开发能够与特定疾病分子标志物具有高亲和能力的核医学显像探针是一项具有挑战性的工作[28],需要新的化学方面的进展以确保配体和分子标志物之间具有最优化的偶联。放射性核素的特点及其较好的生物分布使其适宜用于受体成像。SPECT、PET 探针具有纳摩尔水平的灵敏度,但是相对较低的分辨率却限制了其应用(小孔 SPECT 已突破分辨率限制)。在 PET 研究中,设计靶向性探针最直接的路线是用 ^{18}F 或 ^{11}C 标记小的内源性分子,如雌激素受体的配体 ^{18}F-雌二醇(^{18}F-FES)和 ^{18}F-酪氨酸[O-(2-[18F]fluoroethyl)-1-tyrosine,^{18}F-FET]。尽管大多数的工作都是使用轻质元素(如 ^{11}C、^{13}N 和 ^{18}F),但是正电子金属核素例如 ^{89}Zr、^{64}Cu 和 ^{68}Ga 同样非常具有前途,目前制约其应用的是能否有化学合成方法可以让金属核素顺利标记内源性小分子。

MRI 探针:MRI 造影剂利用组织中水弛豫时间的局部变化对比增强成像[29]。它的敏感性较低,所以需要使用具有高弛豫中心的试剂并且能够在目标靶点上聚集来对信号进行放大。在设计这样的探针体系过程中,还需要实质性的进展以推进成像技术的实用化。缩短 Gd(Ⅲ)螯合物的弛豫时间是很重要的一个努力目标。此外,超小超顺磁性氧化铁(ultra-small ultra-paramagnetic iron oxide, USPIO)同样在 MR 分子影像领域中广泛应用。

近年来发展起来的化学交换饱和转移（chemical exchange saturation transfer, CEST）试剂是一种新的 MRI 造影剂。这类试剂至少要包括一类可交换质子,当在它们的吸收频率处激发时,CEST 试剂上的质子将会与自由水发生质子交换,产生饱和转移磁化现象。镧系或过渡金属顺磁性螯合物在用作 CEST 试剂时具有特别的优势,因为这些顺磁性离子具有较大的共振位移,因此与自由水的交换速率大,从而具有更高的饱和转移磁化作用。CEST 试剂在细胞标记方面具有潜在的应用前景。

光学成像探针:光学成像探针的灵敏度高,但是光穿透生物组织的距离有限,因此它具有探测深度较浅的缺点[30]。近年来,快速发展的时间分辨荧光技术和光声成像技术在一定程度上改进了光学成像的缺点。化学在光学成像探针的发展过程中起了重要作用。设计光学成像探针需要考虑以下几个因素:① 确定适宜的荧光团使激发波长和发射波长充分分离,改进其抗光漂白现象的能力;② 通过化合物结构设计,控制荧光"猝灭"和"反猝灭"现象;③ 使用无毒量子点作为光学成像媒介增强成像敏感度和特异性。

在成像探针的设计过程中,生物分布是众多复杂因素相互作用的结果,包括亲水/疏水性、尺寸、电荷及其分布、探针表面物质特性等。分布在血管和血管外周空间的小尺寸、高亲和性物质体系可用作器官灌注成像造影剂。与之相反,含有疏水/亲脂官能团的小尺寸物质体系可以通过被动扩散作用通过细胞膜在脂质含量高的区域富集。此外,有机阴离子或有机阳离子成像探针可以通过合适的转运蛋白有效地进入细胞,如有机阴离子转运蛋白(organic anion-transporter, OATP)或有机阳离子转运蛋白(organic cation-transporters, OCTP)。一般而言,可通过在示踪剂外表面偶联适当的载体赋予造影剂靶向成像能力。偶联反应需要在温和条件下进行以防止分子变形。赋予造影剂靶向定位能力的载体可以是有机合成子、多肽、抗体及其片段等。所以,如何通过化学合成的方法成功地获得分子影像探针是更加重要的课题。

2.3.2 分子影像探针的偶联构建

分子影像要求分子成像探针满足成像的技术特点,这对制造这样的探针提出了较高的要求。因此,化学合成方法的革新能够为分子影像探针提供更多的合成途径,由此推动分子影像技术的进步。如图 2-7 所示,符合成像要求的探针一般由成像媒介、链接基团和功能基团组成,其中成像媒介和功能基团的具体介绍请见 3.2 节,本节内容将主要讨论链接基团的种类和偶联方法。

成像媒介往往自身并不具有分子探针所需的所有功能,这种情况下,就需要人为改造探针,赋予它新的功能内涵,通常的做法是通过偶联反应外加功能基团。这种偶联需要具备以下的条件:① 在分子成像过程中,该连接必须稳定,因为成像过程通常在活体中进行,偶联后的产物应能抵抗在含有阴离子、金属阳离子、小分子和酶的中性水介质中的水解、氧化或还原作用,或至少应在分子成像过程中是稳定的,且分解后的产物应

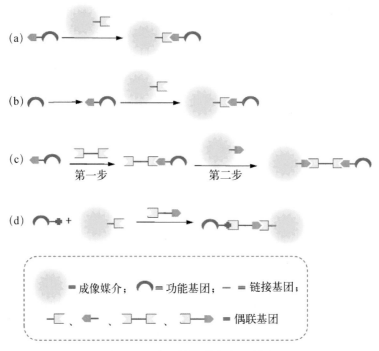

图 2-7 常见的偶联方法示意图

对成像目标无毒害作用;② 偶联步骤应该定量和具有选择性,以尽量降低或者避免对偶联产物进行冗长复杂的纯化步骤;③ 反应应该快速和易于进行;④ 偶联反应应该在温和的条件下进行,应避免功能基团和成像媒介受影响而改变原有的性质特点。典型的功能基团有多肽、蛋白、抗体、寡核苷酸、糖类、脂质和小分子或中分子的有机分子,其种类取决于分子成像的具体应用。偶联化学比较简单,但是需要拟定正确的实验方案优化偶联步骤。在这里,我们将着重介绍分子成像探针中常用的 4 种偶联方法:① 直接偶联;② 功能基团改性;③ 同双官能分子介导的偶联反应;④ 异双官能分子介导的偶联反应。

直接偶联是以化学键的方式基于在成像媒介和功能基团之间直接链接的一种合成方法[见图 2-7(a)]。其中,功能基团上所含官能团与成像媒介中所含官能团若是互补的,可以直接进行反应。当成像媒介具有合适活性官能团时这种方案是可行的,但是这样的化合物直接获得渠道很少。当成像媒介不能直接进行偶联反应时,应该将其与另外一种合适的试剂反应,从而使它所含有的官能团活化,这种转换能够扩大可用于偶联反应的活性官能团种类。相应的,也会增多可用的成像媒介数量。

在偶联过程中,经常利用羧基进行反应,可以利用分子影像探针上的羧基与含有氨基或羟基的功能基团进行连接,连接后分别形成酰胺键或酯键。这两种键都能够在水解反应的作用下发生断裂,反应可被酶催化(如蛋白酶和脂酶)。羧酸基团通常不能与氨基或羟基直接进行反应,它需要通过活化剂活化。用于水介质中的这种偶联反应活化剂通常选择水溶性的 1-(3-二甲氨基丙基)-3-乙基碳二亚胺盐酸盐(EDC),还包括 N-羟基琥珀酰亚胺(NHS)或 N-羟基硫代琥珀酰亚胺(sulfo-NHS)[31]。这些物质可以使反应速度更快,产物更纯净,并且活化后的羧基化合物也有可能被分离和储存。

可用于分子成像探针偶联反应的另一种重要基团是氨基,通常为伯胺。氮上的孤对电子具有亲核性能,可利用此性质参与一些反应。氨基可以与含有活化基团的羧基、膦酸基、异硫氰酸基和环氧基载体反应。其中,异硫氰酸酯具有一定的水溶性,无须加入其他试剂就可直接与含氨基基团的分子反应,并且无副产物产生,目前应用实例较多。而多肽和蛋白分子中通常含有巯基基团,利用此基团可以与具有反应性功能基团的分子影像探针进行标记(如与马来酰亚胺基团的试剂可以发生 Michael 加成反应)[32]。

功能基团改性的方法较成像媒介的改性更加常见[见图 2-7(b)]。尽管在化学合成领域的进展已经助力功能基团大幅增多,但是商品化的成像媒介种类还远未达到理想水平。一旦功能基团确定,化学家就得依据所选择的成像技术和功能基团提供的偶联活性位点选择成像媒介。然而,市场上所售的功能化的成像媒介中一般只包含前面所介绍的三种功能基团中的一种(羧基、氨基或马来酰亚胺基)。很明显,由于功能基团缺少特异性的活性位点限制了这种方法与成像媒介结合。当然,只要对功能基团已存在的活性官能团进行改性使其转变成一种新的化学活性分子,就可以将它们与适当的成像媒介进行偶联。通过与异双官能团试剂反应可以对功能基团改性,异双官能团试剂在功能基团和成像媒介之间起连接和空间分隔的作用。改性完成后,新的功能基团可以与商品化的含有活性基团的成像媒介反应。

含有胺基(伯胺或仲胺)的功能基团易于改性。胺基可与二羧酸酐反应,反应后产物含有羧基基团。虽然很多酸酐对用于功能基团的改性均有效,但是琥珀酸和戊二酸酐因其价格低廉并且反应活性优异,是其中最普遍使用的试剂;通过与适当的试剂反应,功能基团上的胺基也可以转化为巯基;羧基可以与适当的胺类分子反应形成酰胺化合物。如果此二胺是胱胺,获得的酰胺可能在二硫键断裂,生成一个自由巯基;这个方案也可将羧基转化为巯基。巯胺和羟基的修饰尽管并不常见,但是同样不难实现。利用巯基所对应阴离子的亲核性在碱性溶液中可以实现巯基的改性(如碘乙酸改性巯基可以通过巯基取代碘乙酸上的卤素而引入羧基官能团)[33]。类似的将羟基官能团与氯乙酸反应可以实现其羧基化改性,但是因为需要在此条件下将羟基基团去质子化,所以需要强碱性条件才能使此亲核取代反应发生;这类改性反应通常仅限于对糖类分子的改性。

同双官能分子介导的偶联反应是第三种常见的偶联方案。当选定的功能基团和可用的特定成像媒介具有相同官能团时,可以采用这种方案[见图 2-7(c)]。在此情况下,直接偶联是不可能的,而且因为两者已经有合适的活性基团,因此应用相同双官能的偶联分子效率最高。一个具有合适官能团的同双官能的偶联分子(与功能基团和成像媒介互补)与这两个组分都起反应,所以偶联反应需要两步或多步反应,以避免同一组分二聚体的形成。通常情况下,组分之一首先与同双官能的偶联分子起反应,然后产物在纯化后,再与第二组分完成偶联步骤。这一方案最常见的应用就是通过含有同双官能的偶联分子对均含有氨基官能团的成像媒介和功能基团进行偶联。偶联分子包括:① 烷烃二酸类双酰化的双-N-羟基琥珀酰亚胺酯(-NHS-酯);② 水溶性更强的磺基相似物(磺基-双-NHS-酯);③ 方酸二乙酯,一个小而有刚性的偶联分子;④ 双-亚氨膦酸盐,支持正电荷脒基团的偶联,形成牢固的硫脲连接[34-36]。

异双官能分子介导的偶联反应是第四种偶联方案[见图2-7(d)]。这个方案是为含有不同的非互补官能团的成像媒介和功能基团而设计的。也就是说,当前面所述的方案中直接偶联不可能成功的时候,此方案可提供替代方案。但是不同于功能基团改性,异双官能分子介导的偶联反应的官能团修饰和偶联需要两个不同的步骤,旨在提供更加高效的反应步骤和满足分子探针的设计要求。这种化学试剂有两个不同的非互补的活性官能团,由间隔的亚结构相连接。不同的官能团和它们不同的反应性允许自排反应的发生,即在反应中三个成分按一定的纵向排列顺序直接偶联;无其他顺序的偶联反应发生是可能的,而且这大大降低了副产品的形成,使目标偶联产物更容易分离。

以上这些介绍是对最常用的分子影像探针化学组成和偶联方案的简要概述,以帮助读者理解分子影像学的学科基础。用于特殊功能的分子影像探针将会在第三章具体介绍。

2.4 展望

综上所述,分子影像技术为临床疾病的早期检测、定性诊断和药物疗效监测提供了坚实的技术支持和全新视角。然而,在分子影像领域,系统性研究工作还不够完善。在将有潜力的分子影像技术尽早推向临床应用的过程中,最重要的是设计出适应不同成像模式的高敏感性、高特异性的分子影像探针。除了应用在早期诊断方面之外,分子影像对新药研发过程也有很大的推动作用。因此,分子影像的发展不但使疾病精准诊断成为可能,同时也加快了药物研发的进程。

化学和生物学等学科的发展为当前分子影像学的成熟作出了重要的贡献。然而,只有将三个方向有机融合起来,才能真正实现在该领域的突破。分子影像离一门成熟的科学还尚有距离,每一步成熟都需要多领域的共同协作,使之从"概念验证"阶段发展成一种强有力的技术工具。可以预见的是,随着人们对疾病的不断认识、新分子靶点的不断涌现及新技术的不断革新,分子影像将会为临床治疗提供更充分、更精准、更有效的指导。

参考文献

[1] 周光召. 中国科技发展的回顾和展望. 科技进步与学科发展——"科学技术面向新世纪"学术年会论文集[C]. 北京：中国科学技术协会,1998.

[2] Weissleder R，Mahmood U. Molecular imaging [J]. Radiology, 2001, 219(2)：316-333.

[3] Astbury W T. Molecular biology or ultrastructural biology [J]. Nature, 1961, 190：1124.

[4] Weissleder R. Molecular imaging：exploring the next frontier [J]. Radiology, 1999, 212(3)：609-614.

[5] 申宝忠. 分子影像学[M]. 2 版. 北京：人民卫生出版社,2010.

[6] Penner N，Xu L，Prakash C. Radiolabeled absorption, distribution, metabolism, and excretion studies in drug development：why, when, and how [J]. Chem Res Toxicol, 2012, 25(3)：513-531.

[7] 李德智,陈宏达,毕锋,等. 多模态分子影像技术在肿瘤诊断中的进展[J]. 分析化学,2016,44(10)：1609-1618.

[8] 维斯里德,罗斯,雷赫姆图拉,等. 分子影像学原理与实践[M]. 申宝忠,译. 北京：人民卫生出版社,2013.

[9] Shortt J，Ott C J，Johnstone R W，et al. A chemical probe toolbox for dissecting the cancer epigenome [J]. Nat Rev Cancer, 2017, 17(3)：160-183.

[10] Lou Z，Li P，Han K. Redox-responsive fluorescent probes with different design strategies [J]. Acc Chem Res, 2015, 48(5)：1358-1368.

[11] Chan J，Dodani S C，Chang C J. Reaction-based small-molecule fluorescent probes for chemoselective bioimaging [J]. Nat Chem, 2012, 4(12)：973-984.

[12] Long N，Wong W T. The chemistry of molecular imaging [M]. Hoboken：John Wiley & Sons, Inc. , 2014.

[13] Lavis L D. Bright ideas for chemical biology [J]. ACS Chem Biol, 2008, 3(3)：142-155.

[14] Hong H，Chen F，Cai W. Pharmacokinetic issues of imaging with nanoparticles：focusing on carbon nanotubes and quantum dots [J]. Mol Imaging Biol, 2013, 15(5)：507-520.

[15] Magner L N. A history of the life sciences, revised and expanded [M]. 3rd ed. Boca Raton：CRC Press, 2002.

[16] Watson J D，Crick F H. Molecular structure of nucleic acids：a structure for deoxyribose nucleic acid [J]. Nature, 1953, 171(4356)：737-738.

[17] Singer S J，Nicolson G L. The fluid mosaic model of the structure of cell membranes [J]. Science, 1972, 175(4023)：720-731.

[18] Karp G. Cell and molecular biology：concepts and experiments [M]. 3rd ed. New York：Wiley & Sons, Inc. , 2002.

[19] Henze K，Martin W. Evolutionary biology：essence of mitochondria [J]. Nature, 2003, 426(6963)：127-128.

[20] Wang J D，Levin P A. Metabolism, cell growth and the bacterial cell cycle [J]. Nat Rev Microbiol, 2009, 7(11)：822-827.

[21] Maton A, Hopkins J J, LaHart S, et al. Cells: building blocks of life [M]. New Jersey: Prentice Hall, 1997.

[22] Jokerst J V, Gambhir S S. Molecular imaging with theranostic nanoparticles [J]. Ace Chem Res, 2011, 44(10): 1050-1060.

[23] Alevizopoulos K, Calogeropoulou T, Lang F, et al. Na^+/K^+ ATPase inhibitors in cancer [J]. Curr Drug Targets, 2014, 15(10): 988-1000.

[24] Dingli D, Russell S J, Morris J C 3rd. In vivo imaging and tumor therapy with the sodium iodide symporter [J]. J Cell Biochem, 2003, 90(6): 1079-1086.

[25] Brown T L, Lemay H E, Bursten B E, et al. Chemistry: the central science [M]. 8th ed. New Jersey: Prentice Hall, 1999.

[26] Thakur B, Chatterjee S, Chaudhury S, et al. Molecular imaging of therapeutic potential of reporter probes [J]. Curr Drug Targets, 2015, 16(6): 645-657.

[27] Reynolds F, Kelly K A. Techniques for molecular imaging probe design [J]. Mol Imaging, 2011, 10(6): 407-419.

[28] Zanzonico P. Principles of nuclear medicine imaging: planar, SPECT, PET, multi-modality, and autoradiography systems [J]. Radiat Res, 2012, 177(4): 349-364.

[29] Khan R. MRI contrast agents: evolution of clinical practice and dose optimization [J]. Top Magn Reson Imaging, 2016, 25(4): 157-161.

[30] Müller J, Wunder A, Licha K. Optical imaging [J]. Recent Results Cancer Res, 2013, 187: 221-246.

[31] Staros J V. N-hydroxysulfosuccinimide active esters: bis(N-hydroxysulfosuccinimide) esters of two dicarboxylic acids are hydrophilic, membrane-impermeant, protein cross-linkers [J]. Biochemistry, 1982, 21(17): 3950-3955.

[32] Arano Y, Uezono T, Akizawa H, et al. Reassessment of diethylenetriaminepentaacetic acid (DTPA) as a chelating agent for indium-111 labeling of polypeptides using a newly synthesized monoreactive DTPA derivative [J]. J Med Chem, 1996, 39(18): 3451-3460.

[33] Cole R D, Stein W H, Moore S. On the cysteine content of human hemoglobin [J]. J Biol Chem, 1958, 233(6): 1359-1363.

[34] Hirai M, Minematsu H, Kondo N, et al. Accumulation of liposome with Sialyl Lewis X to inflammation and tumor region: application to in vivo bio-imaging [J]. Biochem Biophys Res Commun, 2007, 353(3): 553-558.

[35] O'Keeffe E T, Mordick T, Bell J E. Bovine galactosyltransferase: interaction with alpha-lactalbumin and the role of alpha-lactalbumin in lactose synthase [J]. Biochemistry, 1980, 19(22): 4962-4966.

[36] Belinka B A Jr, Coughlin D J, Alvarez V L, et al. Preparation of metal-binding targeted polypeptide constructs for diagnosis and therapy [P]. Int Pat, WO950913, 2005.

3 分子影像探针

现在,分子影像技术作为医学影像的重要组成部分,已然成为不可或缺的临床诊断方法。历经近30年的快速发展,医学影像在解决了"能看见"的问题之后,开始逐步迈进"需精准"时代[1]。从基础研究到临床验证,分子影像已经可以直观地显示疾病的复杂信号通路,能够成功在活体层面诠释疾病初期的代谢通路和分子特性改变,实现疾病的个性化诊断,同时为疾病的发生、发展和治疗监测提供工具。在成像过程中,疾病发展进程关键分子标志物(靶点)的选择是重中之重。正确的靶点不但可以精准指示生物事件,而且可以让成像工作事半功倍。这离不开针对靶点的分子影像探针的设计和应用。决定探针特异性的功能基团(可与靶点特异性结合的配体或底物)和成像媒介(信号输出分子)之间通过链接基团的组装,可以成功合成分子影像探针。在成像设备的辅助下,高效的分子影像探针是精准回答生物学问题的物质保障。

3.1 概述

多学科相互交融而成的分子影像学,可以利用生物学的优势鉴定分子影像靶点和可以与靶点特异性结合的功能基团;同时可以利用化学和物理学的结合,提供成像媒介(如放射性核素、磁性粒子、荧光染料、超声微泡等)[2]及探针组装/合成的具体路线(偶联技术、自组装等)[3];在探针成功设计合成以后,需通过药理学检验探针的药理学性质是否符合要求,进而优化探针的结构和功能,检测其与靶点特异性结合的能力和其在生物体内的药物代谢动力学特征;最后利用影像技术可视化探针在活体内的生化表现等。有科学家形象地比喻分子影像探针是"魔力子弹",在研究工作者的"驱使"下瞄准并击中"靶点",通过可接收的信号,转导一系列生物学信息[4]。在这一系列过程中,分子影像探针的设计与合成是关键。

分子探针是实现分子成像的先决条件和核心技术。分子探针种类繁多,根据成像设备的不同,分子探针可以分为光学、核医学、磁学、声学、光声等不同种类。随着分子生物学、合成化学、基因组学和材料学等学科的进步,使得靶向疾病发生、发展过程特征的分子影像探针的合成与组装技术日趋成熟。迄今为止,已经针对多种靶点开发出许多高效的分子影像探针,如代谢、增殖、血管生成、肿瘤转移、淋巴生成、乏氧和凋亡成像的分子影像探针等。

3.1.1 分子影像探针的定义和分类

从功能的角度,我们可以给分子影像探针一个明确的定义:分子影像探针是指能够与体内/体外特定生物分子或者细胞结构特异性结合,并提供影像学可视化表达量和位置信息的化合物。这些具有特殊物理和化学性质的化合物分子能够在活体/离体条件下反映靶点的生物学信息和功能[5]。从临床医学的角度来看,我们可以把分子影像探针看作是一种药物制剂,是成功链接医学影像学设备(如 CT、MRI 和超声)与疾病特征性生化因子的分子媒介。分子影像探针的定义赋予了分子影像探针两个基本特征:① 对于疾病密切相关的靶点具有高度亲和力和特异性,关联用于特异性结合的功能基团的性质;② 可提供影像学可视化的信号,关联给出信号的成像媒介的性质。成像媒介和功能基团通过符合成像要求的链接基团偶联/组装在一起(见图 3-1)。

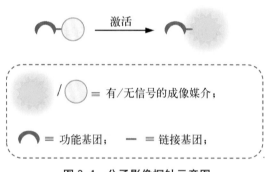

图 3-1 分子影像探针示意图

分子探针的应用十分广泛,其应用与研究范围涉及细胞示踪、蛋白质相互作用、血管生成、代谢、细胞凋亡、炎症、新药研发等很多生物医学领域。为系统学习和了解分子影像探针,目前主要有以下 5 种分类方法:

(1)以探针与靶点结合原理不同来分类。可将分子影像探针分为靶向性探针和非靶向性探针。靶向性探针是指探针选择性地富集在靶点,这样的靶点可以是生物大分子、细胞、组织、器官等。这一类探针根据不同的靶向机制,可以细分为主动靶向探针和被动靶向探针。其中,主动靶向分子影像探针是指分子探针通过抗体、配体或转运蛋白等介导的区域性富集来实现靶向功能;而被动靶向分子影像探针又利用自然靶向原理,可以认为是指分子探针在体内的自然分布。

在被动靶向中,细胞吞噬作用和肿瘤的高渗透长滞留(enhanced permeation and retention,EPR)效应是最常见的两种方式[6]。吞噬作用指的是体内的特定细胞识别异物并将其吞入和消灭,是体内免疫系统的重要机制。EPR 效应即肿瘤细胞会比正常细胞分泌更多的血管通透因子,这种物质可以促使肿瘤组织附近血管比正常血管的物质通透性高。这种情况下,体积较大的分子探针更容易渗透进入肿瘤组织;同时,纳米颗粒在肿瘤组织中的停留时间较长,这些因素为纳米颗粒成像肿瘤组织提供了基础[7]。

(2) 根据成像技术种类的不同来分类。可将分子影像探针分为光学分子影像探针、放射性核素分子影像探针、磁共振分子影像探针、超声分子影像探针和光声分子影像探针等。这些探针分类分别对应目前最为常用的分子影像学技术:① 光学成像技术,以近红外光学在体成像技术的研究最为瞩目;② 放射性核素显像技术,以 PET 和 SPECT 的分子成像最受关注;③ 磁共振成像技术,包括普通的 MRI 和磁共振波谱(magnetic resonance spectrum,MRS)成像;④ 超声分子成像技术,随着超声微泡制备技术的成熟和超声造影剂的不断革新,超声分子成像逐渐成为现实,特别是靶向性超声造影剂在分子成像中的作用日趋重要[8];⑤ 光声分子成像技术,以光声转换为基础的一种无损生物医学成像技术,结合了光学和超声成像的优点。

(3) 根据功能基团的特征不同来分类。可将分子影像探针分为受体靶向的分子探针、抗体靶向的分子探针、多肽靶向的探针、反义寡核苷酸探针、可激活分子探针等。功能基团的分类方法主要通过探针与靶点结合/作用方式的不同来区分不同的探针,可以清晰地显示分子探针与靶点之间的相互作用类型,根据这种相互作用类型,可以帮助我们设计优化分子探针的性质,同时指导性地选择合适的成像方法。

(4) 根据探针作用原理来分类。可将分子影像探针分为标记型探针和激活型探针。标记型探针的目的是为了跟踪靶点的去向、表达量和分布,特指需与靶点特异性结合的探针类型;成像媒介可以分为放射性标记物和非放射性标记物[9]。激活型探针是指在靶点存在的情况下,探针才可以被靶点激活,并产生可检测的信号;其可激活性决定了探针在成像时的背景荧光几乎为零,较其他类型的探针有优势[10]。

(5) 根据来源不同来分类。可将分子影像探针分为内源性探针和外源性探针。顾名思义,内源性探针主要利用成像对象的内源性分子来作为分子成像探针[11],而外源性探针主要指人工合成/组装的分子成像探针。

无论分子探针如何分类,优秀的分子影像探针都必须具有敏感性高、特异性高、生物相容性好等性质,才能成为分子影像和精准诊断的重要分子工具。

3.1.2　分子影像探针与靶点的相互作用

分子间有相互作用是分子探针与成像靶点相结合的化学基础。与此同时,科学界认为分子间相互作用是一种普遍的生物学现象,是指分子之间通过作用力介导的分子识别或反应。这种几乎存在于每一步生物化学过程中的相互作用,可以分为以下 6 类(见图 3-2):

(1) 受体与配体的相互作用[12]。受体与配体相互作用的过程可以理解为是人体内生理机制的主要内容,大多数疾病的发生、发展过程都会在与配体相结合的受体数量、

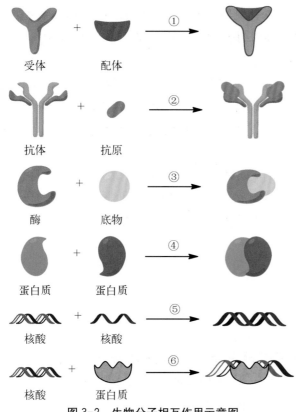

图 3-2　生物分子相互作用示意图

密度和亲和力的变化上有所反映。同时,细胞之间的信息传递是信号因子的多寡加上受体与配体间的相互作用的总体效应。充分了解受体的结构和功能及其与配体相互作用的分子机制,我们就可以利用成像媒介来标记配体为分子影像探针,并在体外直接通过分子影像设备探测生理和病理状态下受体(靶点)的变化。配体与受体的相互作用与它们的结构和化学性质相关,同时也决定了这种相互作用具有以下 5 个特点:① 高度专一性。一般情况下,受体选择性地与特定的配体相结合,这是由它们的分子几何形状所决定的,两者的结合通过作用基团的相互定位和分子构象的相互契合而实现。② 高度的亲和力。受体与配体直接的亲和力可以通过结合常数的大小来定义,较强的亲和力是特异性结合的保证。③ 可饱和性。当受体与配体相结合时,由于两者的结合比关系,增加配体至一定浓度时,可使受体的结合能力趋于饱和。④ 可逆性。受体与配体以非共价键形式结合,这就决定了这种结合的可逆性。当生物效应发生后,配体或受体的分子结构或分子构象发生变化,两者之间的亲和力下降,随之发生解离。⑤ 特定的作用模式。受体在细胞内的分布具有组织特异性,它与配体的结合具有特定的作用模式,这种情况决定了受体与配体结合后,能引起特定的生理学效应。

（2）抗原-抗体相互作用[13]。人体内组织器官在特定的条件下会产生各种抗原物质,它们往往都是疾病发生、发展过程中具有特定功能的标志物。抗原的这一特性可以作为成像靶点选择的原则。而机体在抗原物质刺激下,由 B 细胞分化成的浆细胞可以产生与相应抗原特异性结合反应的免疫球蛋白,也称之为抗体。抗体分子的抗原结合部与抗原分子表面的抗体识别位点可以发生特异性的非共价键分子结合,这种特异性的结合可以作为分子影像中的探针靶点相互作用的原理。用成像媒介标记抗体或其片段,通过抗体与抗原之间的特异性相互结合,将分子探针固定在目标影像区,之后可以利用高灵敏的分子影像设备在体外直接探测体内抗原分子(靶点)分布的情况,可视化抗原的表达量和分布情况。

（3）酶与底物的相互作用[14]。酶是一类有催化功能的蛋白质，可以高效催化其底物转化为信号通路内的下游分子。酶所催化的体内生物化学过程具有极高的效率，并具有高度特异性及反应的可调节性。底物分子只有在靠近酶活性中心时才能发生相互作用。这种相互作用可以分为2个阶段：① 结合阶段。底物与酶通过特异性较高的分子间相互作用互相靠近，在微区间内通过构象调整以适应两者之间最优化的结合。这种特异性的结合是相对的，当其他底物与酶的结合能力超过原有底物时，原有底物会被替换；如果没有物质可以替换底物，那么底物会与酶牢固形成络合物，并伺机进入下一个阶段。这个阶段的时间可从几毫秒到数小时不等。② 催化阶段。在结合阶段末期，酶开始催化底物。从发生生化反应或者构象改变时起，可以定义为进入催化阶段。

（4）蛋白质间的相互作用[15]。蛋白质是一类由氨基酸通过肽键组成的有机大分子，是构成细胞的基本有机物和生命活动的主要承担者，被称为生命的物质基础。生命活动通过蛋白质的功能得以体现。在某些病理情况下，机体内会产生一些特异性和（或）高表达的蛋白质，它们是天然的生物大分子病理靶点，在信号通路中或多或少会影响该信号通路的信号转导能力和（或）效率，抑制或激活信号通路，导致细胞产生病理变化。这为以蛋白质为靶点的分子影像精准诊断提供了可能。利用特异性的蛋白质-蛋白质相互作用，通过成像媒介标记蛋白质来实现对靶点的体外探测，可以为病理过程的发生、发展监测提供可视化数据支撑。

（5）核酸分子之间的相互作用[16]。核酸是由多个核苷酸通过聚合而形成的生物大分子，是生命的最基本组成物质之一。根据化学组成的不同，核酸可分为 RNA 和DNA。核酸特有的结构功能多样性和分子之间的氢键、范德华力、静电相互作用（如单链反义核酸与细胞质内的信使 RNA，反义 DNA 与靶基因 DNA 链的互补链之间相互作用等），赋予了核酸分子可以作为靶点的特性。利用核酸分子之间的相互作用，科学家已经开发出了大量分子影像探针，用于体内相关生物信号的监测和转导。

（6）蛋白质与核酸分子的相互作用[17]。核酸不仅是基本的遗传物质，在生物体内核酸还常与蛋白质结合，形成核蛋白复合体，参与生长、发育、遗传、变异等一系列重大生命活动。根据其碱基组成和排列的差异以及复杂多样的空间结构，核酸可被不同的蛋白质识别、结合，被赋予不同的修饰和空间构象的变化，进而执行特定的功能。细胞的很多生命活动都涉及特定的核酸序列区段与特殊蛋白质结合因子之间的相互作用，如染色质重塑、DNA 的复制与重组、mRNA 转录和蛋白翻译、非编码 RNA 介导的表达调控、病毒的侵染与增殖等。研究并揭示核酸与蛋白质之间的相互作用，有助于科研工作者更全面、深入地认识和阐释生命活动的作用机制及意义，促进各个研究、医疗应用领域的快速发展。

3.1.3　分子影像探针的设计原则

在分子影像试剂应用中,探针分子的特殊地位决定了它对影像效果的决定意义。因此开发优秀的分子影像探针是分子影像学研究中的热点之一。影像探针在结构设计上要考虑如下因素:

(1)分子影像探针对其靶点应具有高度特异性和亲和力,这就要求探针对非靶点的低特异性和亲和力。对应生物体内的 6 种主要的生物分子相互作用(见 3.1.2),不断优化分子间的作用相容性和能力,可以调控特异性和亲和力达到合适的临界点(阈值)。阈值概念的引入可以帮助设计者量化分子间相互作用的大小,通过数量级的差别来决定分子探针的结构和功能基团类型。在这一设计原则的指导下,分子探针的功能在标记靶点位置、表达量和运动轨迹的同时,如果能转导靶点生物分子的信号则更好(如反映酶的活性)。

(2)分子探针在影像靶区富集的量与靶点含量或表达量正相关。这一点和分子影像探针的实际应用密切相关。临床上如果要确定病理靶点的多少,需要通过分子探针的信号高低来进行信号转导,这相当于要求分子探针必须在非饱和情况下以信号增加的模式反映靶点的多寡,与临床用药剂量直接关联。同时要求当影像靶区内不含有靶点时,理论上影像靶区内不应该残留分子探针,或不会检测到分子探针的阳性信号。

(3)分子成像探针对细胞表面和细胞内相同靶点的结合不应该存在倾向性差异。这一原则要求分子探针在结合细胞表面靶点时可能产生分子探针-靶点复合物内化效应,不会明显影响影像靶区的信号强弱。特别是以细胞膜表面的受体为靶点时,复合物内化效应往往是细胞物质运输不可避免的具体体现,这就对分子探针的响应能力提出了较高的要求。

(4)分子探针的生物相容性好。在解决分子探针的结合能力、信号强弱的问题之后,生物相容性就成为探针应用的另一个重要指标。分子探针在到达靶生物分子前没有明显地受到血管通透性、组织静态压力、生物膜性结构障碍等影响;机体不会对分子探针产生明显免疫反应或其他不良反应;分子探针应在体内保持相对稳定,不易被分解代谢,或者其代谢物对结果分析不会产生假信号影响;分子探针在血液中不会被血细胞和血浆蛋白非特异结合,但在血液循环中有适当的清除期,以满足与靶点充分结合的同时又不会有高的背景信号。

(5)良好的组织分布是分子影像探针在影像过程中应该具有的特性,其排泄途径(如消化系统、泌尿系统)对结果分析应无不利影响,同时分子影像探针应该对成像对象无明显的毒副作用。

(6)对于放射性核素分子影像探针,探针本身可以用多种放射性核素(成像媒介)进行标记以便适合 SPECT 和 PET 显像,并且标记化合物的物理、化学和生物学特性应符合探针要求,放射性比活度合适。

这些原则是设计分子影像探针的一般要求。若影像目标是特定的靶点,生物分子的特定功能差异会使分子影像探针的设计更有针对性,往往通过附加特殊要求来实现。但现实中很难设计合成出完美无缺的分子影像探针来满足全部要求。在临床诊断的实际应用中,安全用药的要求要高于特异性和敏感性;但是,在基础研究过程中,两者的主次之分往往因人而异。

3.2 常见的分子影像探针

经过数年的研究和临床检验,目前实用化的探针已然种类繁多,它们在不同的影像设备的配合下,针对各种临床生物医学问题,发挥着不可替代的作用。以下就放射性核素分子影像探针、磁共振分子影像探针、光学分子影像探针、超声分子影像探针和光声分子影像探针等几种重要的分子探针的定义和种类做逐一介绍。

3.2.1 放射性核素分子影像探针

放射性核素是目前应用最多的一类探针标记物[18]。放射性核素的敏感性极高,可以检测到 $10^{-18} \sim 10^{-14}$ g 的靶点,在优化条件下可以测出样品中少于 1 000 个分子的核酸含量。常用的放射性核素探针主要包括以下几类:代谢显像探针、细胞增殖显像探针、乏氧显像探针、凋亡显像探针、血管生成显像探针和受体显像探针等。

3.2.1.1 代谢显像探针

代谢异常与许多疾病密切相关,如肿瘤组织较正常组织代谢活跃,这为分子影像技术提供了临床诊断的依据。我们可以将成像媒介标记的小分子药物输送到代谢通路上,通过富集效应,异常的生理活动可以被影像学可视化。下面就常用的代谢类探针做逐一介绍。

(1) 糖代谢显像。糖代谢显像是利用病变和正常组织对葡萄糖代谢能力不同而进行显像的方法。将标记成像媒介的葡萄糖带入到细胞内(通过葡萄糖转运蛋白 Glut1 和 Glut2),在己糖激酶的作用下被磷酸化为"成像媒介标记的 6-磷酸葡萄糖",不能被进一步代谢是其区别于正常的 6-磷酸葡萄糖的特点。随之而来的是,它会被滞留在细胞内,这为显像提供了信号富集基础。细胞对葡萄糖的摄取量与其代谢率成正比,故体内葡萄糖代谢率越高的器官组织,成像媒介标记的葡萄糖就越多,分子影像学信号就越强。

目前临床上应用最广的糖代谢示踪剂是 ^{18}F-氟代脱氧葡萄糖(^{18}F-FDG),是一种 2-脱氧葡萄糖的氟代衍生物,完整的化学名称为 2-氟-2-脱氧-D-葡萄糖,通常简称为^{18}F-FDG或FDG[见图3-3(a)][19]。其结构与葡萄糖仅略有差异(2-位碳原子上的羟基被^{18}F取代),在体内的生物学行为也与葡萄糖非常相似。经静脉注射后,^{18}F-FDG通过与葡萄糖相同的摄取转运途径进入细胞,在己糖激酶的作用下被磷酸化形成6-磷酸-^{18}F-FDG(6-P-^{18}F-FDG),这个过程结合糖代谢显像的原理,理论上不难判断^{18}F-FDG是优秀的分子影像探针。

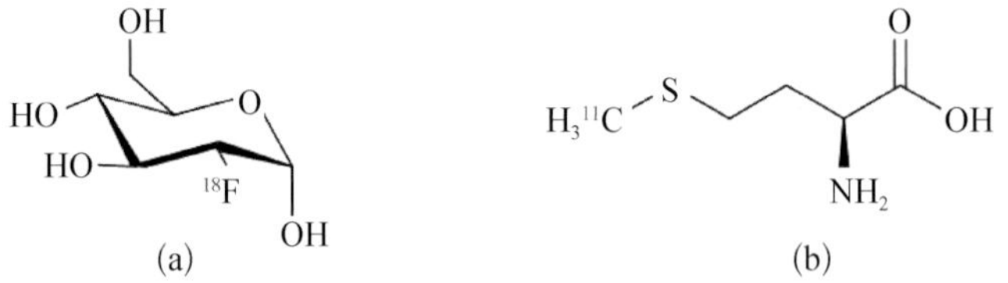

图3-3　^{18}F-FDG(a)和^{11}C-MET(b)的结构

^{18}F-FDG最常用于PET显像,在葡萄糖代谢平衡状态下,6-P-^{18}F-FDG滞留量大体上与组织细胞内葡萄糖消耗量一致,这是葡萄糖代谢探针的分子影像学原理。根据这一原理,^{18}F-FDG能用于己糖激酶和葡萄糖转运蛋白高表达的PET显像。^{18}F-FDG的分布情况可以有效地反映细胞对葡萄糖的摄取能力和其磷酸化的分布情况。^{18}F-FDG是分子成像中基于替代物成像原理的典型代表,也是目前临床应用最广的分子成像方法之一。其可以用于评估心脏、肺以及脑部的葡萄糖代谢状况。同时,^{18}F-FDG还可用于癌症的诊断、分期和治疗监测,如霍奇金淋巴瘤、非霍奇金淋巴瘤、结直肠癌、乳腺癌、黑色素瘤以及肺癌等。另外,^{18}F-FDG PET已经被尝试用于阿尔茨海默病的早期诊断。

(2)氨基酸代谢显像。虽然葡萄糖代谢显像已经显示出了强大的影像可视化病变组织的能力,但是在颅内肿瘤、炎症/癌症鉴别诊断等领域仍然有不少局限性。由此,用放射性媒介标记的氨基酸进行蛋白质代谢显像应运而生,并在近些年取得了快速发展。利用^{11}C(放射性标记成像媒介)来取代氨基酸分子中的碳原子并不会改变氨基酸的化学性质,这表明理论上所有的氨基酸都可进行放射性标记,并用于分子影像。而目前决定放射性标记氨基酸应用范围的是其合成的难易、生物学分布特点和体内放射性代谢产物的结构等方面,当前临床研究主要集中在^{11}C-蛋氨酸[L-(^{11}C) methionine,^{11}C-MET,见图3-3(b)]上[20]。

^{11}C-MET不仅能反映氨基酸在体内的运转,而且能反映氨基酸在肿瘤内代谢及蛋白质的合成情况。由于其合成方便快捷,放射性化学纯度高,且无须复杂的纯化步骤,使得^{11}C-MET成为目前应用最为广泛的放射性标记氨基酸。临床上,^{11}C-MET主要应用于颅内肿瘤诊断,所以对其摄取机制的研究也主要集中于颅内组织和肿瘤模型上。在摄取机制上,普遍认可的路径是^{11}C-MET进入体内后,可能通过内皮细胞膜上的

L-转运系统转运,参与蛋白质的合成,或转化为 S-腺苷蛋氨酸而成为甲基供体。[11]C-MET 在胶质瘤中富集可能与肿瘤细胞蛋白质合成增加有关,同时与血-脑脊液屏障破坏及血管密度增加有联系。

其他尚有[11]C-酪氨酸(L-[11C]tyrosine,[11]C-TYR)[21]、S-[11C]-甲基-L-半胱氨酸(S-[11C]-methyl-L-cysteine,[11]C-CYS)[22]和[11]C-α-氨基异丁酸(^{11}C-alpha-amino isobutyric acid,[11]C-AIB)[23],在准确评价病灶的良恶性和特殊肿瘤检测方面都显示出了强大的补充优势。虽然,对氨基酸的摄取机制各大学派仍有争议,但临床验证的结果充分肯定了氨基酸代谢显像的实际应用价值。与[18]F-FDG 显像相比,氨基酸代谢显像的优势在于其受炎症干扰较少,肿瘤特异性相对较好。

(3) 胆碱代谢显像。胆碱可以穿透细胞膜,是正常血液的组成部分。胆碱在体内有3 种主要的代谢途径:① 氧化反应。胆碱在肝和肾内能够被转变为三甲铵乙内酯,而后又重新释放到血液中参与循环。② 乙酰化反应。胆碱可以被乙酰化为乙酰胆碱,乙酰胆碱是一种神经递质,参与许多重要的神经活动。③ 磷酸化反应。胆碱被磷酸化是合成磷脂酰胆碱(卵磷脂)的第一步,再经过剩下几步的生化反应即转变为磷脂酰胆碱,其是细胞膜上的一个重要的磷脂成分。而在肿瘤细胞内,胆碱只有一个代谢途径,那就是参与磷脂的合成,这确定了胆碱代谢可以被利用为肿瘤代谢显像的可能。目前,有研究表明细胞的癌变与胆碱激酶的活性诱导相关,这一点会导致磷脂酰胆碱总体水平增高;加上肿瘤细胞的分裂增生极为旺盛,其组织内的细胞膜生物合成也同样活跃,所以肿瘤内含有大量的磷脂成分,尤其是磷脂酰胆碱。一旦胆碱在细胞内被酸化后,它就停留在细胞中成为分子影像的有效靶点。

[11]C-胆碱可以用于肿瘤显像是由胆碱在肿瘤组织内的代谢方式决定的[24](见图 3-4)。研究表明,静脉注射[11]C-胆碱后 5 分钟内,可以观测到肾内放射性最高,其次是心血池,肝脏在 5 分钟后开始有影像学信号并逐渐增强,而肾脏的放射性随着时间增加而逐渐降低。通过观察[11]C-胆碱注射后 20 分钟时各器官内的放射性分布的高低顺序(肾、肝、肺、胰、心肌、肿瘤、肌肉、脑、血)可以看出,由于正常肝脏、肾脏、胰腺及脾脏中[11]C-胆碱的放射性残留均较高,因此[11]C-胆碱并不适用于诊断这些部位的病变情况。与此同时,[11]C-胆碱已经被成功用于临床诊断乳腺癌及其骨转移,也可以作为颅内肿瘤的示踪

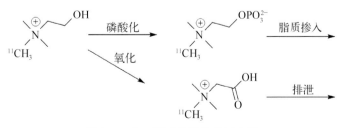

图 3-4　[11]C-胆碱代谢途径示意图

剂。脑胶质瘤对[11]C-胆碱的摄取能力是正常组织的 3~4 倍,且在血液中可以被很快清除,因此可以得到清晰的神经胶质瘤 PET 图像用于肿瘤的诊断[25]。

(4) 脂肪酸和醋酸代谢显像。在脂肪酸的代谢过程中,会经过乙酰辅酶 A 的催化用于脂质合成,然后这些脂肪成分进入血液中循环。而醋酸经过乙酰辅酶 A 的催化后会进入三羧酸循环,最终转化为二氧化碳和水。两者的代谢过程中都和线粒体的能量转化关系密切。正常心肌的主要能量代谢产物是脂肪酸,生理情况下 60%~80% 的能量来自脂肪酸氧化,而这其中有一半来源于棕榈酸氧化,因此脂肪酸代谢显像探针主要包括[11]C-棕榈酸[^{11}C-palmitic acid,见图 3-5(a)][26]等。同时,[11]C-醋酸盐[^{11}C-acetate,见图 3-5(b)]是醋酸盐氨基酸合成的前体,因此[11]C-醋酸盐也可用于肿瘤的诊断[27],其显像机制为[11]C-醋酸盐作为三羧酸循环的直接参与者,首先被细胞摄取后到达线粒体,在合成酶的作用下被转变为[11]C-乙酰辅酶 A,然后经三羧酸循环氧化,产生[11]C-CO_2,后者的含量反映了三羧酸循环的代谢能力。由于[11]C-醋酸盐的含量与心肌氧耗量成正比,因而可以被用于无创估测心肌三羧酸循环代谢量和局部心肌的氧化代谢。有研究显示,[11]C-醋酸盐 PET 对前列腺癌治疗后局部复发及局部淋巴结转移的诊断优于[18]F-FDG。

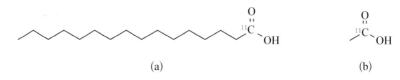

(a)   (b)

图 3-5   [11]C-棕榈酸(a)和[11]C-醋酸盐(b)的结构

3.2.1.2   细胞增殖显像探针

针对细胞增殖过程中的分子特征,已经建立起很多细胞增殖显像的方法,主要用于监测肿瘤细胞的增殖情况,以达到肿瘤诊断和疗效监测的目的。目前已经开发的细胞增殖显像方法主要有 3 类:① 代谢显像。由于肿瘤细胞增殖过程中,糖代谢、氨基酸代谢、脂肪酸代谢等活动明显增强,因此可利用[18]F-FDG、[11]C-MET 等方法监测肿瘤细胞增殖。② 利用核酸类代谢显像检测细胞增殖时的 DNA 合成。[11]C-胸腺嘧啶(^{11}C-TdR)[28]和 5-[18]F-氟尿嘧啶(5-^{18}F-FU)[29]是较常用的核酸类代谢示踪剂,能参与核酸的合成,可反映细胞分裂繁殖速度。③ σ 受体成像。中枢神经系统、内分泌系统、免疫系统和某些周边组织中广泛存在 σ 受体,可能在神经调节、内分泌平衡和免疫响应中起着重要作用。除此之外,σ 受体在许多人类肿瘤细胞中均高表达,如黑色素瘤、神经胶质瘤、乳腺癌、肺癌和前列腺癌等。利用[11]C 和[18]F 等正电子放射性核素标记的 σ 受体 PET 示踪剂[30]以及[123]I 标记的 σ 受体 SPECT 示踪剂[31]已经在临床上取得了进展,如苯酰胺类、二取代胍类、乙二胺类、哌啶和哌嗪类等。

3.2.1.3 乏氧显像探针

乏氧 PET 显像具有十分重要的地位,用[18]F-氟硝基咪唑(^{18}F-nuoromisonidazole,[18]F-FMISO)进行乏氧 PET 显像[32]可以为肿瘤组织中的乏氧条件提供无创性影像学可视化方法。这种评估方法可用于测定鼻咽癌、头颈部肿瘤在用药后的乏氧状态,预测化疗的效果;也可以用来区分活性高的、缺血和坏死/梗死的心肌等。目前,临床应用较为广泛的乏氧显像探针主要分为硝基咪唑类和非硝基咪唑类化合物。利用放射性核素标记的硝基咪唑类化合物在进入细胞后,通过硝基还原酶的作用,功能基团(—NO$_2$)会被还原,在氧含量正常的细胞中,还原后的功能基团可重新被氧化成原来的有效基团;但是,在组织细胞乏氧的条件下,还原后的基团则不能再次被氧化,此时还原物质与细胞内物质发生不可逆的结合,分子探针会滞留在细胞内,给出影像学信号用于体外分子影像。

硝基咪唑(misonidazole,MISO)作为一种缺氧细胞感受器,可通过不同的放射性核素(如[18]F、[123]I、[99m]Tc 等)标记,用于 PET 和 SPECT 显像。在氧气供给好且同时活性高的组织中,它可区分有代谢活性但缺氧的细胞。此类示踪剂主要包括:① ^{18}F-MISO;② 放射性碘标记的 MISO;③ [99m]Tc 标记类,如[99m]Tc-BATO-硝基咪唑类化合物、[99m]Tc-希夫碱、[99m]Tc-PnAO 衍生物。[18]F-MISO 已用于诊断头颈部肿瘤、心肌梗死、炎症、脑局部缺血等疾病。[18]F-MISO 还可以用来监测细胞的氧含量,这有望用来预测肿瘤对放射治疗的反应[33]。

3.2.1.4 血管生成显像探针

在肿瘤的发生和发展过程中,血管生成是一个极其复杂的生物学过程。通常情况下,其可以包括血管内皮基质降解、内皮细胞移行、内皮细胞增殖、内皮细胞管道化分支形成血管环和新的基底膜等。在这一过程中,如果肿瘤中某些特征性物质的表达水平上调,那么它将有机会成为分子影像靶点。我们可以利用成像媒介与特征性物质的特异性功能基团连接合成分子影像探针,可利用分子影像技术在体外对肿瘤血管生成进行靶向研究。这种成像技术的优点是可将新生血管与原有宿主血管分开,定量分析新生血管的结构和功能情况,还可以用来分析血管生成的抑制因子及刺激因子在时间及空间上的分布情况,并对其进行无创监测。此外,这种特异性分子影像探针经过修饰后还可转变成具有治疗效果的药物,这样就初步实现了诊疗同步或诊疗一体化。

在肿瘤生长的过程中,$\alpha_v\beta_3$ 整合素是一种非常有价值的靶点,它可以作为结合受体,特异性地结合精氨酸-甘氨酸-天冬氨酸(arginine-glycine-aspartate,RGD)[34],因此,我们可以用放射性或顺磁性物质标记 RGD 肽合成特异性的分子影像探针。研究证实,放射性物质的标记并不会使 RGD 肽失活;同时,动物实验结果表明这种放射性标记复合物具有良好的稳定性和快速的血液清除能力;在黑色素肿瘤模型中,肿瘤对该复合物的摄取浓度是血液和肌肉组织的 4～6 倍。

3.2.1.5　细胞凋亡显像探针

细胞凋亡显像探针主要的特异性靶点是磷脂酰丝氨酸(PS)和活化的半胱氨酸天冬氨酸蛋白水解酶(caspase)。

膜联蛋白 V 是一种磷脂结合蛋白,有与钙离子和磷脂特异性结合的位点,能够与 PS 特异性结合。使用放射性核素标记膜联蛋白 V,可在活体上有效监测及定量测定细胞凋亡。目前已经成功应用^{123}I、^{124}I、^{125}I、^{18}F、^{99m}Tc 标记膜联蛋白 V 并合成了多种凋亡显像探针[35],其中^{99m}Tc-HYNIC-膜联蛋白 V SPECT 凋亡显像已在心肌缺血再灌注损伤、抗 Fas 抗体诱导肝脏凋亡模型、脑缺氧损伤、心肺移植排斥反应、类风湿关节炎及肿瘤治疗等多个领域应用。

凋亡成像的另一可选择靶点是活化的胱冬肽酶(caspase)。胱冬肽酶是含有半胱氨酸和天冬氨酸的特异性蛋白水解酶家族,在细胞内合成,并以胱冬肽酶前体形式存在于所有动物细胞中。胱冬肽酶在特异的天冬氨酸位点切割后形成由大亚基和小亚基组成的异二聚体,活性蛋白水解酶是由两个异二聚体形成的四聚体,激活的蛋白水解酶进一步活化其他胱冬肽酶,产生级联反应,最终导致线粒体释放前凋亡分子。胱冬肽酶的激活发生在凋亡的初始阶段,放射性核素标记胱冬肽酶的抑制底物可较早而灵敏地探测凋亡,且以激活胱冬肽酶为靶点比以 PS 为靶点探测凋亡的特异性更好,因为坏死细胞PS 由于细胞通透性改变也可暴露到细胞表面[36]。

3.2.1.6　受体显像探针

受体显像和传统的代谢显像相比,具有高特异性及高敏感性,对疾病诊断具有重要的价值。^{11}C-雷氯必利(^{11}C-raclopride)已经被初步应用于临床[37],^{11}C-氟马西尼(^{11}C-flumazenil,^{11}C-FMZ)和^{11}C-羟基麻黄碱(^{11}C-meta-hydroxyephedrine,^{11}C-mHED)目前处于临床实验阶段。^{11}C-FMZ PET 显像是分析脑组织受体(GABA/苯二氮䓬受体)非常有用的方法,这些受体是人脑最重要的抑制受体,若它们失去功能则会发生癫痫。^{11}C-FMZ 是一种受体拮抗剂[38],^{11}C-FMZ PET 探测颞叶癫痫及颞叶外非损害癫痫非常灵敏,也可以测出癫痫周围皮质的结构损伤,通常被用来探测癫痫病灶的位置。

3.2.2　磁共振分子影像探针

磁共振成像的基本原理是利用遍布人体的氢原子在外加强磁场中受到射频脉冲的激发,从而产生磁共振的现象,再经过空间编码技术,接收以电磁形式释放的磁共振信号,可视化人体组织形态形成图像。但是,大多数情况下,影像靶区的信号强度与周围组织的信号强度差别不大,而磁共振分子影像探针正是为了改善这种信噪比而设计合成的分子影像探针,又称为磁共振成像对比剂。常用的磁共振分子影像探针包括 T 加权探针和基于化学交换饱和转移探针等[38]。

3.2.3　光学分子影像探针

目前常用的光学分子影像探针主要按照光学信号分类,包括荧光探针、生物发光探针和拉曼探针。

3.2.3.1　荧光探针

荧光探针是指检测信号为荧光参数(激发和发射波长、强度、寿命、偏振等)的一类分子探针。荧光是一种分子受激辐射的光物理现象,荧光参数是描述荧光现象的物理学参量。当荧光分子受激发从基态转变为激发态后,通过辐射跃迁回到基态时,会发射出波长较长的光,即荧光。这种受激才能辐射的现象可以为分子影像提供可靠的成像机制,并通过结合分子生物技术和化学合成技术,设计特异性的标记型探针和激活型探针;这些探针的设计原理大多出自以下 4 种设计思想:荧光共振能量转移(fluorescence resonance energy transfer,FRET)机理,光诱导电子转移(photo induced electron transfer,PET)机理,分子内电荷转移(intermolecular charge transfer,ICT)机理和共轭结构构建(conjugation construction)机理[39]。荧光成像的优点是设备简单、操作简便、分析速度快及灵敏度高,缺点是成像深度较浅,无法进行在体成像。荧光探针按照荧光频率可以分为紫外区探针、可见区探针和近红外(Ⅰ/Ⅱ)区探针,成像深度逐渐增加;按成像媒介种类可以分为有机染料荧光探针(见图 3-6)[40]、量子点荧光探针[41]、金属纳米粒子荧光探针[42]和化学发光类荧光探针[43]等;按照作用原理不同,可以分为标记型探针和激活型探针。

近年来,近红外Ⅰ区荧光探针的发展非常迅速[44],新颖的染料结构和探针设计层出不穷。其成像区间是生物组织内的水和血红蛋白吸收最小的波段,所以近红外成像在其成像波段内可以获得较高的信噪比和较好的成像效果,但是其在体的成像深度依然无法满足临床检测的需求,探针适用范围仅限小型实验动物。由此,近红外Ⅱ区荧光探针的出现[45],让荧光成像的临床应用前进了一大步。

3.2.3.2　生物发光探针

生物发光探针是指利用荧光素酶-荧光素对(luciferase-luciferin pairs)的生物发光进行成像的一类探针。生物自发光成像的光信号来源于生物体内的荧光素报告分子,在特定报告基因表达的蛋白质酶催化作用下,经由生物化学反应,由化学能转化而成的单一波长的光子。基于生物发光原理进行探针分子设计,用生物体内产生发光现象的物质或参与发光反应的辅因子(如荧光素酶-荧光素对)与某些分子相连接所构成的生物发光探针,可用于对体内或体外相关物质的追踪分析研究。

3.2.3.3　拉曼探针

拉曼探针是指成像过程中检测信号是拉曼散射的一类探针。其物理学原理并

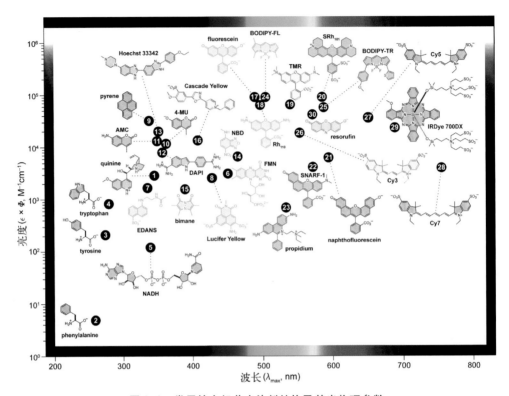

图 3-6　常用的有机荧光染料结构及其光物理参数

图片中化合物名称为：1, quinine, 奎宁；2, phenylalanine, 苯丙氨酸；3, tyrosine, 酪氨酸；4, tryptophan, 色氨酸；5, NADH, 还原型烟酰胺腺嘌呤二核苷酸；6, FMN(flavin mononucleotide), 黄素单核苷酸；7, EDANS, 5-(2-氨基乙氨基)-1-萘磺酸；8, Lucifer Yellow, 荧光黄；9, pyrene, 芘；10, 4-MU(4-methylumbelliferone), 4-甲基伞形花内酯；11, AMC(7-amino-4-methylcoumarin), 7-氨基-4-甲基香豆素；12, DAPI(4, 6-diamidino-2-phenylindole), 4, 6-二脒基-2-苯基吲哚；13, Hoechst 33342, 细胞核染剂 33342；14, NBD(4-nitrobenz-2-oxa-1, 3-diazole), 4-硝基苯并-2-氧代-1,3-二唑；15, bimane, bimane 类染料；16, Cascade Yellow, Cascade 类黄色染料；17, fluorescein, 荧光素；18, Rh110(rhodamine 110), 罗丹明 110；19, TMR(tetramethylrhodamine), 四甲基罗丹明；20, SRh101(sulforhodamine 101), 磺基罗丹明 101；21, Naphthofluorescein, 萘并荧光素；22, SNARF-1(seminaphthorhodafluor-1), SNARF 类染料 1；23, propidium, 丙啶类染料；24, BODIPY-FL, 类荧光素氟硼荧类染料；25, BODIPY-TR, 类德克萨斯红氟硼荧类染料；26, Cy3(cyanines 3), 花菁类染料 3；27, Cy5(cyanines 5), 花菁类染料 5；28, Cy7(cyanines 7), 花菁类染料 7；29, IRDye 700DX, 近红外染料 700DX；30, resorufin, 试卤灵类染料

不复杂，当一束光照射到物质表面时会发生两种类型的散射：弹性散射和非弹性散射。这两种散射类型中，弹性散射光的波长与激发光相同，而非弹性散射光的光谱则含有波长比激发光长和短的两个峰，拉曼光谱就是这样一种非弹性散射光谱[46]。拉曼成像技术是快速、高精度、适宜面扫描的分子影像方法，它将共聚焦显微镜技术与激光拉曼光谱技术完美结合。这种基于物质内部拉曼散射信号而建立的影像方法，可以为研究者提供丰富的分子结构信息和表面信息，已经成为表界面研究的有力工具。

3.2.4 超声分子影像探针

超声分子成像是指将超声分子影像探针与靶点结合,应用超声造影技术表现靶点在组织、细胞及亚细胞水平的变化,从而反映病灶在分子水平的变化;其具有分辨率较高、操作简单、使用灵活等优点,但是也存在着解剖结构分辨率差、主观依赖性强等缺点。高效的超声分子影像探针需具备以下几个特点:① 无毒副作用;② 微泡尺寸在 $1\sim6\,\mu m$,可静脉注射,能透过肺及毛细血管;③ 微泡间不会相互融合;④ 性能稳定,持续时间达标;⑤ 不影响循环系统。超声分子影像经过近 50 年的发展,先后经历了 3 个时期,可分为三代技术或三代成像媒介:① 利用机械处理产生气泡来实现超声影像。这一代超声影像的成像媒介气泡尺寸较大,声学性能较差,有报道不良反应的案例。② 利用成像媒介气泡的机械性能改进配合信号处理技术实现改良的超声影像。第二代超声影像技术是成像媒介和成像设备之间协同作用产生的。③ 现阶段利用超声分子影像探针实现靶向性超声影像。第三代超声影像技术利用高于 CT/MRI 的敏感性,在针对炎症、血栓及肿瘤的临床诊断应用中,不断革新,取得了很好的成像和诊断效果;并有研究表明,新一代超声分子影像探针可以实现诊疗一体化[47]。

3.2.5 光声分子影像探针

光声效应是指用脉冲光束照射样品时,样品因受热膨胀而产生超声波现象,产生的超声波被称为光声信号。而在成像过程中可产生这种光致超声信号的探针被称为光声分子影像探针。光声成像技术在充分结合组织光学成像和声学成像优点的基础上,通过分子影像技术可以得到高对比度和高分辨率的重建图像;若探针分子的毒副作用小,则有生物组织临床无损检测的潜在价值。这种技术正在逐步成为生物组织无损检测领域的一个新的研究热点[48]。

3.3 展望

临床分子影像精准诊断的物质基础是分子探针。在借助生物学、化学和物理学等学科优势的基础上,通过全方位认识生理/病理事件,针对这些事件中的关键因子寻找靶点,理性地设计分子影像探针,是满足当前疾病诊断、疗效监测、药物研发迫切需求的保障。作为分子影像技术两大分支,分子影像探针和影像设备的齐头并进发展,是分子影像技术未来成为临床精准诊断的必要条件。而分子影像探针带来的靶向成像概念,必将为下一步的个体化诊疗提供新的科学思路和技术途径。分子探针不仅具有良好的社会效应,而且会带来巨大的经济效益,带动达数千亿美元的产业,成为生物医学发展的主要动力。分子影像技术的快速发展将极大地推进分子分型技术、个体化医疗技术和系统以及精准医学方向的技术和临床反馈,在癌症、心脑血管疾病和神经退行性疾病等威胁人类健康的重大疾病诊疗中发挥重要作用。目前,分子探针的临床转化依然是探针研究的重点,同时也是分子影像学工作者的首要任务。

分子影像探针的发展不仅需要临床医学的引导,基础生物学的介入,还需要化学等多个学科的共同支持和跨领域的合作;同时,该研究需要组建理工医三者结合的、可研讨产学研一体化的研发团队,加速研制高特异性、高靶向性、高敏感性的新一代分子探针,形成完善的分子探针研发体系,通过协同攻关,实现具有自主知识产权的分子探针开发的新突破,从而逐渐改变我国对进口分子探针依赖的局面。

参考文献

[1] James A P, Dasarathy B V. Medical image fusion: a survey of state of the art [J]. Information Fusion, 2014, 19: 4-19.

[2] 申宝忠. 分子影像学[M]. 2版. 北京:人民卫生出版社,2010.

[3] Weissleder R, Mahmood U. Molecular imaging [J]. Radiology, 2001, 219(2): 316-333.

[4] Leitha T. Nuclear medicine: proof of principle for targeted drugs in diagnosis and therapy [J]. Curr Pharm Des, 2009, 15(2): 173-187.

[5] Huang R, Wang M, Zhu Y, et al. Development of PET probes for cancer imaging [J]. Curr Top Med Chem, 2015, 15(8): 795-819.

[6] Bertrand N, Wu J, Xu X, et al. Cancer nanotechnology: the impact of passive and active targeting in the era of modern cancer biology [J]. Adv Drug Deliv Rev, 2014, 66: 2-25.

[7] Li X, Anton N, Zuber G, et al. Contrast agents for preclinical targeted X-ray imaging [J]. Adv Drug Deliv Rev, 2014, 76: 116-133.

[8] Perera R H, Hernandez C, Zhou H, et al. Ultrasound imaging beyond the vasculature with new generation contrast agents [J]. Wiley Interdiscip Rev Nanomed Nanobiotechnol, 2015, 7(4): 593-608.

[9] Vande Velde G, Couillard-Després S, Aigner L, et al. In situ labeling and imaging of endogenous neural stem cell proliferation and migration [J]. Wiley Interdiscip Rev Nanomed Nanobiotechnol, 2012, 4(6): 663-679.

[10] Chan J, Dodani S C, Chang C J. Reaction-based small-molecule fluorescent probes for chemoselective bioimaging [J]. Nat Chem, 2012, 4(12): 973-984.

[11] Fan Q, Cheng K, Yang Z. Perylene-diimide-based nanoparticles as highly efficient photoacoustic agents for deep brain tumor imaging in living mice [J]. Adv Mater, 2015, 27(5): 843-847.

[12] Guryanov I, Fiorucci S, Tennikova T. Receptor-ligand interactions: advanced biomedical applications [J]. Mater Sci Eng C Mater Biol Appl, 2016, 68: 890-903.

[13] Yang G, Velgos S N, Boddapati S P, et al. Probing antibody-antigen interactions [J]. Microbiol Spectr, 2014, 2(1): AID-0010-2013.

[14] Alderson R G, De Ferrari L, Mavridis L, et al. Enzyme informatics [J]. Curr Top Med Chem, 2012, 12(17): 1911-1923.

[15] Jin L, Wang W, Fang G. Targeting protein-protein interaction by small molecules [J]. Annu Rev

Pharmacol Toxicol, 2014, 54: 435-456.

[16] Travers A, Muskhelishvili G. DNA structure and function [J]. FEBS J, 2015, 282 (12): 2279-2295.

[17] Re A, Joshi T, Kulberkyte E, et al. RNA-protein interactions: an overview [J]. Methods Mol Biol, 2014, 1097: 491-521.

[18] Adam J, Kadeřávek J, Kužel F, et al. Current trends in using PET radiopharmaceuticals for diagnostics in oncology [J]. Klin Onkol, 2014, 27 (Suppl 1): S129-S136.

[19] Vorster M, Sathekge M M, Bomanji J. Advances in imaging of tuberculosis: the role of ^{18}F-FDG PET and PET/CT [J]. Curr Opin Pulm Med, 2014, 20(3): 287-293.

[20] Petrirena G J, Goldman S, Delattre J Y. Advances in PET imaging of brain tumors: a referring physician's perspective [J]. Curr Opin Oncol, 2011, 23(6): 617-623.

[21] Langen K J, Stoffels G, Filss C, et al. Imaging of amino acid transport in brain tumours: Positron emission tomography with O-(2-[^{18}F]fluoroethyl)-L-tyrosine (FET) [J]. Methods, 2017, 130: 124-134.

[22] Parente A, van Waarde A, Shoji A. PET imaging with S - [^{11}C] methyl-L-cysteine and L-[methyl-^{11}C]methionine in rat models of glioma, glioma radiotherapy, and neuroinflammation [J]. Mol Imaging Biol, 2018, 20(3): 465-472.

[23] Schmall B, Conti P S, Bigler R E, et al. Synthesis and quality assurance of [^{11}C] alpha-aminoisobutyric acid (AIB), a potentialradiotracer for imaging and amino acid transport studies in normal and malignant tissues [J]. Int J Nucl Med Biol, 1984, 11(3-4): 209-214.

[24] Ceci F, Castellucci P, Mapelli P, et al. Evaluation of prostate cancer with ^{11}C-choline PET/CT for treatment planning, response assessment, and prognosis [J]. J Nucl Med, 2016, 57(Suppl 3): 49S-54S.

[25] Giovannini E, Lazzeri P, Milano A, et al. Clinical applications of choline PET/CT in brain tumors [J]. Curr Pharm Des, 2015, 21(1): 121-127.

[26] Saha G B, MacIntyre W J, Brunken R C, et al. Present assessment of myocardial viability by nuclear imaging [J]. Semin Nucl Med, 1996, 26(4): 315-335.

[27] Brogsitter C, Zöphel K, Kotzerke J. ^{18}F-Choline, ^{11}C-choline and ^{11}C-acetate PET/CT: comparative analysis for imaging prostate cancer patients [J]. Eur J Nucl Med Mol Imaging, 2013, 40(Suppl 1): S18-27.

[28] De Reuck J, Santens P, Goethals P, et al. [Methyl-^{11}C]thymidine positron emission tomography in tumoral and non-tumoral cerebral lesions [J]. Acta Neurol Belg, 1999, 99(2): 118-125.

[29] Zissen M H, Kunz P, Subbarayan M, et al. ^{18}F-5-fluorouracil dynamic positron emission tomography/computed tomography shows decreased tracer activity after bevacizumab in colorectal metastases [J]. Nucl Med Commun, 2011, 32(5): 343-347.

[30] van Waarde A, Rybczynska A A, Ramakrishnan N K, et al. Potential applications for sigma receptor ligands in cancer diagnosis and therapy [J]. Biochim Biophys Acta, 2015, 1848(10 Pt B): 2703-2714.

[31] Chopra A, Shan L, Eckelman W C, et al. Molecular imaging and contrast agent database (MICAD): evolution and progress [J]. Mol Imaging Biol, 2012, 14(1): 4-13.

[32] Lee G H, Kim J S, Oh S J, et al. ^{18}F-fluoromisonidazole (FMISO) positron emission tomography (PET) predicts early infarct growth in patients with acute ischemic stroke [J]. J Neuroimaging, 2015, 25(4): 652-655.

［33］ Tachibana I, Nishimura Y, Shibata T, et al. A prospective clinical trial of tumor hypoxia imaging with [18] F-fluoromisonidazole positron emission tomography and computed tomography (F-MISO PET/CT) before and during radiation therapy [J]. J Radiat Res, 2013, 54(6): 1078-1084.

［34］ Cai H, Conti P S. RGD-based PET tracers for imaging receptor integrin $\alpha_v\beta_3$ expression [J]. J Labelled Comp Radiopharm, 2013, 56(5): 264-279.

［35］ Qin H, Zhang M R, Xie L, et al. PET imaging of apoptosis in tumor-bearing mice and rabbits after paclitaxel treatment with [18] F-Labeled recombinant human His10-annexin V [J]. Am J Nucl Med Mol Imaging, 2014, 5(1): 27-37.

［36］ Xia C F, Chen G, Gangadharmath U, et al. In vitro and in vivo evaluation of the caspase-3 substrate-based radiotracer [(18) F]-CP18 for PET imaging of apoptosis in tumors [J]. Mol Imaging Biol, 2013, 15(6): 748-757.

［37］ Antonini A, Schwarz J, Oertel W H, et al. [11] C]raclopride and positron emission tomography in previously untreated patients with Parkinson's disease: influence of L-dopa and lisuride therapy on striatal dopamine D2-receptors [J]. Neurology, 1994, 44(7): 1325-1329.

［38］ Padma M V, Simkins R, White P, et al. Clinical utility of [11] C-flumazenil positron emission tomography in intractable temporal lobe epilepsy [J]. Neurol India, 2004, 52(4): 457-462.

［39］ Qian L, Li L, Yao S Q. Two-photon small molecule enzymatic probes [J]. Acc Chem Res, 2016, 49, 626-634.

［40］ Lavis L D, Raines R T. Bright ideas for chemical biology [J]. ACS Chem Biol, 2008, 3(3): 142-155.

［41］ Michalet X, Pinaud F F, Bentolila L A, et al. Quantum dots for live cells, in vivo imaging, and diagnostics [J]. Science, 2005, 307(5709): 538-544.

［42］ Xiao L, Yeung E S. Optical imaging of individual plasmonic nanoparticles in biological samples [J]. Annu Rev Anal Chem, 2014, 7: 89-111.

［43］ Kobayashi M, Kikuchi N, Sato A. Ultrasound-enhanced chemiluminescence tomography in biological tissue[J]. Ultrason Sonochem, 2016, 31: 1-6.

［44］ Ding F, Zhan Y, Lu X, et al. Recent advances in near-infrared II fluorophores for multifunctional biomedical imaging [J]. Chem Sci, 2018, 9(19): 4370-4380.

［45］ Scholkmann F, Kleiser S, Metz A J, et al. A review on continuous wave functional near-infrared spectroscopy and imaging instrumentation and methodology [J]. Neuroimage, 2014, 85 (Pt 1): 6-27.

［46］ Kong K, Kendall C, Stone N, et al. Raman spectroscopy for medical diagnostics: From in-vitro biofluid assays to in-vivo cancer detection [J]. Adv Drug Deliv Rev, 2015, 89: 121-134.

［47］ Rodriguez-Luna D, Molina C A. Vascular imaging: ultrasound [J]. Handb Clin Neurol, 2016, 136: 1055-1064.

［48］ Zackrisson S, van de Ven S M W Y, Gambhir S S. Light in and sound out: emerging translational strategies for photoacoustic imaging [J]. Cancer Res, 2014, 74(4): 979-1004.

4

磁共振分子影像

磁共振成像(MRI)历经 30 余年稳步发展,已成为影像医学中应用最为广泛、最具发展前景的非侵入性成像方法之一。与计算机断层扫描(CT)、超声成像(UI)和放射性核素显像(RI)等成像方式相比,MRI 具有软组织分辨率高和无电离辐射的优势。随着并行采集、压缩感知和高场强等技术的创新发展,MRI 的图像质量和图像采集速度也在不断提高。目前,随着分子生物学、化学等其他学科的发展,MRI 技术与几年前相比发生了根本性变化。MRI 技术也已从传统的诊断发展为解决生物医学和疾病治疗中存在的其他问题。例如,MRI 越来越多地被应用于功能成像(如脑科学研究),对图像进行定量测量等[1]。

分子影像在医学、化学、生物等学科中引起广泛关注。分子影像定义为:对生物体中的靶向分子和生物过程进行非侵入、定量在体成像。其研究和应用的重要基础是大多数疾病在发生解剖改变之前其分子特征和(或)细胞行为先发生变化,通过在体监测细胞和分子水平的变化,实现疾病早期精准诊断。分子影像有助于:① 疾病早期发现;② 精准预后;③ 个体化治疗;④ 监测治疗有效性;⑤ 揭示细胞在活体中的行为和作用。因此,分子影像对基础和临床疾病诊疗水平的发展具有深远影响。

分子影像为评估活体组织中特定的细胞和分子过程提供了重要手段。基于核素和光学的分子影像方法对检测分子靶标具有极高的灵敏度。尽管如此,随着分子生物技术和新型探针的发展,MRI 在分子成像领域显示出具有独特、不可替代的价值和优势。随着强磁场、磁场梯度的提高和射频线圈的应用,MRI 的空间分辨率、采集速度和信噪比得到巨大提升,推动了 MRI 在临床应用中的进展。此外,磁共振(MR)方法提供的信息也在不断增加。MR 图像可以反映水质子信号、弛豫时间(反映大分子含量)、分子布朗运动(扩散成像)、造影剂、化学成分(例如酰胺、脂质或代谢物浓度)、机械性能(如弹性常数和应变率)等变化[1]。此外,生物工程、化学和纳米技术的发展促使新型 MRI 分子影像探针不断涌现,有力推动了磁共振分子影像的进展和应用,包括组织和细胞特异性 MRI 成像、细胞示踪和生物分子检测等[2]。图 4-1 为临床 MRI 系统拍摄的不同类型 MR 图像[3]，从上到下、从左到右分别是 T_1 加权成像、T_2 加权成像、定量磁化转移 MRI、脑血流灌注成像、激活的 BOLD 图、静脉造影图、扩散加权成像、显示白质束的弥散张量成像（diffusion tensor imaging，DTI）、多体素高分辨率 MR 波谱。

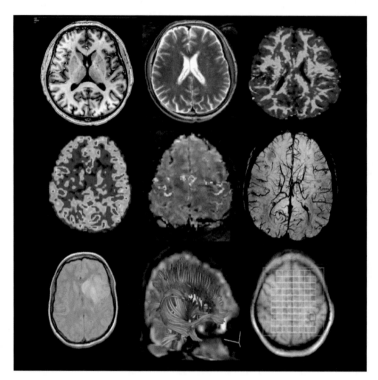

图 4-1　标准临床 MRI 系统产生的不同类型磁共振图像

（图片修改自参考文献[3]）

4.1　概述

MRI 的研究最早起源于 P. Lauterbur 和 P. Mansfield 在 1973 年发表的开创性论文。具有自旋与磁矩特性的磁核处于均匀磁场中，磁核将发生与陀螺受重力作用时一样的进动。原子核在自旋同时又围绕外磁场方向发生的进动称为拉莫尔进动。而"拉莫尔频率"与磁场大小线性相关。如果在物体上引入空间变化的磁场，则拉莫尔频率也在空间上变化。他们提出可以分离信号的频率分量，给出物体的空间信息。通过这种方法对数据进行空间编码为 MRI 打开了大门，使人们认识到这一领域的重要性。Damadian 最早将 MRI 用于肿瘤检测[4]。

简单的"半经验"方法可以帮助我们对 MRI 进行基本的理解。MRI 信号来自人体内氢原子的质子核,每个质子都有一个小的磁矩。一旦放置在诸如 MRI 扫描仪的磁场中,这些磁矩将沿磁场排列并产生总磁化矢量。当暴露于射频脉冲时(来自发射线圈),并在取决于主磁场强度的给定频率(称为共振频率)下,质子接收能量脉冲,在横向于磁场的平面上激发主磁化矢量(激发)。在此之后,质子返回到其原始状态(弛豫),发射接收器线圈可检测的信号。整个过程取决于磁场和外加磁场,这些磁场在 3 个正交方向(称为梯度)上变化,允许在信号上叠加空间信息,从而可运用数学变换重建 MRI 图像[5]。

T_1 加权、T_2 加权和脂肪抑制图像:在激励之后主磁化矢量弛豫回到其在纵向平面中的原始位置所消耗的时间称为 T_1;相反,主磁场在横向平面内的衰减时间称为 T_2,这是 MRI 的基本参数。这两种独立的弛豫机制取决于氢质子的流动、浓度和物理化学环境。通过使用各种成像脉冲序列,能够获取主要信号源自 T_1 或 T_2 弛豫的 MRI 图像,称为 T_1 加权和 T_2 加权 MRI 图像。相对于其他成像方法,MRI 的独特优势是:可获得相同身体区域包含一系列不同信号和对比度的图像,从而显示特定组织及其特征。此外,根据水分子内氢质子和脂肪组织内质子的不同物理化学环境(化学位移),可设计"消除"体内脂肪信号的序列,从而可以更清楚地观察腹部组织。

对比增强:对比增强 MRI 是指应用外源性对比剂来增加机体不同组织间的对比度,从而提高病变检出率的一种 MRI 扫描方法。与 MRI 常规 T_1、T_2 序列相比,对比增强 MRI 不仅可以显著提高小病变的检出率,而且能提供病灶的血供、质地、与周围组织器官的关系等额外诊断信息,提高诊断准确度。根据 MRI 对比剂增高信号(正对比度)或降低信号(负对比度)的能力不同,可将其分为 T_1 和 T_2 对比剂,其中 T_1 对比剂在临床应用更为广泛。目前,临床上最常用的 T_1 对比剂是经静脉注射的钆螯合物。钆原子有不成对电子,具有顺磁性,可以缩短组织的 T_1 弛豫时间。由于不同组织器官的血供和细胞外间隙不同,静脉注射钆基对比剂后导致 T_1 图像上不同组织器官的信号出现不同程度的增高,从而提高不同组织间的对比度。超顺磁性氧化铁造影剂(SPIO)是另一类重要的 MRI 造影剂,主要降低 T_2 弛豫时间。

4.2 功能和代谢 MRI

4.2.1 动态增强 MRI

肿瘤、炎症等疾病的发生可导致机体局部组织的血管密度、通透性和血流速度等发生改变。分析病变组织的血管功能不仅有助于病变的良恶性诊断,而且可以进行疗效预测和评估。动态增强 MRI(dynamic contrast-enhanced magnetic resonance imaging,DCE-MRI)是一种利用连续的快速成像序列,通过静脉注射钆造影剂定量或半定量评估靶器官血管功能状态的磁共振成像方法。经静脉注射后,对比剂首先分布在全身的大血管内,然后进入各个组织器官的毛细血管系统,并迅速扩散到细胞外血管外间隙。DCE-MRI通过连续快速扫描,获得注射对比剂之前、注射中及之后的器官信号变化,通过数学模型进行定量分析,评估血管功能状态。

DCE-MRI既可以使用迅速扩散到细胞外间隙的小分子量($<$1 000)造影剂,也可以使用延长血管内滞留时间的大分子量($>$30 000)造影剂[6]。其中,低分子造影剂在临床上应用更加广泛。低分子量造影剂可进入血管外和细胞外间隙(extravascular and extracellular spaces,EES),其发生概率与血管的渗透性和血流速率相关。与CT不同的是,MRI信号强度与造影剂浓度之间没有线性关系。其中一种简单方法是使用曲线下初始面积(initial area under the curve,IAUC)描绘造影剂浓度随时间变化情况,虽然这种方法已经被广泛采用,但很难给出生理学解释[7]。另一种方法是利用药物代谢动力学模型描述生理参数:造影剂通过扩散的跨内皮转运称为体积转移常数(K_{trans});EES或渗漏体积(v_e);EES和血浆之间的速率常数(k_{ep})。三者关系由如下方程表示:$k_{ep}=K_{trans}/v_e$。其中,K_{trans}变化与血管内皮细胞生长因子(VEGF)的表达水平密切相关,可预测哪些肿瘤能对抗血管生成药物或血管破坏剂有反应[8]。

肿瘤组织内的新生血管与机体正常组织的血管无论在形态还是功能上都存在很大不同。肿瘤组织内新生血管的内皮细胞功能异常,血管通透性增大,毛细血管内外的静水压减低,肿瘤组织内易形成缺血、缺氧的内环境。DCE-MRI作为分子成像和功能成像的一种重要工具,通过K_{trans}、v_e和k_{ep}等参数,可定量分析肿瘤新生血管的功能状态,研究药物和肿瘤相互作用,指导肿瘤治疗方案选择和预后评估。通常情况下,与良性病变相比,静脉注射造影剂后,恶性组织T_1加权成像的信号强度会迅速大幅增加。K_{trans}升高者,肿瘤往往预后较差。

4.2.2 动态磁敏感 MRI

顺磁性造影剂会导致机体局部磁场不均匀,从而改变周围组织信号强度,这种效应可通过T_1或T_2^*加权序列观察。T_2^*加权成像对局部磁场不均匀性具有更高的灵敏度,常用于动态磁敏感 MRI(dynamic sucstability contrast magnetic resonance imaging,DSC-MRI)检查,因此这一成像方法有时也被称为T_2^*加权 DCE-MRI。DSC-MRI信号损失程度取决于局部组织内造影剂浓度以及血管直径的大小和密度,主要用于评估脑组织的相对血容量、平均通过时间、相对血流量等血流灌注参数。这些参数的变化不仅有助于脑卒中、脑肿瘤等疾病的诊断和鉴别诊断,而且可以区分放疗导致的放射性坏死和肿瘤复发,评估治疗反应。

4.2.3 扩散加权成像

扩散加权成像(diffusion-weighted imaging,DWI)是基于分子热运动(也被称为布朗运动)的一种 MRI 序列。与扩散常数较低的分子相比,扩散常数高的分子在固定时间间隔内扩散更远。因此,可以通过测量分子在固定时间内移动的距离来计算扩散常数。细胞外间隙中的水分子运动受到周围细胞的限制,因此所测量的扩散常数是表观值,称为表观扩散系数(apparent diffusion coefficient,ADC)。越来越多的证据表明,DWI 和 ADC 与组织细胞结构有关,机体组织内阻碍水分子布朗运动的因素越多,DWI 信号强度越高,ADC 值越低。

早期研究发现,与 MRI 常规序列相比,DWI 能更早检测到脑组织内的局部缺血灶[9]。随着技术发展,DWI 已用于全身成像,并越来越多地应用于肿瘤成像。实体肿瘤组织内由于细胞密度增加、细胞间隙扭曲、细胞外纤维化,导致水分子扩散受限,DWI 上信号明显高于正常组织。基于这一原理,DWI 可以鉴别良性和恶性病变、检测肿瘤的复发、评估治疗效果。DWI 是一种有吸引力的临床技术,但其临床潜力尚未被完全开发,需要进一步理解 ADC 与生物组织之间的关系。

4.2.4 磁共振波谱

原子核在磁场中的共振频率与它们周围的化学环境密切相关。例如,水分子中的氢原子核与脂肪中的氢原子核具有不同的共振频率,这一原理使磁共振波谱(magnetic resonance spectroscopy,MRS)可以同时探测多种代谢物。从组织中获取的光谱峰相对大小与代谢物浓度成正比。可识别的常见代谢物有:胆碱(Cho)、肌酸(Cr)、磷酸肌酸(PCr)和 N-乙酰天门冬氨酸(NAA)。NAA 主要存在于神经元中,NAA 的丧失与卒中产生的神经元损伤或颅内肿瘤导致的神经元缺失有关[10]。

MRS 技术已较广泛应用于检测癌症及正常组织的代谢变化。MRS 检测的代谢标志物不仅提供肿瘤生长的生物化学信息,还能描绘不同的肿瘤代谢表型。质子 MRS(^{1}H MRS)广泛用于监测肿瘤组织中的代谢变化。此外,^{31}P(磷)、^{13}C(碳)和^{19}F(氟)也可用来监测肿瘤的生物能量和代谢通量。

^{1}H MRS 是检测癌组织代谢变化的常用方法。在癌组织中,Cho 的^{1}H 信号显著升高,这与癌细胞增殖密切相关。Cho 与其他代谢物的比率通常用于鉴定癌症侵袭性。例如,Cho/NAA 比值用于区分低级别和高级别星形细胞瘤和脑胶质瘤[11],而 Cho/Cr 比值用于区分低级别胶质瘤与良性病变[12]。研究表明,Cho 代谢的不同模式与 Luminal 和基底样型乳腺癌异种移植模型的基因表达谱相关[13]。通过 MRS 测量 Cho 水平可以评估乳腺癌治疗效果[14]。乳腺癌和卵巢癌细胞均显示出较高的磷酸胆碱信号,而甘油磷酸胆碱在非恶性乳腺和卵巢上皮细胞中呈现高信号[15, 16]。

除了^{1}H MRS,^{31}P MRS 也用于检测 Cho 代谢产物,这对监测癌症治疗效果具有临床价值。^{31}P 能检测细胞内的基本能量单元(ATP),在探测细胞能量方面具有较高的应用价值。尽管^{31}P MRS 敏感性较低,但可以提供癌症代谢的重要信息。^{31}P MRS 检测的代谢产物包括：PCr、三磷酸核苷酸（NTP）、磷酸单酯（PME）、磷酸二酯（PDE）和无机磷酸盐（Pi）[17]。PME 包括磷酸胆碱、磷酸乙醇胺和磷酸丝氨酸，而 PDE 包括甘油磷酸胆碱、甘油磷酸乙醇胺和甘油磷酸丝氨酸。与正常乳腺组织相比，^{31}P MRS 显示乳腺癌中 PME 浓度增加，化疗后 PME 水平下降[18]。此外，^{31}P MRS 表明 PCr/Pi 和 NTP/Pi 比值与肿瘤含氧水平相关。利用酸碱度（pH）敏感的 Pi 峰，^{31}P MRS 也可检测细胞内 pH值，显示包括肌肉紊乱在内的多种因素导致的酸碱度变化[19, 20]。

MRS 提供内源性代谢物的空间图像，从而反映代谢物在癌组织中的分布情况。体内 MRS 提高了癌症的诊断特异性，成为癌症管理的重要临床工具。尽管 MRS 是一种非常有发展前景的无创性检测组织代谢信息的方法，但由于目前其空间分辨力较低，且易受磁场不均匀性的影响，其临床应用受到了一定限制。

4.2.5 化学交换饱和转移 MRI

化学交换饱和转移（chemical exchange saturation transfer，CEST）是一种新的对比增强技术，它能够间接检测具有交换质子的分子。化学交换饱和转移成像的原理是利用特定的偏共振饱和脉冲，对某一分子（如蛋白质或多肽的酰胺分子、葡萄糖、黏多糖等）进行充分的预饱和，它们与体相水质子进行交换从而改变体相水信号。体相水信号的减少可进行定量，从而提供特定分子的高分辨率图像。

酰胺质子转移（amide proton transfer，APT）成像是广泛使用的化学交换饱和转移成像方法之一，对体内移动蛋白和多肽成像。APT 成像方法依赖于自由水质子与内源性移动蛋白和肽氨基（—NH）之间的交换[21]。与正常健康组织相比，肿瘤中的氨基质子含量更高。人脑肿瘤的 APT 成像显示肿瘤区域的 APT 对比度高于对侧正常脑组织。研究表明 APT 比 T_2、T_1 成像能更好地鉴别脑内肿瘤瘤体和水肿区域。APT 成像可对肿瘤进行分类，与低级别肿瘤相比，高级别肿瘤中的 APT 对比度更高。此外，APT成像已经被用来区分肿瘤复发和放射性坏死，而传统的方法不能可靠地区分肿瘤复发和放射性坏死。APT 成像显示肿瘤组织中对比度高，而坏死区域的对比度低。APT 也用于监测癌症放疗，放疗后 APT 对比度降低[22]。目前，APT 成像正逐步用于肺癌、乳腺癌、前列腺癌、膀胱癌等其他癌症研究。

APT 成像也可用于评价小鼠多形性胶质母细胞瘤对替莫唑胺短期化疗的早期治疗反应。治疗后 APT 对比度降低，而未经治疗的对照组的 APT 对比度升高。与对照组相比，治疗组中代表肿瘤细胞增殖的 Ki67 水平较低。在对替莫唑胺耐受的多形性胶质母细胞瘤动物模型中，尽管采取相同的治疗方案，APT 信号和 Ki67 的水平均增加[23]。这些结果说明 APT 可监测治疗反应，评估肿瘤进展。

高强度聚焦超声（high intensity focused ultrasound，HIFU）对肿瘤动物模型治疗后，肿瘤中 APT 对比度降低，表明 APT 可以监测癌症对 HIFU 治疗的反应。与钆螯合物等外源性探针不同,APT 可测量内源性移动蛋白和肽信号。

恶性肿瘤具有生化信号分子,非侵入^{1}H MRS 可以量化这些代谢产物(包括谷氨酸、肌酸、肌醇、甘氨酸等),显示其在肿瘤组织中的浓度变化。然而,^{1}H MRS 分辨率低,不能提供癌组织中代谢物浓度的分布信息。利用 CEST 成像能够获得这些代谢物的高分辨率图像[24-26]。然而,pH 值和其他生物因素可能影响 CEST 对代谢产物的定量。大多数代谢产物在肿瘤细胞内,而肿瘤细胞内 pH 值几乎是不变的。因此,可使用 CEST 方法定量研究反应肿瘤侵袭性的代谢产物,并评估肿瘤治疗反应。

最近,用葡萄糖作为外源性 CEST 造影剂,监测大肠癌小鼠模型中的葡萄糖 CEST 增强[27]。葡萄糖没有毒性,可迅速应用于临床,评估恶性肿瘤。黏蛋白表达和糖基化的改变与癌症的进展和侵袭有关,CEST 显示黏蛋白的去糖基化导致 CEST 对比度降低75%以上[28]。

非侵入性地检测蛋白水解酶活性对于肿瘤抑制剂的筛选具有重要意义[29,30]。最近,哈里斯等用聚 L-谷氨酸(PLG)作为 CEST 成像探针,对大鼠肿瘤的组织蛋白酶活性进行成像[31]。肿瘤中的表达组织蛋白酶将聚 L-谷氨酸切割成小片段或单体,暴露谷氨酸胺质子,从而通过 CEST 技术无创检测。由于蛋白酶活性升高与肿瘤恶性程度高度相关,通过监测聚 L-谷氨酸的切割动力学,可得到肿瘤侵袭性图像。此外,聚 L-谷氨酸可作为大分子用于肿瘤靶向药物递送,故该方法可用于监测靶向药物递送[32]。

氧化还原电位是预测肿瘤细胞生物和代谢过程的重要指标[33]。CEST 可以对不同乳腺癌小鼠异种移植瘤模型的氧化还原状态成像,获得的结果与光学成像方法一致[34]。肿瘤组织的 CEST 对比度与烟酰胺腺嘌呤二核苷酸浓度及其氧化还原状态线性相关。

4.2.6 MRI 报告基因成像

免疫组化和组织学技术可以检测报告基因如 β-半乳糖苷酶和荧光素酶的表达。体外方法虽然具有高特异性和敏感性,但不能提供动态信息,需要使用大量动物开展纵向研究。此外,光学成像可以提供体内基因表达的结构和功能信息,但其穿透性不高。开发基于 MRI 的报告基因成像可以克服上述问题,实现细胞增殖、迁移在体成像。MRI 报告基因能够在体内无创地监测转基因表达。报告基因插入到基因启动子的下游。启动子激活报告基因转录为报告 mRNA,翻译后产生报告蛋白。报告蛋白将底物或探针转化为可以用 MRI 的活性形式。目前已开发多种 MRI 报告基因探针,监测不同基因在生物体内的活性。

基因表达成像对肿瘤生物学研究产生了革命性的影响,并有望在未来临床实验中发挥重要作用。铁蛋白 MRI 报告基因已被用于追踪淋巴结转移性黑色素瘤细胞(见图 4-2)[35],并在体对小鼠胶质瘤模型的肿瘤细胞进行成像[36]。表达人铁蛋白的肿瘤细胞在 T_2 和 T_1 图像上为低信号。T_2 和 T_1 弛豫变化可用于示踪癌细胞,评估药物对肿瘤细胞的治疗效果。在人卵巢癌小鼠模型腹腔注射铁蛋白高表达的成纤维细胞，横向弛豫率$[R_2(1/T_2)]$肿瘤显像可以监测成纤维细胞的募集。与注射对照成纤维细胞的荷瘤瘤小鼠相比，实验组肿瘤边缘表现出高 R_2 值[37]。

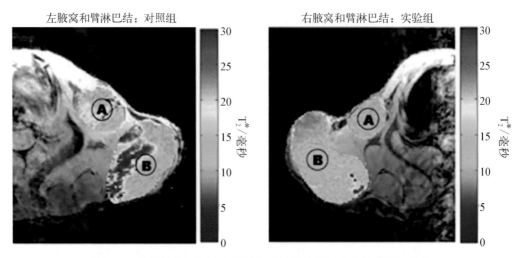

图 4-2　淋巴结中标记的人铁蛋白重链的转移细胞在体磁共振成像

(图片修改自参考文献[35])

Arena 等[38]使用 Lac Z 作为 MRI 报告基因对小鼠黑色素瘤细胞增殖进行成像。通过外源性给予钆造影剂可以很容易检测 Lac Z 表达的肿瘤细胞。这种钆造影剂中的钆离子处于疏水区，远离水分子。Lac Z 所表达的 β-半乳糖苷酶能分解钆造影剂，钆离子接触水分子，导致 T_1 加权 MRI 产生强信号。在摄入外源性造影剂后，表达 Lac Z 的癌细胞表现出高信号。在铁离子存在下，β-GAL 和染色盐相互作用，导致表达 Lac Z 的肿瘤细胞在 T_2^* 加权图像上产生低信号。

4.3　常用 MRI 造影剂及 MRI 分子探针

MRI 本身无电离辐射，能提供优良组织对比度和较高分辨率的三维图像，是显示人体解剖结构的强大医学成像方式。在过去的 30 年中，MRI 图像质量包括空间分辨率、信噪比和对比噪声比均得到了显著改善。除了开发强大的磁体之外，开发安全有效的 MRI 造影剂，对于增强正常组织和病灶组织之间的图像对比度和改善图像质量发挥了重要作用。MRI 造影剂是改变周围水质子纵向(T_1)和横向(T_2)弛豫率的生物相容性材料，可增强感兴趣组织区域的图像对比度。根据磁性和弛豫机制，MRI 造影剂分为 T_1 和 T_2 造影剂。钆螯合物能有效增加 T_1 弛豫率($1/T_1$)，通常用作 T_1 造影剂。超顺磁性氧化铁纳米颗粒对提高 T_2 弛豫率($1/T_2$)更为有效,通常用作 T_2 造影剂。

4.3.1 钆基 MRI 造影剂

据估计,大约 30% 的 MRI 检查会使用 MRI 造影剂,钆基造影剂(gadolinium-based contrast agents, GBCA)是临床应用最广泛的 MRI 造影剂。钆基造影剂可以缩短周围质子的 T_1 弛豫时间,即使血液中只有非常小的浓度,也能产生高 T_1 信号。水合钆离子具有相当大的毒性,因此需要利用螯合剂合成高稳定的复合物。钆基造影剂由螯合剂和钆离子组成,螯合剂改变钆的生物分布并有效降低其生物毒性。基于生物分布,美国食品药品监督管理局(FDA)批准的临床钆基造影剂主要包括 3 类:非特异性细胞外造影剂、血池造影剂以及肝细胞特异性造影剂。除肝细胞特异性造影剂外,其他两种造影剂几乎完全由肾脏排出,其半衰期约为 1.5 小时;肝细胞特异性对比剂可经胆道和肾脏两条途径排出体外。

钆(Gd)属于镧系元素家族的稀土金属。它有 7 个孤对电子,导致电子自旋弛豫速率慢(10^{-9} s^{-1})。目前,多种钆造影剂获 FDA 批准用于临床。基于钆与螯合剂螯合类型不同,钆造影剂分为两类。其中一类钆位于螯合环中心,包括 Gd-DOTA(Dotarem)、Gd-DO3A-Butrol(Gadovist)和 Gd-HPDO3A(ProHance);另外一类钆连接于线性螯合剂,包括 Gd-DTPA(Magnevist)、Gd-DTPA-BMA(Omniscan)、Gd-DTPA-BMEA(OptiMARK)、Gd-BOPTA(MultiHance)、Gd-EOB-DTPA(Eovist)和 Gadofosveset(Ablavar)。钆造影剂不同程度地增加 $1/T_1$ 和 $1/T_2$,明显缩短 T_1(亮信号)。值得注意的是,因为所用浓度较小,对 T_2 加权像没有显著影响。钆造影剂 MRI 对检测血-脑屏障破坏相关的病理过程更敏感(如脓肿、多发性硬化症、某些原发性脑肿瘤和转移灶)。

钆基造影剂的平衡常数提示其体内可能发生部分解离。但动力学研究表明,在 pH 值>5 的条件下,钆基造影剂的解离非常缓慢。同时,钆基造影剂清除非常快,在常规体内条件下,解离一般不会发生。含有一个配位水分子的单个 Gd 复合物的弛豫大约为 4 s^{-1} · mM^{-1}。假定利用顺磁性造影剂引起弛豫率 0.1 s^{-1} 的变化,需要局部组织中的对比剂浓度达到 25 μM。这显著高于典型的分子靶点浓度,因此需要发展高弛豫磁共振对比剂或开发有效的信号放大方法。

降低钆基造影剂旋转相关时间,可以提高其弛豫。旋转相关时间与对比剂的分子质量密切相关,这促进了大分子造影剂的发展,如在大分子骨架上偶联钆螯合物,在脂质体中包埋钆螯合物,以及设计新型纳米颗粒。将 Gd-DTPA 或 Gd-DOTA 通过桥联分子连接到线性高分子(如聚赖氨酸),延长旋转相关时间,可以将 Gd 弛豫由 4 s^{-1} · mM^{-1} 增加到 $15\sim20$ s^{-1} · mM^{-1}[39]。其他高分子骨架如壳聚糖、聚酰胺也具有相似作用。此外,在介孔氧化硅纳米颗粒的孔道中连接 Gd-DTPA,也能显著提高其弛豫[40]。这些磁共振对比剂可用于血池造影。通过修饰聚乙烯醇(PEG)可提高钆造影剂的血液滞留时间和生物相容性。此外,长滞留时间也是靶向特异性成像的重要前提。由于高分子磁共振对比剂旋转相关时间长,能同时修饰多个顺磁性中心,因而其表现出高成像敏感性。

4.3.2 钆基靶向 MRI 造影剂

早在 20 世纪 80 年代中期就开展了靶向 MRI 造影剂的研究,以实现更精准的诊断成像。靶向造影剂可以在钆螯合物上偶联靶向分子(包括单克隆抗体和肽)制得。然而,由于 MRI 的敏感性低,大多数 MRI 造影剂很难产生足够强的对比度。为了提高信号强度,实现 MRI 信号增强,需要在目标位点结合大量的钆螯合物。除解剖学和功能信息之外,靶向 MRI 造影剂可获得特异性分子信息。靶向 MRI 造影剂通过静脉注射给药,应具有高水溶性,螯合的金属需具有良好的稳定性,在诊断后钆必须从体内完全清除。靶向造影剂需要具备优异的亲和力和特异性,实现蛋白质分子靶向。此外,由于钆基造影剂的检测灵敏度较低,还必须优化其弛豫率。

小分子靶向造影剂:肿瘤靶向 MRI 造影剂最初通过将肿瘤靶向分子偶联到含 Gd 的 DTPA 和 DOTA。环状 RGD 肽对新生血管内皮细胞中过表达的整合素 $\alpha_v\beta_3$ 具有高亲和力。环状 RGD 与 Gd-DOTA 结合可对肿瘤组织中的整合素 $\alpha_v\beta_3$ 的进行 MRI。基于 H-ras 12V 转基因小鼠肝癌模型的实验证实 RGD-(Gd-DOTA)对整合素 $\alpha_v\beta_3$ 具有靶向性,在整合素 $\alpha_v\beta_3$ 高表达的肿瘤中观察到特异性增强信号。然而这需要使用非常高剂量($1.43\ \mathrm{mmol \cdot kg^{-1}}$)的 RGD-(Gd-DOTA)。

环状十肽 CGLIIQKNEC(CLT1)与肿瘤细胞外基质中的纤连蛋白-纤维蛋白复合物特异性结合,而与正常组织很少结合。将 CLT1 肽结合到 Gd-DTPA 可实现肿瘤成像[41]。在 3.0 T 下,CLT1-(Gd-DTPA)的弛豫率为 $4.22\ \mathrm{s^{-1} \cdot mM^{-1}}$。在注射 CLT1-(Gd-DTPA)的小鼠肿瘤组织中观察到 MR 信号显著增强,且增强时间超过 60 分钟。在竞争性研究中,游离 CLT1 肽与 CLT1-(Gd-DTPA)共注射,肿瘤增强低得多。对照实验中,注射 Gd(DTPA-BMA)60 分钟后的小鼠肿瘤几乎没有增强。上述结果说明 CLT1 肽能够将足够量的 Gd-DTPA 螯合物递送至靶点,用于肿瘤 MR 分子成像。

蛋白基靶向造影剂:通过偶联肿瘤特异性抗体可以构建靶向型 Gd 造影剂。HER-2/Neu 受体属于表皮生长因子家族成员,在许多肿瘤中过表达。Artemov 等开发了一种 Gd 造影剂,用于 HER-2/Neu 受体 MRI[42]。首先,使用生物素化的抗 HER/Neu mAb 预先标记 HER-2/Neu 受体的胞外结构域,然后注射亲和素偶联的 Gd-DPTA [avidin-(Gd-DTPA)$_{12.5}$],结合生物素化的抗 HER/Neu mAb。进而对携带 NT-5(过度表达 HER-2/Neu 受体)和对照荷瘤的小鼠进行在体 MRI 研究。小鼠预先注射生物素化抗体,并在注射 avidin-(Gd-DTPA)$_{12.5}$12 小时后使用 4.7T MRI。NT-5 肿瘤的对比度保持超过 24 小时,对照荷瘤小鼠的对比度在早期时间点下降至基线水平。没有预处理的 NT-5 肿瘤也没有明显 MR 信号变化。这种 Gd 基亲和素-生物素系统在受体成像中显示出巨大潜力。但应该注意的是,亲和素-生物素系统会诱导免疫应答。

Curtet 及其合作者将聚赖氨酸-钆螯合物与抗癌胚抗原(CEA)单克隆抗体结合[43]。每个抗体负载 24~28 个顺磁性金属离子。其弛豫为 13~16 $s^{-1} \cdot mM^{-1}$。在体动物模型研究表明,注射 0.001 mmol/kg 钆复合物 24 小时后,肿瘤摄取 10%~15%,相应的纵向弛豫率增加 15%~20%。

树枝状大分子具有高功能化特性,靶向分子和钆螯合物均能偶联到树枝状聚合物表面,制备靶向 MRI 造影剂。单克隆抗体[44]、多肽[45]、叶酸[46]均可作为靶向分子。树枝状大分子偶联大量的钆螯合物,从而实现信号放大。叶酸对于细胞增殖至关重要。通过在树枝状大分子 PAMAM 上同时偶联叶酸和 Gd-DOTA,可构建靶向叶酸受体的肿瘤造影剂[G5-FA-(Gd-DOTA)][46]。G5-FA-(Gd-DOTA)的 R1 弛豫为 26.0 $s^{-1} \cdot mM^{-1}$(2T,20℃),比 Gd-DOTA(3.5 $s^{-1} \cdot mM^{-1}$)高 6 倍。在高表达叶酸受体的荷瘤小鼠中,G5-FA-(Gd-DOTA)较非靶向 G5-(Gd-DOTA)产生显著增强的 MR 信号。G5-FA-(Gd-DOTA)的肿瘤增强保持 24 小时,24~48 小时缓慢减少,而非靶向探针的肿瘤增强仅保持 1 小时。

Wiener[47]报道了使用树枝状大分子制备叶酸修饰的 MRI 造影剂。叶酸修饰树枝状大分子,然后与异硫氰酸酯 DTPA 衍生物反应形成聚合螯合物 f-PAMAM-TU-DTPA。细胞特异性积累叶酸偶联的树枝状聚合物。当用 28nM 叶酸偶联的 PAMAM-TU-GdDTPA 处理 40 分钟时,纵向弛豫率增加了 109%。

通过将 Gd-DOTA 单酰胺和 CLT1 肽偶联在立方倍半硅氧烷核心的赖氨酸树枝状聚体可合成靶向 MRI 造影,显著增强 MB-231 人乳腺癌裸鼠模型的肿瘤组织信号[48]。在注射靶向造影剂 60 分钟后,在肿瘤组织中仍可观察到增强;而注射非靶的造影剂,仅在前 10 分钟观察到增强信号,且随着时间逐渐减少。大尺寸的靶向造影剂的心脏和脉管系统信号增强时间更长。在注射后 48 小时,小尺寸造影剂在体内滞留的更少。快速清除是 MRI 造影剂的关键要求之一,因此小尺寸造影剂有利于进一步开发应用。

基于脂质体的靶向造影剂:叶酸、肽和抗体均可嵌入含有钆螯合物的脂质体中,制备靶向性脂质体 MRI 造影剂。整合素 $\alpha_v\beta_3$ 特异性单克隆抗体与顺磁脂质体偶联,可构建用于肿瘤血管生成 MRI 的靶向造影剂[49]。偶联钆螯合物和生物素化 LM609 抗体的脂质体粒径为 300~350 nm。钆螯合物含量为 30%。每个脂质体造影剂具有约 50 个抗体,对 $\alpha_v\beta_3$ 表现出高亲和力。对兔鳞状细胞癌模型进行 MRI 发现,接受靶向脂质体药物的肿瘤信号明显增强,而注射非靶向造影剂未观察到肿瘤信号增强。免疫组织化学染色揭示了 $\alpha_v\beta_3$ 阳性血管密度与 MR 信号增强程度相关。

Kamaly 等[50]利用叶酸-PEG 制备磁共振-荧光双模态靶向造影剂。长烷基链的钆螯合物[Gd-(DOTA-DSA)]和磷脂酰胺-赖氨酸罗丹明 B(DOPE-罗丹明)掺入到用于 MRI 和荧光成像的脂质体中。在高表达叶酸受体的人卵巢癌(IGROV-1)荷瘤小鼠中证实叶酸受体靶向成像效果。注射后 2 小时后,T_1 加权 MRI 信号增强 4 倍。

Caravan[51] 将蛋白质纤维蛋白(血凝块的成分)和 I 型胶原蛋白(纤维化程度升高)作为目标。这些蛋白表达量为微摩尔水平,需要造影剂具有高弛豫。旋转运动是改变弛豫的有效手段。Caravan 报道了 2 个 Gd-DTPA 四聚体,其中有 1 个或 2 个血清白蛋白结合基团,在没有蛋白的情况下,两种化合物显示出类似的弛豫。结合蛋白后,相比于只有一个结合位点的化合物,含两个结合位点的化合物结合 HSA 时,结构变硬,弛豫显著增加。

4.3.3 磁性氧化铁造影剂

超顺磁性氧化铁纳米粒子(superparamagnetic iron oxide nanoparticles,SPIO)是磁共振对比增强成像的重要工具,不仅能够监测解剖变化,还能监测生理和分子变化。其应用包括通过 SPIO 在巨噬细胞中的非特异性积累检测炎性疾病,特异性鉴定肿瘤细胞表面标志物,以及细胞示踪等。用于 MRI 的 SPIO 通常由 Fe_3O_4 或 γ-Fe_2O_3 磁核和表面修饰的小分子、多糖或聚合物组成。Fe_3O_4 或 γ-Fe_2O_3 的晶胞参数相似,分别为 0.839 6 nm 和 0.834 6 nm。Fe_3O_4 暴露于氧或氧化剂中可转化为 γ-Fe_2O_3,导致其外观颜色从黑褐色变为红褐色。两种氧化铁具有相似的磁性,γ-Fe_2O_3 的饱和磁化强度稍低。

SPIO 分类:根据 SPIO 粒径(包括氧化铁核心和水合涂层)可分为:① 口服 SPIO,粒径在 300 nm 和 3.5 μm 之间;② 标准 SPIO,粒径为 60~150 nm;③ 超小型 SPIO(USPIO),粒径为 10~40 nm;④ 单晶氧化铁纳米颗粒(MION),粒径为 10~30 nm。目前,直径小于 50 nm 的 SPIO 已用于体内 MR 分子影像研究。当 SPIO 置于外部磁场时,其磁矩方向与外加磁场方向相同,增强磁通量,产生 MR 信号变化。成像能力本质上不是来自 SPIO,而是铁颗粒具有顺磁性,造成局部磁场不均匀,影响周围质子的弛豫时间。虽然 MRI 通常利用 SPIO 降低自旋-自旋弛豫(T_2)时间,产生 MR 信号,但 SPIO 也产生 T_1 信号。

SPIO 合成方法:合成具有均一粒径 SPIO 的常用方法包括共沉淀法、微乳液法、高温分解法和溶剂热法。共沉淀法合成 SPIO 一般是通过在碱性介质中共沉淀亚铁盐和铁盐实现。调节共沉淀溶液的离子强度、pH 值、Fe(Ⅲ)和 Fe(Ⅱ)比率、加热温度等可以有效控制纳米颗粒粒径(2~15 nm)。尽管共沉淀法具有简单、方便和可以大规模生产的特点,但制备的 SPIO 粒径不均一。微乳液法是制备均一 SPIO 的有效方式。利用微乳液的微腔作为反应器,可合成粒径在 2~12 nm 的均一 SPIO[52]。油包水法是一种常用的微乳液合成技术,其制备过程包括将含铁盐的"纳米液滴"分散在有机溶液中。

加入碱性纳米液滴，SPIO 在纳米胶束内沉淀、氧化，通过调节金属盐和碱浓度可调控 SPIO 大小。此外，通过热分解铁前体能够合成高质量 SPIO。Alivisatos 课题组在 $250\sim300$ ℃的辛胺和三辛胺中热分解 FeCup3，合成了单分散 Fe_2O_3[53]。我们发展了利用溶剂热法合成粒径小于 100 nm 的生物相容性 Fe_3O_4 纳米体簇。得到的 Fe_3O_4 颗粒具有均匀的球形形貌、超顺磁性、高饱和磁化强度、优异的胶体稳定性和良好的生物相容性。通过改变溶剂热系统中的 H_2O 含量，可以在 $70\sim180$ nm 的范围内调控粒径。T_2 加权 MRI 实验表明，85 nm Fe_3O_4 粒子具有 $175.4\ s^{-1}\cdot mM^{-1}$ 的超高弛豫，这表明这种 MRI 探针具有巨大潜力。此外，获得的 Fe_3O_4 颗粒对间充质干细胞的标记效率远远高于商用超顺磁性氧化铁纳米颗粒的标记效率，进一步表明这种 Fe_3O_4 纳米体簇在生物医学领域很有前景。与顺磁性小分子 T_1 造影剂不同，磁性氧化铁造影剂尺寸更大，与血液蛋白质、单核吞噬细胞、组织中的巨噬细胞、癌细胞、生物屏障发生广泛的相互作用。这些相互作用不仅与颗粒大小有关，而且与 SPIO 颗粒表面物理化学性质密切相关。

临床使用的 SPIO：目前临床上有两种 SPIO 颗粒制剂，即超吸磁性氧化铁（ferumoxides）和铁羧葡胺（ferucarbotran），两者都被批准用于肝脏 MRI。静脉给药后，SPIO 由网状内皮系统（RES）从血液中清除，因此在正常肝脏、脾脏、骨髓和淋巴结中能够观察到。SPIO 已被广泛用于检测肝脏病变。细胞摄取后，SPIO 在溶酶体中被代谢成可溶性的非超顺磁性形式的铁，成为铁蛋白、血红蛋白等的铁源[54]。

菲立磁（Feridex）：超吸磁性氧化铁（Feridex IV）是修饰低分子量葡聚糖的 SPIO 胶体，粒径为 $120\sim180$ nm，其 R_2 和 R_1 弛豫分别为 98.3 和 $23.9\ s^{-1}\cdot mM^{-1}$，在美国、欧洲和日本有售。为了减少不良反应（如低血压）的发生率，将 Feridex 制备成 100 ml 5％葡萄糖溶液，以滴注方式给药（约 30 分钟）。在静脉注射后约 8 分钟时，氧化铁颗粒被肝脏和脾脏中的网状内皮细胞摄取，摄取量分别为 80％和 $6\%\sim10\%$[55]。成像窗口为注射后 30 分钟至 6 小时，1 小时后获得最大信号损失。Feridex IV（超吸磁性氧化铁可注射溶液）的推荐剂量为 0.56 mg 铁（0.05 ml Feridex IV）/千克体重。低血压和腰腿痛是 Feridex 给药相关的常见症状，发病率为 2％～10％。

Resovist：Resovist 由 Schering 公司开发，在欧洲和日本有售，是羧基葡聚糖修饰的 SPIO，其流体动力学直径在 $45\sim60$ nm 之间。R_2 和 R_1 弛豫分别为 151.0 和 $25.4\ s^{-1}\cdot mM^{-1}$。与 Feridex 不同，Resovist 可以快速安全注射，并且心血管不良事件和背部疼痛的发生率显著降低[56]。Resovist 可缩短 T_1 和 T_2 弛豫时间。尽管这种药物可缩短血液 T_1 值，但其 MR 血管造影效果并不理想[57]。由于其 R_2 弛豫率高，Resovist 更适合 T_2/T_2^* 加权成像。使用回声平面成像进行灌注研究可以显示多血管肿瘤的负性增强，实现高血管性肝癌的一站式诊断[58]。对于体重小于 60 kg 的患者，Resovist 的推荐剂量为 0.9 ml(相当于 0.45 mmol 铁);对于体重在 60 kg 或以上的成人患者为 1.4 ml(相当于 0.7 mmol 铁)。Resovist 总体不良事件发生率为 7.1%,血管舒张和感觉异常是最常见的事件(<2%)。尽管 Resovist 的安全性数据比 Feridex 的要少得多,但 Resovist 安全性更好。

Ferumoxtran-10(Combidex):Combidex 的 R_2 和 R_1 弛豫分别为 $60 \ s^{-1} \cdot mM^{-1}$ 和 $10 \ s^{-1} \cdot mM^{-1}$,具有长血液循环时间,避免被 RES 快速积聚。这些颗粒被巨噬细胞吞噬后,积聚在淋巴系统中。正常淋巴结在 T_2^* 加权图像上表现出明显的下降信号,而没有巨噬细胞的恶性淋巴结不积累氧化铁颗粒并保持 MRI 高信号。Combidex/Sinerem 在淋巴结中累积需要 24~36 小时,因此通常在注射造影剂 24 小时后获取图像。2003 年,Harisinghani 等[59]报道了 Ferumoxtran-10 能检测前列腺癌患者的淋巴结转移。然而,Heesakkers 等人最近使用 Ferumoxtran-10 和 MRI 进行的多中心研究[60]评估了 296 例前列腺癌患者盆腔淋巴结清扫正常区域以外的淋巴结转移,所有患者均有中到高度淋巴结转移的风险,假阳性率为 24.1%,导致了不必要的手术干预。由于这些结果,Ferumoxtran-10 的临床开发被停止。鉴于 Ferumoxtran-10 作为成像剂的安全性很好,研究人员有可能开发出"第二代"Ferumoxtran-10,可显著降低假阳性率。

Clariscan:Clariscan(NC100150)由前 Nycomed 成像公司(现为通用电气医疗公司)开发。NC100150 由 SPIO 颗粒组成,由单晶(直径 4~7 nm)组成,并用聚乙二醇[Poly(Ethylene Glycol),PEG]修饰。氧化铁颗粒悬浮在葡萄糖等渗液中。NC100150 的最终直径约为 20 nm。血池半衰期超过 2 个小时。它可以用作 MR 血管造影剂,并且已经在临床上用于鉴定肿瘤微脉管系统。NC100150 颗粒最终被单核吞噬细胞系统摄取,并主要分布于肝脏和脾脏。由于安全问题,NC100150 已经停止开发[61]。

4.3.4 超顺磁性氧化铁靶向 MRI 造影剂

SPIO 可通过毛细血管孔进入血管外,这是靶向 MRI 的前提条件。将癌胚抗原特异性单克隆抗体、表皮生长因子受体、人脑胶质瘤细胞表面抗原等修饰到 SPIO 表面,可以用于肿瘤特异性成像。血管生成相关因子、转铁蛋白等也被偶联到 SPIO,通过 MRI 在体内检测肿瘤。

对正常组织细胞受体具有高亲和力的分子也可修饰到 SPIO 表面。胆囊收缩素偶联 SPIO 可用于正常大鼠胰腺的 MR 受体成像。生物分布研究显示正常大鼠的胰腺组织信号显著增强,而肿瘤中信号并没有明显增强。阿拉伯半乳聚糖和去唾液酸胎球蛋白包被 SPIO 可靶向肝细胞,用于评估局灶性肝脏病变以及肝细胞功能。

Cheon 等[62, 63]报道了使用 $MnFe_2O_4$-曲妥珠单抗(赫赛汀)对乳腺癌进行活体成像。曲妥珠单抗特异性靶向过表达 HER2/Neu(人表皮生长因子受体 2)的乳腺癌细胞。1.5T MRI 显示注射探针后，R_2 增加 25%（1 小时）和 34%（2 小时）。使用 $MnFe_2O_4$-曲妥珠单抗探针，可以检测到小至 50 mm 的肿瘤[58]。高明远课题组提出"一锅法"制备表面具有羧基的 Fe_3O_4 纳米晶[64]。通过酰胺化反应，在 Fe_3O_4 纳米晶表面偶联抗癌胚抗原单克隆抗体 rch24，构建了 MR 分子成像探针。体外和体内实验均表明，探针可特异性靶向人结肠癌细胞和裸鼠移植瘤。与 Cheon 的研究不同，注射探针后 24 小时 T_2 降低达到最大值（10%～45%）[65]。

尽管抗体对肿瘤具有良好的靶向能力，但在 SPIO 纳米颗粒上偶联抗体不可避免增加其水动力尺寸，导致对生物屏障的穿透能力降低。利用小靶向分子构建磁共振分子影像探针是当前研究热点。整合素是广泛存在的膜蛋白，与健康组织相比，整合素 $\alpha_v\beta_3$ 在肿瘤细胞中上调，成为肿瘤检测的靶点。由于 RGD 肽及其衍生物比氧化铁粒子小得多，因此通过在 SPIO 粒子结合多个 RGD 分子可增加氧化铁粒子与靶细胞的结合效率。此外，其他功能性肽如氯毒素（CTX，一种 36 个氨基酸的肽）可同时用于 MR 分子成像和肿瘤治疗[66]。

4.4　磁共振分子影像应用

4.4.1　肿瘤 MRI

分子影像为肿瘤标志物提供了非侵袭性的在体检测方法。虽然 MRI 对生物标志物的分辨率优于放射性核素显像（RI）和 CT，但 MRI 的灵敏度低。近年来，人们开发了新型靶向 MRI 造影剂，有效提高了肿瘤 MRI 的灵敏度。使用新型靶向造影剂可以获取高空间分辨率 MR 图像，有利于检测小到几百个细胞、几百微米大小的肿瘤。

恶性肿瘤早期和精准检测是对其进行有效治疗的重要前提。MR 分子成像具有高分辨率、敏感和定量显示肿瘤标志物的潜力。对比增强 MRI 在临床中广泛用于原发性肿瘤表征、治疗反应评估和患者局部复发检测。利用 MRI 分子影像探针可实现肿瘤标志物高分辨率分子成像，提高肿瘤检测和鉴别诊断水平。

分子成像中的信号增强与 MRI 探针周围的水质子的 T_1 和 T_2 弛豫速率增加呈非线性关系。有效的 MR 分子影像需要肿瘤标志物结合足够量的高弛豫探针，产生可检测的增强信号。传统的磁共振造影剂弛豫率低，高顺磁性纳米粒子（如氧化铁）通常用于细胞表面上的分子靶标检测。动物模型实验证实靶向性顺磁纳米颗粒对肿瘤具有良好的 MR 分子成像能力。但纳米探针体内清除时间长，随之产生的安全问题制约了其临床开发。

开发安全、有效的 MR 分子影像探针对肿瘤分子影像的临床应用至关重要。临床转化的 MRI 分子影像探针必须满足安全要求。诊断靶向成像后，MR 分子影像探针最好能从体内快速、完全清除。高浓度分子靶标有利于小分子 MR 造影剂产生足够强的 MR 信号。理想的情况是,分子靶标仅在肿瘤组织中高表达,而在正常组织中不表达。使用具有高弛豫性的顺磁性材料可显著降低造影剂的剂量,提高 MR 分子成像的灵敏度。

通过在 Gd 临床对比剂上连接小肽 CLT1 和 CREKA,靶向肿瘤细胞外基质中纤维蛋白-纤维连接蛋白,可以实现肿瘤 MR 分子影像[48, 67]。小肽易于合成,有利于通过快速扩散结合实体肿瘤中的靶点。肿瘤细胞外基质中丰富性的标志物可以结合足够的探针,产生强 MR 信号。使用 CREKA 靶向的小分子探针——CREKA-Tris(Gd-DOTA)$_3$,能够检测到 $300~\mu m$ 以下的小鼠乳腺癌微转移,超过当前临床成像检出限(见图 4-3)[68]。

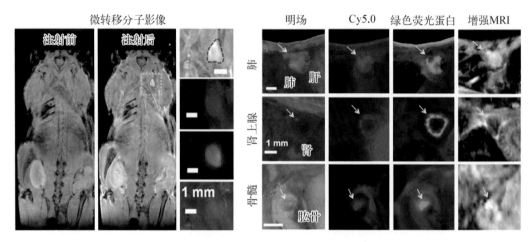

图 4-3　CREKA-Tris(Gd-DOTA)$_3$ 检测小鼠乳腺癌微转移

(图片修改自参考文献[68])

与肿瘤侵袭性相关的肿瘤蛋白 MRI 有望实现恶性肿瘤的精准检测和风险分级。外周血 B 型纤维连接蛋白(extradomain B-fibronectin,EBD-FN)是一种肿瘤相关纤维连接蛋白异构体,在多种侵袭性人肿瘤细胞外基质中高表达,而在正常组织中不表达[69]。它是上皮-间质转化的标志物,在诱导上皮-间质转化、癌细胞干性、肿瘤增殖和血管生成中起着关键作用。此外,其表达与患者存活呈负相关[70]。EDB-FN 的 MR 分子影像可有效检测和鉴别小鼠异种移植前列腺肿瘤的侵袭性[71]。EDB-FN 在肿瘤中的表达水平也可通过 T_1 图像定量测定。

具有高弛豫性的顺磁性材料可以提高 MRI 灵敏度。Gd 蛋白复合物 T_1 弛豫率高达 $25\sim50~s^{-1}\cdot mM^{-1}$,其使用剂量可以低至 $25~\mu mol/kg$[72]。Gd 蛋白复合物具有高稳定性和很少的组织积累。内嵌式钆富勒烯复合物是一种具有超高弛豫率的肿瘤分子影像探针[73]。钆富勒烯通常呈疏水性,需要转化为亲水性,从而提高其水溶液稳定性和 T_1 弛豫率。钆富勒烯的弛豫率比常规磁共振对比剂弛豫率高 20 倍。例如,$Gd@C_{60}(OH)x$ 的弛豫率为 $38.5~s^{-1}\cdot mM^{-1}$,$Gd@C_{82}(OH)_{40}$ 的弛豫率为 $81~s^{-1}\cdot mM^{-1}$[74]。在羟基

化 $Gd_3N@C_{80}$ 复合物上修饰白介素-13,可以构建肿瘤靶向 MR 分子影像探针[75]。静脉注射后在脑肿瘤优先累积,显著提高脑肿瘤信号强度。羟基化钆富勒烯的尺寸为 1 nm,可以从体内完全清除。其超高的弛豫率可以有效降低肿瘤分子成像的使用剂量。

大分子抗体具有高肿瘤靶向特异性,广泛用于构建磁共振探针。人表皮生长因子受体 2(HER-2/Neu 受体)是重要的肿瘤靶点。HER-2/Neu 包覆 SPIO 纳米颗粒,可构建肿瘤 MRI 分子影像探针。在体 T_2 加权 MRI 显示功能化的探针可以特异性地靶向细胞表面的 HER-2/Neu 受体。从靶向角度来看,抗体是构建特异性分子影像探针的理想靶向分子,但抗体修饰的探针水动力尺寸大,对生物屏障的穿透能力差,易被网状内皮系统摄取。因此,人们目前广泛使用单链抗体片段或分子量较小的多肽作为靶向分子,构建肿瘤靶向分子影像探针。单链抗体片段尺寸小,构建的分子影像探针的粒径较小,有利于穿过生物膜,不易被网状内皮系统摄取。此外,单链抗体片段不会失去抗原结合能力,其生产成本也比抗体低。利用 EGFR 单链抗体片段构建分子影像探针,可以特异性结合 EGFR,使肿瘤部位 MRI 信号降低。而未修饰单链抗体片段的纳米颗粒不会产生特异性 MRI 信号(见图 4-4)[76]。超过 50%的人类乳腺癌表达促黄体素释

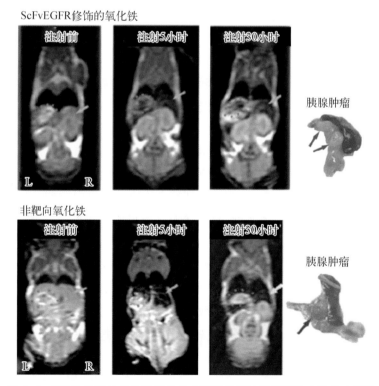

图 4-4　EGFR 单链抗体片段修饰的分子影像探针用于原位人胰腺癌异种
移植模型 MRI

(图片修改自参考文献[76])

放激素(luteinizing hormone-releasing hormone，LHRH)受体。LHRH 修饰的 SPIO 选择性地在原发肿瘤细胞和转移细胞中积累。许多肿瘤过表达转铁蛋白受体(TfRs)，转铁蛋白(Tf)修饰 SPIO 可用于神经胶质肉瘤和乳腺癌特异性检测[77]。

除多肽以外，叶酸(FA)作为肿瘤靶向小分子可以被许多人肿瘤细胞(包括卵巢癌、肺癌、乳腺癌、子宫内膜癌、肾癌和结肠癌等)表面过表达的叶酸受体识别。体外细胞靶向实验表明 SPIO-FA 与肿瘤细胞特异性结合。Choi[78]首次利用 FA 修饰 SPIO 进行体内肿瘤 MRI 研究，证实 SPIO-FA 能特异性结合肿瘤细胞，导致肿瘤信号强度下降 38%。SPIO-PEG-FA 造影剂使人鼻咽表皮癌的信号强度提高 20%～25%。肽和叶酸相比较于抗体的另一个优点是它们能更好地耐受有机溶剂和化学环境，可通过多种化学反应构建分子影像探针。

血管再生为癌细胞供应氧气和营养物质，是支持肿瘤生长、发展的关键过程。肿瘤血管表面的细胞黏附分子整合素 $\alpha_v\beta_3$ 是血管生成标志物。精氨酸-甘氨酸-天冬氨酸(RGD)可以与整合素 $\alpha_v\beta_3$ 特异性结合，RGD 与氧化铁纳米粒子结合可以检测肿瘤，包括乳腺癌、恶性黑色素瘤和鳞状细胞癌。靶向肿瘤血管后，RGD 修饰的超顺磁性氧化铁颗粒导致 T_2 弛豫变化。T_2 信号变化与整合素 $\alpha_v\beta_3$ 表达水平相关。此外，RGD 修饰的 SPIO 还可用于评价肺癌血管生成状态以及人胶质瘤靶向成像[79]。

4.4.2　肝脏疾病 MRI

肝脏疾病包括肝纤维化、病毒性肝炎和肝癌，是全世界范围内的主要健康问题之一。肝纤维化的发病机制来源于慢性肝损伤。纤维化与细胞外基质蛋白，包括胶原蛋白、蛋白聚糖和其他大分子过度累积相关。高度肝纤维化导致肝硬化和肝衰竭，需要进行肝移植。此外，慢性病毒性肝炎极易转化为肝癌。

组织学检查是肝纤维化诊断和分期的标准方法，但组织学检查存在侵袭性和取样随机性的缺点，并可能引入并发症，不适合肝纤维化诊断和纵向监测。目前，MRI 已用于慢性肝病诊断和治疗监测。传统的 MRI 能够观察肝脏的形态改变，但并不能清楚地显示纤维化。对比增强 MRI 可以提供肝组织异常的细胞信息(如纤维化)。Kupffer 细胞在肝脏正常生理和先天免疫反应中发挥重要作用。由于 Kupffer 细胞与多种肝脏疾病的发病机制有关，监测 Kupffer 细胞活性可以为肝脏诊断提供有价值的信息[80]。相较于纤维化区域，健康肝组织对 SPIO 摄取量更高，导致正常组织的 T_2 加权图像的信号强度显著降低[81]。此外，由于原发性或转移性肝肿瘤缺少 Kupffer 细胞，不能积累 SPIO，该方法也可用于原发性或转移性肝肿瘤检测[82]。研究发现使用海藻酸包覆 SPIO 可监测动物模型肝脏病变。注射造影剂后，80% 的 SPIO 积聚在肝脏中，降低了健康肝组织信号强度，突显大鼠肝癌的高信号[83]。然而，在某些类型的肝损害中，如肝细胞腺瘤、局灶性结节增生，细胞仍然具有吞噬活性，SPIO 累积与正常肝组织相同。对于这些患者,MRI 不能精确诊断疾病。使用 SPIOs 和钆基造影剂进行双重对比成像可增强肝脏病灶清晰度,适用于肝纤维化检测。SPIO 降低背景肝组织信号,钆基造影剂增强纤维化组织内水信号,两者的协同作用可以实现肝脏纤维化精准成像。

针对肝细胞进行成像具有重要意义。通过在 SPIO 表面修饰不同靶向分子(如抗体、肽、核酸或糖蛋白),可实现对肝细胞靶向成像。由于肝细胞具有高密度去唾液酸糖蛋白受体,可以与糖蛋白(如半乳糖)结合,因此用糖蛋白修饰 SPIO 可实现肝细胞靶向。此外,SPIO 还被用于检测细胞凋亡,评估肿瘤进展和治疗疗效[84]。通过凋亡识别多肽(肽序列:TLVSSL)修饰 PEG 化的 SPIO 对辐射诱导的细胞凋亡具有选择性[85]。β-葡聚糖修饰的 SPIO 可用于肝转移 MRI 诊断。β-葡聚糖修饰的 SPIO 通过 Dectin-1 受体靶向免疫细胞,SPIO 与免疫细胞的特异性相互作用可精准检测缺乏免疫细胞的转移区域[86]。

4.4.3 胃肠道 MRI

常规 MRI 对胃肠道疾病的成像对比度和分辨率较差,而 MRI 造影剂能克服这一不足。胃肠道疾病 SPIO 造影剂通常是口服给药,用于准确评估肠壁表面情况。在 MRI 研究中,通常认为肠壁的厚度和强化度的增加,是肠道炎症的重要标志。口服造影剂能高灵敏度显示溃疡性结肠炎黏膜和肠壁的形态信息。SPIO 口服造影剂表面通常修饰硅烷或聚苯乙烯等,悬浮在增黏剂中,防止在胃肠道中聚集、消化。

溃疡性结肠炎或克罗恩病与中性粒细胞、自然杀伤细胞、肥大细胞和调节性 T 细胞的增加有关。肿瘤坏死因子-α(TNF-α)、干扰素-γ(IFN-γ)、白细胞介素(IL)-17 和基质金属蛋白酶等炎性物质的分泌可引起肠黏膜下层、肌层、浆膜层等深部组织的溶解[87]。在溃疡性结肠炎或克罗恩病中,肠管与炎症细胞相互作用,吸收 SPIO,使其在感染区蓄积。SPIO 增强 MRI 可区分肠道非特异性肿胀和炎症区域。

对于溃疡性结肠炎或克罗恩病患者,发生结肠癌的风险增高。对于这些患者,在诊断、治疗和后续监测期间的电离辐射影响很大。因此,细胞特异性 MRI 为此类患者提供了更安全的诊断方案。使用口服 SPIO 进行结肠成像,这些颗粒由结肠细胞运输到组织深层。胃肠道屏障控制营养素的有效运输,同时阻止不安全分子进入体内。胃肠道屏障是 SPIO 口服造影剂必须穿过的屏障。但目前针对人结肠细胞对 SPIO 摄取和转运的研究还很少。

4.4.4 淋巴结 MRI

淋巴系统像遍布全身的血液循环系统一样,也是一个网状的液体系统。该系统由淋巴组织、淋巴管道及淋巴液组成。淋巴系统疾病包括淋巴瘤、淋巴管肉瘤、淋巴管瘤和淋巴结转移性疾病。淋巴结转移与许多癌症不良预后相关,对癌症分期非常重要。

癌细胞的扩散最初发生在靠近肿瘤部位的淋巴结。因此，开发无创、组织特异性、高灵敏度的淋巴结成像技术有助于癌症分期、新辅助治疗和确定患者预后。MRI 是淋巴结的重要成像方式。尽管通过成像测量淋巴结大小可以评估淋巴结中癌细胞的侵入，但尺寸标准不适于评估淋巴结微转移。另外一个标准是肿瘤浸润后淋巴结形态更圆，但这也不能显示微转移。SPIO 可以靶向网状内皮系统，是淋巴结成像的首选造影剂之一。静脉或皮下注射后，SPIO 通过两种途径进入淋巴结：① SPIO 通过高内皮淋巴结小静脉进入淋巴结；② SPIO 通过跨毛细血管通道进入间质，进而被引流淋巴管吸收并通过传入淋巴管输送到淋巴结[88]。SPIO 的理化性质，如大小、表面电荷和表面涂层，直接影响其进入淋巴结。小于 50 nm 的 SPIO 可以跨越毛细血管壁迁移至淋巴结、骨髓、肝脏和脾脏，而 150 nm 或更大的 SPIO 进入肝脏和脾脏[89]。

由超顺磁氧化铁组成的 Ferumoxtran-10 是第一个也是研究最多的淋巴成像造影剂。正常功能的健康淋巴结中，巨噬细胞会摄取大量的 SPIO，缩短 T_2 和 T_2^* 时间，导致信号强度显著降低，淋巴结 MR 图像变暗。恶性肿瘤浸润的淋巴结缺乏巨噬细胞，Ferumoxtran-10 摄取低，SPIO 无法进入淋巴结，导致淋巴结高 MR 信号。对于部分转移或微转移，则显示等信号或异质信号[90]。基于上述机制，SPIO 增强 MRI 可用于区分骨髓、脾脏的正常组织和肿瘤组织[91]。SPIO 增强 MRI 已用于淋巴成像和前哨淋巴结（SN）分析，对癌症进行分期。在 T_1、T_2 或 T_3 期前列腺癌患者中，SPIO 增强 MRI 可以确定所有转移性淋巴结，比常规 MRI 具有更高的敏感性。SPIO 增强 MRI 提高了其他癌症淋巴结转移检测的敏感性、特异性和准确性，如膀胱癌、睾丸癌、阴茎癌、食管癌、直肠癌、子宫内膜癌和宫颈癌。

淋巴结含有多种免疫细胞，如 T 细胞和 B 细胞。T 细胞不仅与一些自身免疫性疾病发病机制相关，而且也在癌症免疫治疗中发挥作用。葡聚糖修饰的氧化铁可以标记 T 细胞，通过 MRI 实现 T 细胞可视化，揭示 T 细胞募集的分子机制，优化细胞疗法。树突状细胞（DC）也与癌症免疫治疗相关。DC 激活后，迁移到淋巴结，与 T 细胞和 B 细胞相互作用，从而启动适应性免疫应答[92]。Vries 等[93] 报道了用自体 DC 对黑色素瘤患者实施免疫治疗。在超声引导下给予患者氧化铁标记的 DC。标记的 DC 仍保持良好的抗原提呈和迁移能力。在 8 例Ⅲ期黑色素瘤患者中，注射 SPIO 标记的自体 DC，随后通过 MRI 监测 DC 的输送和对近端淋巴结的迁移，证实了 SPIO 增强 MRI 能够有效地追踪 DC 的体内迁移。

4.4.5　中枢神经系统疾病 MRI

MRI 是目前中枢神经系统疾病最重要的无创性成像工具。中枢神经系统疾病种类繁多，既有免疫系统和炎性病变，如多发性硬化症、创伤性神经损伤等，也有血管源性疾病如脑卒中等，还可见各种原发和继发性肿瘤。多发性硬化症是以中枢神经系统白质脱髓鞘和轴突丧失为特点的一种炎性病变。病变区常可见自身反应性 T 细胞、T 辅助细胞和巨噬细胞的浸润。研究发现,吞噬小胶质细胞和血源性巨噬细胞在脱髓鞘过程中发挥关键作用[94]。目前用于多发性硬化症诊断的 MRI 造影剂是非特异性 Gd 复合物,主要反映病变区域由于炎症反应导致的血-脑屏障(blood brain barrier,BBB)的破坏[95]。也有学者应用 SPIO 进行这类疾病的研究,由于 SPIO 能够被巨噬细胞吞噬,进行细胞成像,可以提供除血-脑屏障破坏以外的细胞学信息。

在生理条件下,非靶向的 SPIO 很难通过 BBB。在过敏性脑脊髓炎研究中,基于 SPIO 的 MR 增强不同于 Gd 造影剂 MR 增强。基于 Gd 造影剂的 MRI 可检测 BBB 渗漏。在过敏性脑脊髓炎研究中,组织学检查证实 SPIO 主要定位于中枢神经系统实质的巨噬细胞。由于 SPIO 太大而无法被动扩散穿过 BBB,因此推测 SPIO 通过单核细胞迁移,穿过 BBB[94]。

缺血性脑卒中是由于局部脑组织血供不足,引发强烈的局部炎症反应。炎症反应包括小胶质细胞活化以及单核细胞浸润。这些细胞产生细胞毒性物质,它们可能加重缺血性组织损伤。基于 SPIO 的 MRI 在脑卒中的主要应用包括显示受影响区域,揭示 BBB 破坏程度,以及显示大脑内免疫细胞的运动和迁移[96]。Saleh 等[97] 在 10 名患者脑卒中发病后 5～7 天使用氧化铁 sinerem,开创了缺血性卒中的临床 MRI 研究,发现脑 MRI 信号与巨噬细胞的预期分布一致。

SPIO 增强 MRI 也可用于研究脑恶性肿瘤,包括原发性脑肿瘤和由中枢神经系统以外的恶性肿瘤引起的脑转移瘤。脑胶质瘤是最常见的原发性脑肿瘤。由于 SPIO 可以被炎细胞吞噬,并迁移至肿瘤组织内,因此,利用 SPIO 增强 MRI 可以检测出肿瘤内炎性细胞与正常脑组织的差异,描绘肿瘤边界,测量肿瘤体积[98,99]。Zimmer 等[100] 在植入 C6 胶质瘤细胞的大鼠中静脉注射 SPIO,在 T_1 加权图像上,肿瘤相对于正常脑组织呈高信号。较小肿瘤呈现出相当均匀的高信号,而在较大的肿瘤中观察到同心环信号,表明巨噬细胞浸润。

4.4.6　心血管疾病 MRI

MRI 能够在多个层次评价心血管病理生理学改变。随着 MR 分子影像技术在心血管疾病应用的快速发展,有望对心血管医学产生重要影响。

钆造影剂用于细胞外 MRI 已有 20 多年,钆造影剂的检测限在微摩尔范围内,明显优于碘造影剂毫摩尔水平的检出值。然而,许多心血管系统中的分子靶点表达水平处于纳摩尔范围,常规钆造影剂的检测灵敏度对于分子 MRI 来说是不够的。此外,常规钆 MRI 造影剂血液半衰期短,这也限制了它们的分子成像应用。

人们已经开发出多种新型钆造影剂克服上述不足,包括对白蛋白具有强亲和力的钆螯合物、含钆的高密度脂蛋白样纳米颗粒、含钆胶束和含钆脂质体。这些新的钆造影剂具有更长的血液半衰期和更高的 R_1。大多数临床上批准的钆螯合物的 R_1 为 4 s^{-1} · mM^{-1}[101]，但是上述钆造影剂 R_1 值达到 10～20 s^{-1} · mM^{-1}[102, 103]。

SPIO 在人体中的血液半衰期为 24 小时，而在小鼠中的半衰期为 11 小时[104]。SPIO 小尺寸和长循环半衰期使其能够进入病灶区，如动脉粥样硬化斑块。此外，SPIO 的 R_2 高达 150 s^{-1} · mM^{-1}[105]，高弛豫性使其具有高的 MRI 敏感性，可以检测低表达的靶向分子，如 VCAM-1[106, 107]。

心肌损伤超急性期的特征是毛细血管通透性增加。因此，SPIO 可以用来标定心肌危险区域。然而，在没有活性配体结合的情况下，SPIO 随后会从急性损伤处清除，因此需要靶向成像。急性心肌损伤过程中可发生一系列生物学过程，如心肌细胞凋亡、心肌细胞坏死和自由基释放。Annexin V 可结合凋亡细胞表面的磷脂酰丝氨酸[108]。MRI 能够获得细胞凋亡过程的高分辨率图像，评估心肌功能。Annexin V 标记的探针在受损心肌中产生负对比增强，而未标记的对照探针注射小鼠时，心肌信号强度无明显变化。最近有报道 Annexin V 修饰的含钆脂质体也可用于离体大鼠心肌细胞凋亡成像[109]。

动脉粥样硬化和高血压是最常见的心血管疾病。动脉粥样硬化的 MR 分子影像主要检测斑块脂质含量、斑块炎症、斑块血栓形成和斑块血管生成。钆氟化物是一种新型钆螯合物，具有亲脂性和长循环半衰期，优先在富含脂质的动脉粥样硬化斑块中累积。含钆的高密度脂蛋白样纳米颗粒同样在粥样硬化斑块中积聚，它们的摄取率与斑块的脂质和巨噬细胞含量相关。富含巨噬细胞的斑块比巨噬细胞含量低的斑块更快地摄取探针。

在动脉粥样硬化中，氧化血浆低密度脂蛋白（LDL）颗粒侵袭内皮细胞，导致上皮内层炎症反应。巨噬细胞对 SPIO 的吞噬可以显示动脉粥样硬化斑块。动物研究显示 SPIO 被动积聚在发炎的动脉粥样硬化斑块中，主动脉壁的信号强度降低。发炎动脉的巨噬细胞积聚可用于估计患者的炎症和卒中风险。临床前研究表明，Ferumoxtran-10 可对颈动脉或主动脉粥样斑块进行成像[110]。

利用靶向分子修饰 SPIO 表面可以增强靶向性，显示分子事件。细胞黏附分子（CAM）如 VCAM-1、ICAM-1 和选择素能够靶向血管病变中的内皮细胞[111]。Tsourkas 等[112]报道使用靶向 VCAM-1 的 SPIO 诊断血管炎症。他们利用 VCAM-1 单克隆抗体修饰 Cy5.5-SPIO，证明在 TNF-α 刺激的小鼠耳部脉管系统中，可以对 VCAM-1 进行在体成像。最近，与 VCAM-1 特异性环肽结合的 SPIO 已经用于体内检测早、中、晚期动脉粥样硬化斑块中的血管炎症（17.6 T 超高场强 MRI）。利用对 VCAM-1 亲和性肽修饰 USPIO，可以动态显示斑块生物学过程[113]。

4.4.7 MRI 在肿瘤免疫治疗中的应用

免疫治疗通过触发患者自身的免疫系统引起抗肿瘤反应，为肿瘤治疗提供了一种新的方法。淋巴细胞($CD4^+$和$CD8^+$ T 细胞)和自然杀伤细胞(NK 细胞)等显示了良好的治疗肿瘤的疗效。目前,离体免疫组化是监测这些治疗细胞生物分布的常规方法。在体内无创性监测细胞的迁移有利于促进细胞疗法的发展。此外,免疫治疗反应主要通过监测肿瘤大小、肿瘤标志物和生存率进行评估,这需要数周至数月甚至数年的时间。免疫细胞在肿瘤部位的定位是治疗响应的重要标志,目前主要通过有创组织学分析进行检测。

分子成像技术为在体内无创地示踪细胞提供了重要手段,可以实时评估细胞治疗效果。通过将 MRI 探针引入细胞或附着在细胞表面,实现对细胞的 MRI。成像信号可作为治疗响应的标志,观察对免疫治疗是否有反应。被 FDA 批准用于临床的氧化铁纳米粒子为在体的治疗细胞检测开辟了一种新的方法。氧化铁纳米颗粒标记的细胞在 MRI 上产生低信号,并显示出良好的临床转化的前景。Sheu 等[114]发现经动脉灌注氧化铁纳米粒子标记的 NK-92 细胞可导致肿瘤 T_2^* 信号改变。

在最近研究中,通过基因工程处理肿瘤 NK 细胞,使其识别肿瘤相关表面抗原,对肿瘤细胞显示出显著毒性,而对正常健康细胞的影响很小或没有影响,有效降低了对正常细胞的毒性。这些肿瘤抗原包括乳腺癌和卵巢癌细胞中的 ErbB2/HER2 受体酪氨酸激酶、前列腺癌细胞中的泛癌抗原-上皮细胞黏附分子(EPCM)和 B 细胞恶性肿瘤中的 CD20 分化抗原。利用菲立磁标记 EpCAM 靶向 NK 细胞,在 EpCAM 阳性前列腺癌中显示出显著降低的 T_2^* 信号[115]。得到的 R_2^* ($R_2^* = 1/T_2^*$)弛豫图可定量肿瘤和其他组织中的标记细胞。图 4-5 是 Daudi Burkitt 淋巴瘤小鼠模型注射菲立磁标记的 NK 细胞之前和注射后 6 小时后的 T_2^* 加权图和 R_2^* 图[116]。肿瘤区域具有高 R_2^* 信号。MRI 可以提供一种无创、实时的免疫细胞示踪和早期疗效响应监测方法。

4.4.8 炎症成像

炎症参与多种疾病的发病机制,包括感染、缺血、类风湿关节炎、动脉粥样硬化、移植物排斥和肿瘤转移等,因此监测炎症过程具有重要的临床意义[117]。为实现这一目的,通过细胞内吞作用,可获得 SPIO 标记的靶向炎症细胞(如巨噬细胞)。SPIO 标记的巨噬细胞通过炎症过程侵入组织。这种方法已用于研究中枢神经系统炎症[118]。此外,开发特异性 MR 造影剂,可靶向炎症相关受体。这些标志物包括细胞黏附分子(CAM),如 E-选择素,其含量在发生炎症的白细胞和内皮细胞中增高[119]。用抗人 E-选择素蛋白抗体修饰 SPIO 可对人内皮细胞中 E-选择素的表达进行研究[120]。

4.4.9 干细胞标记与示踪

随着细胞生物学,特别是干细胞治疗的快速发展,需继续发展细胞标记和示踪技术,评价细胞在体内的迁移、分化和治疗效果。使用 SPIO 标记细胞,可以在 T_2^* 加权

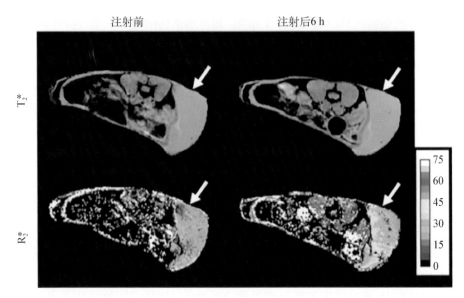

图 4-5　示踪 Daudi Burkitt 淋巴瘤小鼠模型中的 NK 细胞

（图片修改自参考文献[116]）

MRI 中产生信号损失，获得细胞在体信息。利用阳离子材料修饰 SPIO，使纳米探针的表面带正电，可以提高 MRI 探针对细胞的标记效率。此外，通过穿膜肽 TAT 修饰 SPIO 也可以显著增加细胞的磁性标记物含量[121]。

间充质干细胞（MSC）来源于骨髓，在受损/患病的间充质组织再生过程中具有重要作用。SPIO 是用于检测体内移植细胞使用最多的 MRI 造影剂。利用 SPIO 标记干细胞有助于了解干细胞的生物行为和迁移过程。由于软骨没有脉管系统，因此其自我再生能力较差。创伤、骨关节炎和类风湿关节炎通常会引起软骨缺损。干细胞通过其再生能力可以恢复受损软骨的功能。骨髓来源的 MSC 和软骨细胞是用于软骨再生的两种主要细胞。SPIO 标记可研究这些细胞移植后的体内命运，评估它们的存活程度，及其在靶组织中的融合程度。

人胚胎干细胞有望用于心脏病再生治疗。跟踪体内移植细胞可以更好地理解心脏修复和再生机制。使用 SPIO 标记干细胞，需要初步评估其对干细胞性质和分化潜力的影响[122]。体外研究表明，SPIO 不影响胚胎干细胞的活力和分化。动物心肌内注射 SPIO 标记的非分化胚胎干细胞后，显著改善了左心室射血分数。同时，在胚胎干细胞组的注射部位观察到明显的低信号。

骨髓干细胞注射到梗死动物心脏后，分化成 3 种主要的细胞类型：心肌细胞、平滑肌细胞和内皮细胞。通过这些细胞诱导新血管生成，从而恢复心脏功能。用微米级氧化铁颗粒标记骨髓干细胞，移植到大鼠体内后，通过 MRI 示踪[123]。在将细胞直接注射到心肌中时，大部分细胞保留在注射部位附近。采用静脉注射细胞，发现其滞留在梗死的瘢痕中。尽管注射后 10 周细胞仍保留在心肌中,但未改善梗死大鼠心脏的形态和功能,也未增加新血管形成。Delo 等[124]用微米级氧化铁颗粒标记人羊水干细胞(hAFSC),并使用 7.0 T MRI 研究这些细胞注射到小鼠心脏后的结果。他们发现标记不会影响 hAFSC 的增殖和分化,可以根据 MR 信号强度在不同时间点动态评估干细胞数量。

脊髓损伤(SCI)目前尚无治疗方法。最近发现,干细胞移植对动物模型脊髓损伤后的恢复有所改善,为改善脊髓损伤患者状态带来了希望。为了实现这些疗法的临床转化应用,必须明确细胞给药的最佳途径,需要移植的细胞数量以及损伤后的治疗窗口。使用 SPIO 进行干细胞标记为解决以上问题提供了很好的方法。将标记的干细胞通过蛛网膜下隙注入脊髓损伤大鼠,MRI 结果表明,骨髓间充质干细胞逐渐迁移到受损脊髓,证实了 MRI 在脊髓损伤治疗中的巨大价值和潜力[125]。

动物研究表明干细胞移植可以治疗卒中,但机理尚不清楚。研究人员使用诱导炎症大鼠模型评估神经嵴干细胞和骨髓干细胞的归巢潜力[126]。首先使用 SPIO 标记细胞,进一步修饰 FITC 和穿膜肽 TAT,然后直接植入或在静脉注射递送细胞。标记细胞在 T_2 加权 MR 图像上显示为低信号。在具有局灶性炎症的动物中,移植细胞向病变部位移动,到达病变部位后,它们就停止迁移。

4.5 展望

分子影像学在疾病早期诊断、分期、个体化治疗和治疗监测等多个方面发挥重要作用。磁共振分子成像可用于组织解剖成像、探测血管和水分子扩散,对细胞的特异性靶点进行成像,监测分子和细胞过程,包括代谢、细胞凋亡、细胞增殖和不同代谢物的体内生物合成途径。DCE-MRI 和 DWI 已经用于临床成像,还有一些新的 MRI 方法正在进行临床评估。然而,将临床前工具转化为常规临床技术是一个复杂的过程,往往需要经过多年的开发、完善。即使对于相对简单的技术(例如 DWI),通常也需要特殊的软件、序列和技术支持。高特异性的分子和细胞 MRI 探针是非侵入成像的有力工具,有助于提高对重大临床疾病的分子过程的理解。新的造影剂为精准 MRI 提供了重要工具,但其临床转化需要经过严格的临床前和临床试验,确保其安全性和有效性。

肿瘤 MR 分子成像已经取得诸多重大进展。分子影像已经使前列腺癌、卵巢癌和肺癌等肿瘤患者获益。设计构建具有高弛豫率的新型靶向 MRI 造影剂,靶向肿瘤高表达的分子标志物,能够有效提高 MR 分子成像灵敏度,从而提高肿瘤早期检测准确性。一些小分子肽靶向的 Gd 造影剂目前正处于临床转化阶段。MR 分子影像的发展将实现肿瘤标志物的高分辨率、高灵敏和定量检测。分子成像实现肿瘤早期诊断,采取主动治疗策略,在最佳治疗阶段检测、治疗疾病,挽救更多患者的生命。在心血管疾病领域,

MR 分子影像有望促进心血管疾病的早期检测、风险评估和个体化疗法,监测治疗疗效。SPIO 在干细胞示踪中的应用,为我们提供了细胞移植后的命运和迁移行为信息,有助于再生疗法的临床转化。磁共振分子成像将为疾病的早期诊断、治疗计划和疗效监测的改善铺平道路。

参考文献

[1] Terreno E, Castelli D D, Viale A, et al. Challenges for molecular magnetic resonance imaging [J]. Chem Rev, 2010, 110(5): 3019-3042.

[2] Aboian M, Ang E C, Biega T, et al. Neuroimaging pharmacopoeia [M]. Switzerland: Springer International Publishing, 2015.

[3] Gore J C, Manning C H, Quarles C. et al, Magnetic resonance in the era of molecular imaging of cancer [J]. Magn Reson Imaging, 2011, 29(5): 587-600.

[4] Damadian R. Tumor detection by nuclear magneticresonance [J]. Science, 1971, 171(3976): 1151-1153.

[5] Caravan P. Protein-targeted gadolinium-based magnetic resonance imaging (MRI) contrast agents: design and mechanism of action [J]. Acc Chem Res, 2009, 42(7): 851-862.

[6] Padhani A R. Dynamic contrast-enhanced MRI in clinical oncology: current status and future directions [J]. J Magn Reson Imaging, 2002, 16(4): 407-422.

[7] Maxwell R J, Wilson J, Prise V E, et al. Evaluation of the anti-vascular effects of combretastatin in rodent tumours by dynamic contrast enhanced MRI [J]. NMR Biomed, 2002, 15(2): 89-98.

[8] Tofts P S, Brix G, Buckley D L, et al. Estimating kinetic parameters from dynamic contrast-enhanced T_1-weighted MRI of a diffusable tracer: standardized quantities and symbols [J]. J Magn Reson Imaging, 1999, 10(3): 223-232.

[9] Moseley M E, Cohen Y, Mintorovitch J, et al. Early detection of regional cerebral ischemia in cats: comparison of diffusion- and T_2-weighted MRI and spectroscopy [J]. Magn Reson Med, 1990, 14(2): 330-346.

[10] Urenjak J, Williams S R, Gadian D G, et al. Specific expression of N-acetylaspartate in neurons, oligodendrocyte-type-2 astrocyte progenitors, and immature oligodendrocytes in vitro [J]. J Neurochem, 1992, 59(1): 55-61.

[11] Porto L, Kieslich M, Franz K, et al. MR spectroscopy differentiation between high and low grade astrocytomas: a comparison between paediatric and adult tumours [J]. Eur J Paediatr Neuro, 2011, 15(3): 214-221.

[12] Maheshwari S R, Mukherji S K, Neelon B, et al. The choline/creatine ratio in five benign neoplasms: comparison with squamous cell carcinoma by use of in vitro MR spectroscopy [J]. Am J Neuroradiol, 2000, 21(10): 1930-1935.

[13] Moestue S A, Borgan E, Huuse E M, et al. Distinct choline metabolic profiles are associated with differences in gene expression for basal-like and luminal-like breast cancer xenograft models [J]. BMC Cancer, 2010(1), 10: 433.

[14] Meisamy S, Bolan P J, Baker E H, et al. Neoadjuvant chemotherapy of locally advanced breast cancer: predicting response with in vivo ^{1}H MR spectroscopy-a pilot study at 4 T [J]. Radiology,

2004，233(2)：424-431.

[15] Iorio E，Mezzanzanica D，Alberti P，et al. Alterations of choline phospholipid metabolism in ovarian tumor progression [J]. Cancer Res，2005，65(20)：9369-9376.

[16] Eliyahu G，Kreizman T，Degani H. Phosphocholine as a biomarker of breast cancer：molecular and biochemical studies [J]. Int J Cancer，2007，120(8)：1721-1730.

[17] Kemp G J，Meyerspeer M，Moser E. Absolute quantification of phosphorus metabolite concentrations in human muscle in vivo by 31P MRS：a quantitative review [J]. NMR Biomed，2007，20(6)：555-565.

[18] Park J M，Park J H. Human in vivo ^{31}P MR spectroscopy of benign and malignant breast tumors [J]. Korean J Radiol，2001，2(2)：80-86.

[19] Gerweck L E，Koutcher J，Zaidi S T. Energy status parameters，hypoxia fraction and radiocurability across tumor types [J]. Acta Oncol，1995，34(3)：335-338.

[20] Nordsmark M，Grau C，Horsman M R，et al. Relationship between tumour oxygenation，bioenergetic status and radiobiological hypoxia in an experimental model [J]. Acta Oncol，1995，34(3)：329-334.

[21] Zhou J，Payen J F，Wilson D A，et al. Using the amide proton signals of intracellular proteins and peptides to detect pH effects in MRI [J]. Nat Med，2003，9(8)：1085-1090.

[22] Jones C K，Schlosser M J，van Zijl P C，et al. Amide proton transfer imaging of human brain tumors at 3T [J]. Magn Reson Med，2006，56(3)：585-592.

[23] Sagiyama K，Mashimo T，Togao O，et al. In vivo chemical exchange saturation transfer imaging allows early detection of a therapeutic response in glioblastoma [J]. P Natl Acad Sci USA，2014，111(12)：4542-4547.

[24] Cai K，Haris M，Singh A，et al. Magnetic resonance imaging of glutamate [J]. Nat Med，2012，18(2)：302-306.

[25] Haris M，Cai K，Singh A，et al. In vivo mapping of brain myo-inositol [J]. Neuroimage，2011，54(3)：2079-2085.

[26] Haris M，Nanga R P，Singh A，et al. Exchange rates of creatine kinase metabolites：feasibility of imaging creatine by chemical exchange saturation transfer MRI [J]. NMR Biomed，2012，25(11)：1305-1309.

[27] Walker-Samuel S，Ramasawmy R，Torrealdea F，et al. In vivo imaging of glucose uptake and metabolism in tumors [J]. Nat Med，2013，19(8)：1067-1072.

[28] Song X，Airan R D，Arifin D R，et al. Label-free in vivo molecular imaging of underglycosylated mucin-1 expression in tumour cells [J]. Nat Commun，2015，6：6719.

[29] Mazooz G，Mehlman T，Lai T S，et al. Development of magnetic resonance imaging contrast material for in vivo mapping of tissue transglutaminase activity [J]. Cancer Res，2005，65(4)：1369-1375.

[30] Shiftan L，Israely T，Cohen M，et al. Magnetic resonance imaging visualization of hyaluronidase in ovarian carcinoma [J]. Cancer Res，2005，65(22)：10316-10323.

[31] Haris M，Singh A，Mohammed I，et al. In vivo magnetic resonance imaging of tumor protease activity [J]. Sci Rep，2014，4：6081.

[32] Li C. Poly (L-glutamic acid)-anticancer drug conjugates [J]. Adv Drug Deliver Rev，2002，54(5)：695-713.

[33] Acharya A，Das I，Chandhok D，et al. Redox regulation in cancer：a double-edged sword with

therapeutic potential [J]. Oxid Med Cell Longev, 2010, 3(1): 23-34.

[34] Cai K, Xu H N, Singh A, et al. Breast cancer redox heterogeneity detectable with chemical exchange saturation transfer (CEST) MRI [J]. Mol Imaging Biol, 2014, 16(5): 670-679.

[35] Choi S H, Cho H R, Kim H S, et al. Imaging and quantification of metastatic melanoma cells in lymph nodes with a ferritin MR reporter in living mice [J]. NMR Biomed, 2012, 25 (5): 737-745.

[36] Cohen B, Dafni H, Meir G, et al. Ferritin as an endogenous MRI reporter for noninvasive imaging of gene expression in C6 glioma tumors [J]. Neoplasia, 2005, 7(2): 109-117.

[37] Vandsburger M H, Radoul M, Addadi Y, et al. Ovarian carcinoma: quantitative biexponential MR imaging relaxometry reveals the dynamic recruitment of ferritinexpressing fibroblasts to the angiogenic rim of tumors [J]. Radiology, 2013, 268(3): 790-801.

[38] Arena F, Singh J B, Gianolio E, et al. Beta-Gal gene expression MRI reporter in melanoma tumor cells. Design, synthesis, and in vitro and in vivo testing of a Gd(Ⅲ) containing probe forming a high relaxivity, melanin-like structure upon beta-Gal enzymatic activation [J]. Bioconjugate Chem, 2011, 22(12): 2625-2635.

[39] Rudin M. Molecular imaging: basic principles and applications in biomedical research [M]. 2nd ed. London: Imperial College Press, 2013.

[40] Zhu F, Chen G, Wang S, et al. Dual-modality imaging probes with high magnetic relaxivity and near-infrared fluorescence based highly aminated mesoporous silica nanoparticles [J]. J Nanomater, 2016, 6502127.

[41] Pilch J, Brown D M, KomatsuM, et al. Peptides selected for binding to clotted plasma accumulate in tumorstroma andwounds [J]. P Natl Acad Sci USA, 2006, 103(8): 2800-2804.

[42] Artemov D, Mori N, Ravi R, et al. Magnetic resonance molecular imaging of the HER-2/neu receptor [J]. Cancer Res, 2003, 63(11): 2723-2727.

[43] Curtet C, Maton F, Havet T, et al. Polylysine-Gd-DTPAn and polylysine-Gd-DOTAn coupled to anti-CEA F(ab)2 fragments as potential immunocontrast agents. Relaxometry, biodistribution, and magnetic resonance imaging in nude mice grafted with human colorectal carcinoma [J]. Invest Radiol, 1998, 33(10): 752-761.

[44] Xu H, Regino CAS, Koyama Y, et al. Preparation and preliminary evaluation of a biotin-targeted, lectin-targeted dendrimer-based probe for dual-modality magnetic resonance and fluorescence Imaging [J]. Bioconjugate Chem, 2007, 18(5): 1474-1482.

[45] Huang R Q, Han L, Li J F, et al. Chlorotoxin-modified macromolecular contrast agent for MRI tumor diagnosis [J]. Biomaterials, 2011, 32(22): 5177-5186.

[46] Swanson S D, Kukowska-Latallo J F, Patri A K, et al. Targeted gadolinium-loaded dendrimer nanoparticles for tumorspecific magnetic resonance contrast enhancement [J]. Int J Nanomed, 2008, 3(2): 201-210.

[47] Wiener E C, Brechbiel M W, Brothers H, et al. Dendrimer-based metal chelates: a new class of magnetic resonance imaging contrast agents [J]. Magn Reson Med, 1994, 31(1): 1-8.

[48] Tan M Q, Wu X M, Jeong E K, et al. Peptide-targeted nanoglobular Gd-DOTA monoamide conjugates for magnetic resonance cancer molecular imaging [J]. Biomacromolecules, 2010, 11 (3): 754-761.

[49] Storrs R W, Tropper F D, Li H Y, et al. Paramagnetic polymerized liposomes-synthesis, characterization, and applications for magnetic-resonance-imaging [J]. J Am Chem Soc, 1995, 117

(28)：7301-7306.

[50] Kamaly N, Kalber T, Thanou M, et al. Folate receptor targeted bimodal liposomes for tumor magnetic resonance imaging [J]. Bioconjugate Chem, 2009, 20(4)：648-655.

[51] Caravan P, Cloutier N J, Greenfield M T, et al. The interaction of MS-325 with human serum albumin and its effect on proton relaxation rates [J]. J Am Chem Soc, 2002, 124 (12)：3152-3162.

[52] Pileni M P. Reverse micelles as microreactors [J]. J Phys Chem, 1993(27), 9727：6961-6973.

[53] Rockenberger J, Scher E C, Alivisatos A P. A new nonhydrolytic single-precursor approach to surfactant-capped nanocrystals of transition metal oxides [J]. J Am Chem Soc, 1999, 121(49)：11595-11596.

[54] Wang Y X, Hussain S M, Krestin G P. Superparamagnetic iron oxide contrast agents：physicochemical characteristics and applications in MR imaging [J]. Eur Radiol, 2001, 11(11)：2319-2331.

[55] Weissleder R, Stark D D, Engelstad B L, et al. Superparamagnetic iron oxide：pharmacokinetics and toxicity [J]. Am J Roentgenol, 1989, 152(1)：167-173.

[56] Reimer P, Müller M, Marx C, et al. T_1 effects of a bolus-injectable superparamagnetic iron oxide, SHU 555 A：dependence on field strength and plasma concentration — preliminary clinical experience with dynamic T_1-weighted MR imaging [J]. Radiology, 1998, 209(3)：831-836.

[57] Reimer P, Balzer T. Ferucarbotran (Resovist)：a new clinically approved RES-specific contrast agent for contrast-enhanced MRI of the liver：properties, clinical development, and applications [J]. Eur Radiol, 2003, 13(6)：1266-1276.

[58] Ichikawa T, Arbab A S, Araki T, et al. Perfusion MR imaging with a superparamagnetic iron oxide using T2-weighted and susceptibilitysensitive echoplanar sequences：evaluation of tumor vascularity in hepatocellular carcinoma [J]. AJR Am J Roentgenol, 1999, 173(1)：207-213.

[59] Harisinghani M G, Barentsz J, Hahn P F, et al. Noninvasive detection of clinically occult lymph-node metastases in prostate cancer [J]. N Engl J Med, 2003, 348(25)：2491-2499.

[60] Heesakkers R A, Jager G J, Hövels A M, et al. Prostate cancer：detection of lymph node metastases outside the routine surgical area with ferumoxtran-10-enhanced MR imaging [J]. Radiology, 2009, 251(2)：408-414.

[61] Wang Y X. Superparamagnetic iron oxide based MRI contrast agents：current status of clinical application [J]. Quant Imaging Med Surg, 2011, 1(1)：35-40.

[62] Huh Y M, Jun Y W, Song H T, et al. In vivo magnetic resonance detection of cancer by using multifunctional magnetic nanocrystals [J]. J Am Chem Soc, 2005, 127(35)：12387-12391.

[63] Lee J H, Huh Y M, Jun Y W, et al. Artificially engineered magnetic nanoparticles for ultra-sensitive molecular imaging [J]. Nat Med, 2007, 13：95-99.

[64] Hu F Q, Li Z, Tu C F, et al. Preparation of magnetite nanocrystals with surface reactive moieties by one-pot reaction [J]. J Colloid Interf Sci, 2007, 311(2)：469-474.

[65] Liu S J, Jia B, Qiao R R, et al. A novel type of dual-modality molecular probe for MR and nuclear imaging of tumor：preparation, characterization and in vivo application [J]. Mol Pharmaceut, 2009, 6(4)：1074-1082.

[66] Sun C, Veiseh O, Gunn J, et al. In vivo MRI detection of gliomas by chlorotoxin-conjugated superparamagnetic nanoprobes [J]. Small, 2008, 4(3)：372-379.

[67] Wu X, Yu G, Lindner D, et al. Peptide targeted high-resolution molecular imaging of prostate

cancer with MRI [J]. Am J Nucl Med Mol Imaging, 2014, 4(6): 525-536.

[68] Zhou Z, Qutaish M, Han Z, et al. MRI detection of breast cancer micrometastases with a fibronectin-targeting contrast agent [J]. Nat Commun, 2015, 6: 7984.

[69] Han Z, Zhou Z, Shi X, et al. EDB fibronectin specific peptide for prostate cancer targeting [J]. Bioconjugate Chem, 2015, 26(5): 830-838.

[70] Freire-de-Lima L, Gelfenbeyn K, Ding Y, et al. Involvement of O-glycosylation defining oncofetal fibronectin in epithelial-mesenchymal transition process [J]. P Natl Acad Sci USA, 2011, 108 (43): 17690-17695.

[71] Han Z, Lu Z R. Targeting fibronectin for cancer imaging and therapy [J]. J Mater Chem B, 2017, 5(4): 639-654.

[72] Pu F, Qiao J, Xue S, et al. GRPR-targeted protein contrast agents for molecular imaging of receptor expression in cancers by MRI [J]. Sci Rep, 2015, 5: 16214.

[73] Bolskar R D. Gadofullerene MRI contrast agents [J]. Nanomedicine, 2008, 3(2): 201-213.

[74] Fillmore H L, Shultz M D, Henderson S C, et al. Conjugation of functionalized gadolinium metallofullerenes with IL-13 peptides for targeting and imaging glial tumors [J]. Nanomedicine, 2011, 6(3): 449-458.

[75] Xiao L, Li T, Ding M, Yang J, et al. Detecting chronic post-traumatic osteomyelitis of mouse tibia via an IL-13Rα2 targeted metallofullerene magnetic resonance imaging probe [J]. Bioconjugate Chem, 2017, 28(2): 649-658.

[76] Yang L, Mao H, Wang Y A, et al. Single chain epidermal growth factor receptor antibody conjugated nanoparticles for in vivo tumor targeting and imaging [J]. Small, 2009, 5(2): 235-243.

[77] Leuschner C, Kumar C S, Hansel W, et al. LHRH-conjugated magnetic iron oxide nanoparticles for detection of breast cancer metastases [J]. Breast Cancer Res Tr, 2006, 99(2): 163-176.

[78] Choi H, Choi S R, Zhou R, et al. Iron oxide nanoparticles as magnetic resonance contrast agent for tumor imaging via folate receptor-targeted delivery [J]. Acad Radiol, 2004, 11(9): 996-1004.

[79] Sunderland C J, Steiert M, Talmadge J E, et al. Targeted nanoparticles for detecting and treating cancer [J]. Drug Develop Res, 2006, 67(1): 70-93.

[80] Rosen J E, Chan L, Shieh D B, et al. Iron oxide nanoparticles for targeted cancer imaging and diagnostics [J]. Nanomed-Nanotechnol, 2012, 8(3): 275-290.

[81] Qiao R, Yang C, Gao M. Superparamagnetic iron oxide nanoparticles: from preparations to in vivo MRI applications [J]. J Mater Chem, 2009, 19(35): 6274-6293.

[82] Gandhi S N, Brown M A, Wong J G, et al. MR contrast agents for liver imaging: what, when, how [J]. Radiographics, 2006, 26(6): 1621-1636.

[83] Ma H L, Xu Y F, Qi X R, et al. Superparamagnetic iron oxide nanoparticles stabilized by alginate: pharmacokinetics, tissue distribution, and applications in detecting liver cancers [J]. Int J Pharmaceut, 2008, 354(1): 217-226.

[84] Zhao M, Beauregard D A, Loizou L, et al. Non-invasive detection of apoptosis using magnetic resonance imaging and a targeted contrast agent [J]. Nat Med, 2001, 7(11): 1241-1244.

[85] Radermacher K A, Boutry S, Laurent S, et al. Iron oxide particles covered with hexapeptides targeted at phosphatidylserine as MR biomarkers of tumor cell death [J]. Contrast Media Mol Imaging, 2010, 5(5): 258-267.

[86] Vu-Quang H, Muthiah M, Lee H J, et al. Immune cell-specific delivery of betaglucan- coated iron

oxide nanoparticles for diagnosing liver metastasis by MR imaging [J]. Carbohyd Polym, 2012, 87 (2): 1159-1168.

[87] Xiao B, Merlin D. Oral colon-specific therapeutic approaches toward treatment of inflammatory bowel disease [J]. Expert Opin Drug Deliv, 2012, 9(11): 1393-1407.

[88] Cengelli F, Maysinger D, Tschudi-Monnet F, et al. Interaction of functionalized superparamagnetic iron oxide nanoparticles with brain structures [J]. J Pharmacol Exp Ther, 2006, 318(1): 108-116.

[89] Schroeder A, Heller D A, Winslow M M, et al. Treating metastatic cancer with nanotechnology [J]. Nat Rev Cancer, 2012, 12(1): 39-50.

[90] Islam T, Harisinghani M G. Overview of nanoparticle use in cancer imaging [J]. Cancer Biomark, 2009, 5(2): 61-67.

[91] Ferrucci J T, Stark D D. Iron oxide-enhanced MR imaging of the liver and spleen: review of the first 5 years [J]. AJR Am J Roentgenol, 1990, 155(5): 943-950.

[92] Shapiro E M, Medford-Davis L N, Fahmy T M, et al. Antibody-mediated cell labeling of peripheral T cells with micron-sized iron oxide particles (MPIOs) allows single cell detection by MRI [J]. Contrast Media Mol Imaging, 2007, 2(3): 147-153.

[93] de Vries I J, Lesterhuis W J, Barentsz J O, et al. Magnetic resonance tracking of dendritic cells in melanoma patients for monitoring of cellular therapy [J]. Nat Biotechnol, 2005, 23 (11): 1407-1413.

[94] Dousset V, Brochet B, Deloire M S, et al. MR imaging of relapsing multiple sclerosis patients using ultra-small-particle iron oxide and compared with gadolinium [J]. AJNR Am J Neuroradiol, 2006, 27(5): 1000-1005.

[95] Grossman R I, Braffman B H, Brorson J R, et al. Multiple sclerosis: serial study of gadoliniumenhanced MR imaging [J]. Radiology, 1988, 169(1): 117-122.

[96] Zelivyanskaya M L, Nelson J A, Poluektova L, et al. Tracking superparamagnetic iron oxide labeled monocytes in brain by high-field magnetic resonance imaging [J]. J Neurosci Res, 2003, 73(3): 284-295.

[97] Saleh A, Schroeter M, Jonkmanns C, et al. In vivo MRI of brain inflammation in human ischaemic stroke [J]. Brain, 2004, 127(7): 1670-1677.

[98] Enochs W S, Harsh G, Hochberg F, et al. Improved delineation of human brain tumors on MR images using a long-circulating, superparamagnetic iron oxide agent [J]. J Magn Reson Imaging, 1999, 9(2): 228-232.

[99] Neuwelt E A, Varallyay P, Bago A G, et al. Imaging of iron oxide nanoparticles by MR and light microscopy in patients with malignant brain tumours [J]. Neuropath Appl Neuro, 2004, 30(5): 456-471.

[100] Zimmer C, Weissleder R, Poss K, et al. MR imaging of phagocytosis in experimental gliomas [J]. Radiology, 1995, 197(2): 533-538.

[101] Lauffer R B. Magnetic resonance contrast media: principles and progress [J]. Magn Reson Q, 1990, 6(2): 65-84.

[102] Frias J C, Ma Y, Williams K J, et al. Properties of a versatile nanoparticle platform contrast agent to image and characterize atherosclerotic plaques by magnetic resonance imaging [J]. Nano Lett, 2006, 6(10): 2220-2224.

[103] Morawski A M, Winter P M, Crowder K C, et al. Targeted nanoparticles for quantitative

imaging of sparse molecular epitopes with MRI [J]. Magn Reson Med, 2004, 51(3): 480-486.

[104] Wunderbaldinger P, Josephson L, Weissleder R. Tat peptide directs enhanced clearance and hepatic permeability of magnetic nanoparticles [J]. Bioconjugate Chem, 2002, 13(2): 264-268.

[105] Hogemann-Savellano D, Bos E, Blondet C, et al. The transferrin receptor: a potential molecular imaging marker for human cancer [J]. Neoplasia, 2003, 5(6): 495-506.

[106] Kelly K A, Nahrendorf M, Yu A M, et al. In vivo phage display selection yields atherosclerotic plaque targeted peptides for imaging [J]. Mol Imaging Biol, 2006, 8(4): 201-207.

[107] Kelly K A, Allport J R, Tsourkas A, et al. Detection of vascular adhesion molecule-1 expression using a novel multimodal nanoparticle [J]. Circ Res, 2005, 96(3): 327-336.

[108] Blankenberg F G, Katsikis P D, Tait J F, et al. In vivo detection and imaging of phosphatidylserine expression during programmed cell death [J]. P Natl Acad Sci USA, 1998, 95(11): 6349-6354.

[109] Hiller K H, Waller C, Nahrendorf M, et al. Assessment of cardiovascular apoptosis in the isolated rat heart by magnetic resonance molecular imaging [J]. Mol Imaging, 2006, 5(2): 115-121.

[110] Trivedi R A, U-King-Im J M, Graves M J, et al. Noninvasive imaging of carotid plaque inflammation [J]. Neurology, 2004, 63(1): 187-188.

[111] Chacko A M, Hood E D, Zern B J, et al. Targeted nanocarriers for imaging and therapy of vascular inflammation [J]. Curr Opin Colloid In, 2011, 16(3): 215-227.

[112] Tsourkas A, Shinde-Patil V R, Kelly K A, et al. In vivo imaging of activated endothelium using an anti-VCAM-1 magnetooptical probe [J]. Bioconjugate Chem, 2005, 16(3): 576-581.

[113] Burtea C, Ballet S, Laurent S, et al. Development of a magnetic resonance imaging protocol for the characterization of atherosclerotic plaque by using vascular cell adhesion molecule-1 and apoptosis-targeted ultrasmall superparamagnetic iron oxide derivatives [J]. Arterioscl Throm Vas, 2012, 32(6): e36-e48.

[114] Sheu A Y, Zhang Z, Omary R A, et al. MRI-monitored transcatheter intra-arterial delivery of SPIO-labeled natural killer cells to hepatocellular carcinoma: preclinical studies in a rodent model [J]. Invest Radiol, 2013, 48(6): 492-499.

[115] Meier R, Golovko D, Tavri S, et al. Depicting adoptive immunotherapy for prostate cancer in an animal model with magnetic resonance imaging [J]. Magn Reson Med, 2011, 65(3): 756-763.

[116] Sta Maria N S, Barnes S R, Jacobs R E. In vivo monitoring of natural killer cell trafficking during tumor immunotherapy [J]. Magn Reson Insights, 2014, 7(7): 15-21.

[117] Rennen H J, Boerman O C, Oyen W J, et al. Imaging infection/inflammation in the new millennium [J]. Eur J Nucl Med, 2001, 28(2): 241-252.

[118] Dousset V, Delalande C, Ballarino L, et al. In vivo macrophage activity imaging in the central nervous system detected by magnetic resonance [J]. Magn Reson Med, 1999, 41(2): 329-333.

[119] Albelda S M, Buck C A. Integrins and other cell adhesion molecules [J]. FASEB J, 1990, 4(11): 2868-2880.

[120] Kang H W, Josephson L, Petrovsky A, et al. Magnetic resonance imaging of inducible E-selectin expression in human endothelial cell culture [J]. Bioconjugate Chem, 2002, 13(1): 122-127.

[121] Frank J A, Miller B R, Arbab A S, et al. Clinically applicable labeling of mammalian and stem cells by combining superparamagnetic iron oxides and transfection agents [J]. Radiology, 2003, 228(2): 480-487.

[122] Au K W, Liao S Y, Lee Y K, et al. Effects of iron oxide nanoparticles on cardiac differentiation of embryonic stem cells [J]. Biochem Biophys Res Commun, 2009, 379(4): 898-903.

[123] Carr C A, Stuckey D J, Tatton L, et al. Bone marrow-derived stromal cells home to and remain in the infarcted rat heart but fail to improve function: an in vivo cine-MRI study [J]. Am J Physiol Heart Circ Physiol, 2008, 295(2): H533-H542.

[124] Delo D M, Olson J, Baptista P M, et al. Non-invasive longitudinal tracking of human amniotic fluid stem cells in the mouse heart [J]. Stem Cells Dev, 2008, 17(6): 1185-1194.

[125] Mahmoudi M, Stroeve P, Milani A S, et al. Superparamagnetic Iron oxide nanoparticles: synthesis, surface engineering, cytotoxicity and biomedical applications [M]. New York: Nova Science Publisher, 2010.

[126] Jackson J S, Golding J P, Chapon C, et al. Homing of stem cells to sites of inflammatory brain injury after intracerebral and intravenous administration: a longitudinal imaging study [J]. Stem Cell Res Ther, 2010, 1(2): 17.

5

放射性核素分子影像

分子影像从分子和细胞水平对生物学过程进行成像和量化,在活体状态下显示正常和病变组织细胞的生理、生化变化,为疾病的诊断和治疗提供分子水平信息。分子影像是当今医学影像研究的热点和发展方向,也是精准医学的重要组成部分。分子影像方法主要包括磁共振、光学、超声、光声和核医学,其中,核医学是以放射性核素示踪原理为基础,而示踪本来就是"分子"的。因此,基于放射性核素示踪的核医学显像本身就是分子影像,而且是目前最为成熟的分子影像,引领着分子影像的发展。核医学分子影像的许多项目已成功实现临床转化,在临床上发挥着重要作用[1]。

5.1 概述

核医学是研究核技术在医学中的应用及其理论的学科,主要是应用放射性核素诊断、治疗疾病和进行医学研究。核素示踪是核医学的灵魂。将放射性核素引入活体内,通过核医学影像设备在体外探测放射性核素产生的射线,如 γ 相机、单光子发射计算机断层显像(SPECT)仪、正电子发射断层显像(PET)仪,经过后处理获得图像,反映组织或器官的放射性分布情况,并进行定量分析。1895 年,德国物理学家伦琴发现了 X 射线,为放射学的形成奠定了基础。核物理学的发展则为核医学的建立奠定了基础。1923 年,匈牙利化学家 Hevesy 第一次使用放射性核素进行生命科学示踪研究,并首先提出"示踪技术"的概念,Hevesy 被尊称为"基础核医学之父"。1926 年,美国医生 Blumgart 首先使用放射性氡研究人体血液循环时间,开创了人体核素示踪研究的先河,Blumgart 也被誉为"临床核医学之父"。1951 年,美国加州大学的 Cassen 研制出第一台扫描机,通过逐点打印获得器官的放射性分布图像,标志着核医学影像的诞生。1957 年,Anger 研制出第一台 γ 相机,使核医学影像由静态逐点打印进入快速动态成像。1959 年,美国的 Kuhl 博士研制出双探头扫描机,并首先提出发射式断层重建技术,为后来的 SPECT 和 PET 研制成功奠定了基础,Kuhl 博士也被称为"发射断层之父"。20

世纪的后 30 年,随着电子计算机广泛应用于核医学领域,使核医学影像由定性分析进入定量分析,由平面影像进入断层影像。在此期间,SPECT、PET 相继研制成功并很快应用于临床,核医学影像的地位不断提高,并率先进入分子影像时代。将核医学影像和其他影像相结合的多模态影像技术则进一步改善了核医学影像的质量,促进了核医学分子影像的完善和发展。1995 年,集 PET 和 CT 于一体的 PET/CT 首先问世;1998 年,美国 GE 公司推出 SPECT/CT,使得以 SPECT、PET 为代表的核医学功能影像和以 CT 为代表的传统形态学影像实现了完美的同机融合。2010 年,第一台 PET/MRI 一体机问世,核医学多模态分子影像进入新的发展阶段[1,2]。

5.1.1 放射性核素分子影像核物理基础

原子是物质的基本组成单位,原子是由一个带正电的原子核和若干个带负电荷的绕核运动电子组成(见图 5-1)。原子核是由带正电荷的质子和不带电荷的中子组成。质子数与中子数之和是原子的质量数。国际上通常用 Z 代表质子数,N 代表中子数,A 代表质量数,即 $Z+N=A$。

质子数相同的同一类原子为一种元素,国际上用 X 代表元素,某种元素可以表示成 $_Z^A X_N$,也可以只用质量数简便表示,即 $^A X$。

质子数、中子数和原子核所处的能级状态均相同的原子为一种核素,如 ^1H、^2H、^3H 为同一种元素,但属于三种不同的核素。

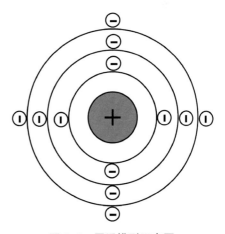

图 5-1 原子模型示意图

核素又分为稳定性核素和不稳定性核素,前者原子核稳定存在,不会自发地发生核内结构或能级变化。不稳定核素也称为放射性核素,能自发地发生核内结构或能级变化,同时伴有射线的发出,这个过程称为核衰变。核衰变主要包括 α 衰变、β 衰变和 γ 衰变。α 衰变释放出 α 粒子(α 射线),如 ^{226}Ra;α 粒子临床主要用于核素治疗。γ 衰变释放出 γ 光子(γ 射线),如 ^{99m}Tc、^{111}In 等用于 SPECT 显像的放射性核素。β 衰变分为 β$^-$ 衰变、β$^+$ 衰变和电子俘获,β$^-$ 衰变释放出 β$^-$ 粒子(电子),如 ^{131}I、^{32}P、^{89}Sr 等核素治疗常用放射性核素;β$^+$ 衰变释放出 β$^+$ 粒子(正电子),如 ^{18}F、^{11}C、^{13}N 等用于 PET 显像的放射性核素;电子俘获是指原子核从核外电子层俘获一个电子,如 ^{125}I 等。

凡具有相同的质子数而中子数不同的元素互为核素,如 ^{125}I、^{127}I、^{131}I 均具有 53 个质子,但中子数不同,它们同属于碘元素,是不同的核素。其中 ^{127}I 是稳定性核素,^{125}I、^{131}I 是放射性核素,它们互为核素。

表 5-1 放射性核素衰变类型

衰 变 类 型		释 放 射 线	核 素 举 例
α衰变		α射线	^{226}Ra 等
β衰变	β$^-$衰变	电子	^{131}I、^{32}P、^{89}Sr 等
	β$^+$衰变	正电子	^{18}F、^{11}C、^{13}N 等
γ衰变		γ射线	^{99m}Tc、^{111}In 等

质子数和中子数都相同,但原子核能级不同的核素互称为同质异能素,如^{99}Tc 和激发状态的^{99m}Tc,二者互为同质异能素。

放射性核素衰变强弱通常以放射性活度表示,是指单位时间内发生衰变的原子核数。放射性活度的国际单位是贝可(Becquerel,Bq),定义为每秒 1 次衰变。放射性活度的旧制单位是居里(Curie,Ci),1 居里表示每秒 3.7×10^{10} 次衰变。居里和贝可之间的换算关系:1 Ci = 3.7×10^{10} Bq。贝可单位太小,实际工作中通常使用千贝可(kBq,即 10^3 Bq)、兆贝可(MBq,即 10^6 Bq);而居里的单位较大,实际工作中通常使用较小的单位,如毫居里(mCi,即 10^{-3} Ci)、微居里(μCi,即 10^{-6} Ci)。这些单位之间的换算关系:1 mCi = 37 MBq,1 μCi = 37 kBq。

放射性核素衰变速率通过物理半衰期表示,是指放射性活度因衰变减少到原来的一半所需要的时间,以 $T_{1/2}$ 表示。半衰期较长的核素衰变慢,半衰期较短的核素衰变快。物理半衰期是每一种核素所特有的,核素的种类可通过测定半衰期确定[1,3]。

5.1.2 放射性核素分子影像基本原理

放射性核素分子影像需要将放射性核素及其标记的化合物引入体内进行成像,这些化合物称为放射性药物,也称为显像剂。由于放射性药物能参与体内的正常或异常代谢过程,并可选择性地在特定的组织、器官和病变部位聚集,因此,借助核医学影像设备(如γ相机、SPECT、PET)可在体外探测病变组织与正常组织的放射性浓度差,进而通过核医学影像反映这些差异。放射性药物聚集在组织、器官的示踪原理主要包括:

1) 细胞选择性摄取

一些放射性药物是细胞完成其自身功能所需的物质,这些药物可被细胞选择性摄取。例如碘是甲状腺合成甲状腺素所需要的原料,放射性核素^{131}I 与天然碘一样,可被甲状腺细胞摄取,并用于甲状腺的 SPECT 显像;胆固醇是合成肾上腺皮质激素的原料,使用放射性核素^{131}I 标记胆固醇,同样可被肾上腺皮质摄取,进行肾上腺 SPECT 显像;肿瘤细胞由于代谢旺盛,糖酵解增加,需要大量的葡萄糖,因此,^{18}F-氟代脱氧葡萄糖

(^{18}F-FDG)可被肿瘤细胞大量摄取,肿瘤组织内的^{18}F-FDG聚集量明显高于正常组织,这是使用^{18}F-FDG进行肿瘤PET显像的原理。

2) 特异性结合

利用抗原与抗体、受体与配体特异性结合的原理,放射性核素标记的抗体或配体引入机体后可特异性结合细胞表面的抗原或受体,使含有该抗原或受体的组织显像。例如放射性核素标记单克隆抗体进行放射免疫显像,^{99m}Tc,^{18}F,^{68}Ga标记精氨酸-甘氨酸-天门冬氨酸(RGD)靶向整合素受体的SPECT、PET显像。

3) 离子交换和化学吸附

骨骼组织含有大量的羟基磷灰石晶体——$Ca_{10}(PO_4)_6(OH)_2$,该晶体可以和血液中的Sr^{2+}、Ca^{2+}、Ba^{2+}等阳离子及F^-、PO_4^{3-}等阴离子发生离子交换。^{99m}Tc标记的磷酸盐类化合物如^{99m}Tc-亚甲基二膦酸盐(^{99m}Tc-methylenediphosphonate,^{99m}Tc-MDP)引入体内后可以通过离子交换和化学吸附聚集在羟基磷灰石晶体表面,从而进行骨骼SPECT显像。

4) 其他

一些放射性药物并不参与机体的代谢过程,但是通过某些特定的作用仍可用于核医学显像。例如^{99m}Tc标记的大颗粒聚合人血清白蛋白(macroaggregated albumin,MAA)进入体内后可经血液循环进入肺毛细血管床,由于其直径大于肺毛细血管直径,会暂时性地嵌顿在肺毛细血管内,从而可进行肺灌注SPECT显像;^{99m}Tc标记的二亚甲基三乙胺五醋酸(diethylenetriaminepentaacetic acid,DTPA)引入蛛网膜下腔后,可随脑脊液循环分布在蛛网膜下腔、脑室、脑池,从而获得脑脊液分布的放射性核素影像[3]。

5.2　放射性核素分子影像设备

核医学设备是放射性核素分子影像的必备要素,从最初的扫描机到γ相机、SPECT、PET,再到融合影像设备SPECT/CT、PET/CT、PET/MRI,核医学影像设备发展迅速,极大地推动了分子影像学的进展。

5.2.1　γ相机

γ相机于20世纪50年代由Anger研制,又称为Anger相机,是核医学最基本的显像设备,也是核医学高级显像设备(如SPECT、PET等)的成像基础。γ相机能够以二维图像的方式显示特定器官或组织内的放射性药物分布信息,主要由准直器、闪烁晶体、光电倍增管、放大器、X-Y位置电路、脉冲高度分析器及显示或记录器件等组成。

1) 准直器

准直器位于γ相机探头的最前端,主要由铅或钨合金制成。准直器的作用是限制散射光子，只允许特定方向的 γ 光子与其后方的闪烁晶体发生作用，以保证 γ 相机的分辨率和信号定位的准确性。准直器的主要参数有孔数、孔径、孔长（或孔深）和孔间壁厚度，这些参数决定了准直器的性能（如空间分辨率、灵敏度、适用能量范围等），而 γ 相机探头的性能很大程度上取决于准直器的性能。

准直器的空间分辨率是对两个邻近点源进行分辨的能力，通常以半高宽（full width at half maximum，FWHM）作为空间分辨率的指标。准直器孔径越小，分辨率越高；准直器越厚，空间分辨率也越高。

准直器的灵敏度是配置该准直器的 γ 相机探头测量放射性核素单位活度（如 1 MBq）的计数率（计数/s）。准直器孔径越大，灵敏度越高；准直器越厚，灵敏度越低；准直器孔间壁越厚，灵敏度越低。

准直器的适用能量范围主要与孔间壁厚度有关，孔间壁厚度在 0.3 mm 左右适合低能（<150 keV）γ 射线探测，在 1.5 mm 左右适合中能（150～350 keV）γ 射线探测，在 2 mm 左右适合高能（>350 keV）γ 射线探测。

2）闪烁晶体

闪烁晶体位于准直器的后方，很大程度上决定了 γ 相机的质量。闪烁晶体经准直器吸收射线后，晶体内的分子或原子被激发，并在回复到基态时发射荧光光子。碘化钠晶体是目前使用最广泛的 γ 相机闪烁晶体，由于在碘化钠晶体内按 0.1%～0.4% 的分子比加入铊（Tl）可以增加能量转换效率，提高探测效率，因此，碘化钠晶体通常表示为 NaI(Tl)。NaI(Tl) 晶体透明度高、吸收射线性能好、探测效率高，对 ^{99m}Tc 发出的 γ 射线探测效率可达 70%～90%。增加 NaI(Tl) 晶体的厚度可以提高探测的灵敏度，但也降低了图像的分辨率，实际选择晶体厚度时往往需要兼顾探测灵敏度和图像分辨率。NaI(Tl) 晶体容易破碎，搬动和使用时须格外小心，而且环境温度须恒定，温度的急剧变化也会导致晶体碎裂。

3）光电倍增管

光电倍增管是一种能量转换装置，位于闪烁晶体的后方，紧贴着晶体，可将微弱的光信号转换成电流脉冲。光电倍增管由光阴极和倍增电极组成，闪烁晶体发射的荧光光子进入光电倍增管后在光阴极打出光电子，光电子在电压的作用下加速飞到倍增电极，每个倍增电极均发生电子倍增现象，最后形成电流脉冲。光电倍增管的数量越多，探测效率越高，定位准确性越高，图像的空间分辨率和灵敏性也越高。

4）放大器

放大器包括前置放大器和主放大器。由于光电倍增管输出的电流脉冲一般很微弱，而且形状也不规整，需要通过放大器对电流脉冲进行放大、整形和倒相。

5）X-Y 位置电路

电流脉冲信号输入到 X-Y 位置电路，经过权重处理可以得到闪烁事件的位置信号。光电倍增管的数量越多,图像上所有脉冲的 X-Y 位置精度越好,即图像的空间分辨率越高。

6）脉冲高度分析器

脉冲高度分析器可以选择性地记录特定脉冲信号,排除本底和其他干扰脉冲信号。在实际工作中,可根据所用放射性核素的射线能量调节脉冲高度分析器,设置窗宽、窗位。通常窗位设在所用核素发出射线的能峰,窗宽设置为 20%。

7）模-数转换器

γ 相机输出的模拟信号需通过模-数转换器转化为数字信号,才能进行计算机处理。模-数转换器一般为 8 位和 16 位,前者将一个模拟信号转换为 8 位二进制数,后者可转换为 16 位二进制数。模-数转换器位数越多,图像越精细[1,3]。

5.2.2　SPECT

SPECT 是在 γ 相机基础上的进一步发展。γ 相机是平面显像,就如同 X 线平片,显示的图像组织、器官等是重叠的,而 SPECT 是结合了电子计算机技术而产生的断层显像,就如同 X 线 CT,对病灶的显示更为精确,尤其是体内的深部病灶,提高了图像分辨率和定位准确性。

SPECT 由探头、机架、检查床和图像采集处理工作站四部分组成。探头是核心部件,根据探头数量,SPECT 可分为单探头 SPECT、双探头 SPECT、三探头 SPECT 和环状探测器式 SPECT。单探头 SPECT 结构简单、价格便宜,但扫描速度慢、检查时间长。双探头 SPECT 加快了扫描速度,缩短了患者的检查时间,而且两个探头可根据不同脏器的检查需要而设置成不同的角度(见图 5-2)。三探头 SPECT 具有很大的成像灵活性,三个探头的相对角度可变,可满足不同的检查需要。环状探测器式 SPECT 因为闪烁晶体排列成环状,显像时探头不需要旋转,提高了检查速度,但这种 SPECT 一般为专用机型,如心脏专用 SPECT,通用性差。

SPECT 图像采集获得的放射性分布信息需经过电子计算机重建断层图像,重建算法分为滤波反投影法和迭代法,SPECT 多使用滤波反投影法进行图像重建。人体组织对 γ 射线具有衰减作用,组织越厚,γ 射线衰减越多,SPECT 断层图像重建需要考虑这种衰减作用,衰减校正是解决这个问题的主要方法,通常采用设置放射源获得透射图像的方法对发射图像进行衰减校正。

SPECT 性能和工作状态会影响最终获得的图像信息,为此,需定期对设备进行质量检测,这个过程称为质量控制。质量控制项目主要包括均匀性、空间分辨率、平面灵敏度、空间线性、最大计数率、多窗空间位置重合性、固有能量分辨率、旋转中心等[1,3]。

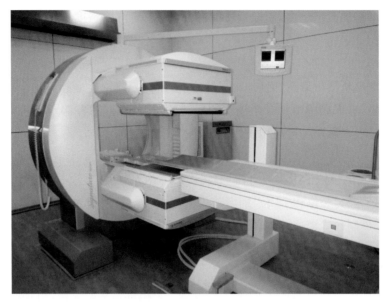

图 5-2 双探头 SPECT

5.2.3 PET

PET 研制成功是核医学发展史上的重要里程碑事件,PET 技术也是目前分子影像最先进的技术之一,PET 使用的正电子核素如^{18}F、^{11}C、^{13}N、^{15}O 是组成人体的基本元素,它们在研究人体功能代谢活动方面能发挥非常重要的作用,因此,PET 也被誉为现代医学高科技之冠。

5.2.3.1 PET 探测原理

与 γ 相机、SPECT 可直接探测放射性核素发出的 γ 射线不同,PET 不能直接探测正电子核素发出的正电子,这是因为正电子射程短,不能穿过组织和脏器,而且正电子存在时间很短,其产生后迅速与周围的自由电子发生湮没辐射,发射出方向相反、能量相等的两个 γ 光子,即这两个光子互成 180 度,能量均为 511 keV(见图 5-3)。PET 就是通过探测这些湮没辐射产生的 γ 光子进行成像。在 PET 探测系统中还包含了符合探测线路,它保证了探测的 γ 光子是同时发生的,也就是进入 PET 探头的两个互成 180 度的 γ 光子必须同时到达,否则就不予接受,这样可排除一些散射光子的

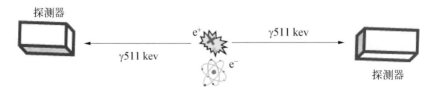

图 5-3 PET 探测原理示意图

进入。因此,PET 探测也称为湮没符合探测,通过采用成对的互成 180 度排列并与符合线路相连的探测器来探测正电子核素经湮没辐射产生的 γ 光子,从而获得机体内的正电子核素分布断层图像。

5.2.3.2　PET 的构成

机架是 PET 最大的部件,由探测器环、棒源、射线屏蔽装置、事件探测系统、符合线路等组成。探测器环是 PET 最重要的组成部分,一般选用锗酸铋(bismuth germanium oxide,BGO)晶体、硅酸镥(lutetium oxyorthosilicate,LSO)晶体或硅酸钇镥(lutetium yttrium orthosilicate,LYSO)晶体等。晶体通常被切割成体积很小的方块,与光电倍增管按一定的数量组合成探测器组块,如最经典的 4×64 组合,也就是 4 个光电倍增管和 64 个晶体方块组合成一个探测器组块。将多个探测器组块排列成一个环形,为单层(环)PET。更多的探测器组块沿着人体长轴方向排列成多个环形,则为多层(环)PET。环数越多,一次采集得到的断层面越多。棒源主要用于 PET 的质量控制和图像的衰减校正,一般使用 ^{68} 锗(^{68}Ge)或 ^{137} 铯(^{137}Cs)。射线屏蔽装置的主要作用是屏蔽无效的射线。事件探测系统的作用是将探测器的有效 γ 光子事件传给符合线路。符合线路的作用是确定两个互成 180 度的 γ 光子是否来源于同一湮没事件,并确定湮没事件的位置。

检查床是 PET 的一个部件,主要作用是承载检查对象,可根据检查需要移动。PET 的其他部件还包括电子柜、操作工作站、分析工作站及打印设备等。电子柜的主要作用是进行图像重建,并对数据进行处理和储存。工作站主要是由电子计算机和软件系统组成,可以通过操作进行图像采集、图像重建、图像显示、图像后处理和图像储存等,最后通过打印设备输出图片、文字报告、检查信息等。

5.2.3.3　PET 图像采集

发射扫描和透射扫描是 PET 图像采集的两种方式。发射扫描是 PET 采集进入机体内的正电子核素经湮没辐射产生的 γ 光子,进而确定正电子核素的位置和数量的过程。静态采集和动态采集是发射扫描常用的两种显像方式,前者的采集时间是显像剂经静脉注射后一段时间在体内达到平衡时,而后者的采集时间是显像剂经静脉注射的同时。静态采集最常用于临床,可观察显像剂在体内各组织或器官的分布情况,而动态采集可观察显像剂在体内的动态变化过程。透射扫描是利用棒源围绕身体旋转,采集棒源发出的射线从体外透射人体后剩余的 γ 光子,并结合空白扫描结果计算人体组织的衰减系数,从而对发射扫描数据进行衰减校正。

5.2.3.4　PET 图像重建

滤波反投影法和有序子集最大期望值法(ordered subjects expectation maximization,OSEM)是 PET 图像重建常用的两种方法。前者的优点是图像重建速度快、标准化摄取值(standardized uptake value,SUV)计算准确,缺点是在放射性分布急剧变化的相邻部位会出现明显的伪影,而且身体轮廓欠清晰,边缘会出现模糊伪影,尤其是脑部外周更明显,图像质量欠佳。OSEM 具有较高的分辨率和抗噪声能力,重建的图像解剖结构和层次清楚,伪影少,病灶变形少,定位、定量较准确,身体轮廓清楚,图像质量好。OSEM 的缺点是计算数据量大,图像重建时间长。OSEM 已基本取代滤波反投影法成为 PET 图像重建的主要方法。

5.2.3.5 PET 质量控制

PET 质量控制项目主要包括空白扫描、符合线路时间校准、光电倍增管增益调节、归一化校准等。PET 制造商不同,质控项目和质控时间也不相同[1,3]。

5.2.4 SPECT/CT、PET/CT、PET/MRI

CT 是利用人体不同的组织或器官对 X 射线的衰减差异而进行的断层成像,可清晰地显示组织或器官的解剖结构,基于形态、密度和大小的改变发现病变。因此,CT 与 SPECT 或 PET 的结合实现了解剖形态影像和功能代谢影像的同机融合。CT 弥补了 SPECT 或 PET 解剖定位能力差的缺陷,而且一次检查可同时获得三种图像,即 CT 图像、SPECT 或 PET 图像、SPECT/CT 或 PET/CT 融合图像,实现了 1+1>2 的目的。CT 除了用于解剖定位,还可进行诊断,将 CT 的诊断理论和 SPECT 或 PET 的诊断理论有机结合,共同应用于疾病诊断。此外,CT 的一个重要功能是对 SPECT 或 PET 图像进行衰减校正,直接利用 CT 透射扫描图像计算组织的衰减系数,替代了采用放射源透射扫描进行衰减校正的方法,大大缩短了 SPECT 或 PET 的扫描时间(见图 5-4)。

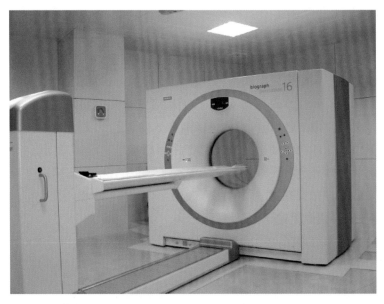

图 5-4　PET/CT

MRI 的软组织对比度和空间分辨率比 CT 更优越,而且还能进行多序列、多参数成像,如灌注成像、弥散成像、脂肪抑制成像、水抑制成像、波谱成像等,MRI 和 PET 的有机结合提供了更丰富的解剖和功能代谢信息,为分子影像的发展提供了更多的可能性。然而,PET/MRI 仍然需要彻底解决 PET 和 MRI 的相互干扰问题,以及采用 MRI 图像对 PET 图像进行衰减校正的准确性问题[1,3]。

5.2.5 小动物 SPECT、小动物 PET

SPECT 和 PET 的出现推动了放射性核素分子影像的发展,这两种设备目前已广泛应用于临床。然而,在生物医学领域,对人类疾病的研究需要先在动物模型实施,以了解疾病的发生、发展、转归等过程。同样,新型放射性药物的研制和开发也需要首先在动物模型上评价,然后才能应用于人体。临床使用的 SPECT、PET 由于本身性能的限制,无法满足小动物成像的需求,由此,面向基础核医学的小动物 SPECT(micro-SPECT)、小动物 PET (micro-PET)平台应运而生。与临床型设备相比,micro-SPECT、micro-PET 的空间分辨率大大提高,尤其是 micro-PET 已突破 1 mm,小动物核医学分子影像设备正朝着更高分辨率、更好的图像质量和更快的处理速度方向发展。此外,结合功能代谢影像和解剖形态影像的 micro-SPECT/CT、micro-PET/CT 也已经投入使用,这种双模态影像模式为放射性核素分子影像的基础研究提供了更丰富、更多元化的信息[4-7]。

5.3 放射性核素分子影像探针

用于分子成像的放射性药物都可以称为放射性核素分子影像探针。核素分子影像探针可以是简单的放射性核素无机化合物,如 $Na^{99m}TcO_4$、$Na^{131}I$、$^{201}TlCl$ 等,也可以是放射性核素标记特定物质组成的复杂有机化合物,如用于 SPECT 骨显像的 ^{99m}Tc-MDP、目前最常用的 PET 显像剂 ^{18}F-FDG 等。按照放射性核素的来源不同可分为核反应堆、放射性核素发生器、回旋加速器产生的核素分子影像探针。按照放射性核素发出射线的不同可分为单光子 SPECT 探针和正电子 PET 探针。

5.3.1 放射性核素来源

核反应堆产生放射性核素是利用其强大的中子流轰击各种靶核,不同的靶核吸收中子后转变为不同的放射性核素。核反应堆生产的放射性核素品种多、成本低,是目前医用放射性核素的主要来源,如 ^{131}I、^{125}I、^{32}P、^{99}Mo、^{133}Xe、^{186}Re、^{89}Sr、^{153}Sm、^{198}Au 等。但是,这些核素多为丰中子核素,通常伴 β^- 衰变,不利于影像探针的制备。如 ^{131}I 既发射 γ 射线可用于 SPECT 显像,同时也发射 β 射线,适合用于放射性核素治疗。

放射性核素发生器是一种装置,可定期从较长半衰期的母体放射性核素分离出较短半衰期的子体放射性核素(衰变产生)。母体核素不断衰变,子体核素不断分离出来,直至母体核素衰变结束,就如同母牛挤奶一样,因此,放射性核素发生器也俗称为"母牛"。目前,SPECT 显像最常用的放射性核素^{99m}Tc 就是通过^{99}Mo-^{99m}Tc 发生器产生。^{99}Mo 是母体放射性核素,半衰期为 66 小时;^{99m}Tc 是子体放射性核素,半衰期是 6.02 小时。^{99m}Tc 发射出 140 keV 的 γ 射线,适合 SPECT 显像。此外,用于 PET 显像的^{68}Ga 也是通过^{68}Ge-^{68}Ga 发生器获得,^{68}Ga 是子体放射性核素,半衰期是 67.6 分钟,发射出正电子。

回旋加速器通过电流和磁场使质子、氘核、氚核、α 粒子等带电粒子得到加速,进而轰击靶核产生放射性核素。根据不同的靶核,可获得不同的放射性核素,如^{18}F、^{11}C、^{13}N、^{15}O 等用于 PET 显像的正电子核素都是通过回旋加速器生产。此外,^{67}Ga、^{111}In、^{123}I、^{201}Tl 等用于 SPECT 显像的核素也是如此。

5.3.2　放射性核素分子影像探针制备

放射性核素无机化合物如 Na^{99m}TcO$_4$、Na^{131}I 等虽然也可用于核素分子影像,但更多的时候需要通过放射性核素标记一些特定物质(如蛋白、氨基酸、核苷酸、小分子等)对组织脏器和病变进行显像,从细胞水平反映生理、生化改变。使用不同的核素进行标记,其方法也不相同,使用同一核素标记不同的物质,其方法也不尽相同。放射性核素常用的标记方法有核素交换法、化学合成法、生物合成法、金属络合法。

1) 核素交换法

利用同一元素的放射性核素和稳定核素在不同的化学状态之间发生交换反应来标记化合物的方法称为核素交换法。AX+BX* ⟶ AX*+BX 是这个方法的反应式,其中 X、X* 分别代表同一元素的稳定核素和放射性核素,AX 是待标记化合物,BX* 是简单的放射性核素无机化合物,AX* 是通过交换反应获得的目标放射性标记化合物。这种交换反应是可逆的,温度、pH 值及催化剂等均可调节反应的进行,^{131}I、^{124}I、^{123}I、^{32}P 等标记化合物通常使用这种方法。

2) 化学合成法

化学合成法是放射性药物制备最经典的方法之一,即利用化学反应将放射性核素引入到待标记化合物的分子结构中,分为逐步合成法、加成法和取代法。逐步合成法是将最简单的放射性化合物按预定路线合成复杂的核素标记有机化合物的方法。加成法是通过加成反应将不饱和有机分子制备成核素标记化合物的方法。取代法是有机化合物分子中的原子或原子基团被放射性核素或其基团所置换的方法。^{18}F 标记 FDG、^{11}C 标记有机化合物通常使用化学合成法。

3）生物合成法

生物合成法是利用动物、植物、微生物的代谢或生物活性酶作用,将放射性核素引入待标记化合物的方法。生物合成法可合成一些结构复杂、具有生物活性而又难以用化学合成法制备的核素标记化合物,氨基酸类物质的合成和标记主要使用这个方法。

4）金属络合法

将金属放射性核素以共价键或配位键的形式络合被标记分子形成络合物的标记方法称为金属络合法,是核医学中应用广泛的金属放射性核素如^{99m}Tc、^{67}Ga、^{68}Ga、^{111}In、^{201}Tl等标记化合物的常用方法。核素标记多肽、单克隆抗体时使用的双功能螯合剂法也属于这一类方法,先将双功能螯合剂络合在被标记分子上,再将放射性核素标记到螯合剂上,形成"放射性核素-螯合剂-被标记物"复合物。

核素分子影像探针制备完成后,必须进行严格的质量控制,主要包括物理鉴定、化学鉴定和生物学鉴定。物理鉴定又包括外观性状、颜色、透明度、颗粒度、比活度和放射性纯度。化学鉴定又包括离子强度、pH值、化学纯度和放射化学纯度。生物学鉴定又包括无菌、无热源、毒性鉴定和生物分布试验[1,3]。

5.3.3　SPECT探针

SPECT可探测γ射线,因此,发射出γ射线的放射性核素可用来制备SPECT探针,常用的放射性核素有^{99m}Tc、^{131}I、^{123}I、^{67}Ga、^{201}Tl、^{111}In等。其中^{99m}Tc目前被最广泛地应用于制备SPECT探针,如SPECT骨扫描显像剂^{99m}Tc-MDP、心肌灌注显像剂^{99m}Tc-甲氧基异丁基异腈(^{99m}Tc-sestamibi,^{99m}Tc-MIBI)、脑血流灌注显像剂^{99m}Tc-六甲基丙烯胺肟(^{99m}Tc-hexamethylpropyleneamine oxime,^{99m}Tc-HMPAO)等。

5.3.4　PET探针

放射性核素发射出的正电子经湮没辐射产生γ光子可被PET探测,因此,发射出正电子的放射性核素可用来制备PET探针。常用的正电子核素有^{18}F、^{11}C、^{13}N、^{15}O、^{68}Ga、^{124}I、^{64}Cu、^{89}Zr等。其中^{18}F目前被最广泛地应用于制备PET探针,如^{18}F-FDG是目前临床应用最多的PET探针。

5.4　放射性核素分子影像应用

随着临床型和小动物专用型micro-SPECT、micro-PET的普及,以及放射性核素标记方法的不断改进,放射性核素分子影像经历了快速发展,并逐步走向成熟。目前研究较多的领域包括代谢显像、受体显像、基因显像、凋亡显像、乏氧显像等,许多应用已成功实现了临床转化,为临床患者带来了实惠。

5.4.1 代谢显像

代谢显像是放射性核素分子影像的一项重要内容,是利用放射性核素标记一些参与人体代谢的物质如葡萄糖、蛋白质、脂肪等,通过体外的核医学分子影像设备探测标记的放射性核素,从而获得该物质在体内的代谢状态图像。除了目前应用最广泛的葡萄糖代谢显像外,还包括氨基酸、脂肪酸、核苷酸、乙酸、胆碱代谢显像等。

5.4.1.1 葡萄糖代谢

葡萄糖代谢显像是目前最成熟的代谢显像,被誉为"世纪分子"的^{18}F-FDG,自20世纪90年代广泛应用以来,目前仍然是临床使用最多的PET显像剂,并且不可替代。^{18}F-FDG代谢显像的应用主要包括三个方面:肿瘤的诊断、分期、疗效评价、预后评估等;神经、精神疾病及脑功能研究;心肌细胞存活性评价。

1) ^{18}F-FDG肿瘤显像

^{18}F-FDG和葡萄糖一样在细胞膜转运蛋白GLUT-1的作用下进入细胞,在细胞内己糖激酶的作用下进一步被磷酸化,生成的产物^{18}F-DG-6-PO$_4$不能像葡萄糖一样参与下一步的三羧酸循环,也不能被利用合成糖原,更不能通过细胞膜再返回血液。因此,^{18}F-DG-6-PO$_4$只能滞留在细胞内,这样就有利于在体外通过PET探测^{18}F,从而评价细胞的葡萄糖代谢。肿瘤细胞由于代谢活跃,糖酵解增加,对葡萄糖的需求显著增多,因此,肿瘤细胞通常摄取^{18}F-FDG增多,在PET上显示为^{18}F-FDG高代谢,而且^{18}F-FDG摄取还可以通过半定量指标—SUV来量化。

肺癌是目前^{18}F-FDG PET或PET/CT在临床应用最多的疾病,在早些时候Gould等的Meta分析中,^{18}F-FDG PET对任何大小的肺部病灶诊断肺癌的敏感性为83%～100%(平均96%)、特异性为0～100%(平均73%)。如果只针对直径小于3 cm的肺结节,^{18}F-FDG PET的平均敏感性为98%、平均特异性为83%[8]。Fischer等[9]报道^{18}F-FDG PET/CT诊断和分期肺癌的敏感性、特异性分别为96%和78%。Schreyogg等[10]的研究发现^{18}F-FDG PET/CT使60%的肺癌患者改变分期,而CT仅改变40%;在评价肺癌手术可切除性方面,^{18}F-FDG PET/CT分期正确率为84%,而CT仅为70%。可见,PET诊断肺癌的敏感性很高,但是,对于直径小于8 mm的肺部恶性小结节或者表现为磨玻璃密度的恶性结节,由于病灶体积小,低于PET的探测能力,或者病灶内的癌细胞数量很少,这部分恶性结节有时PET会出现假阴性。PET诊断肺癌特异性不是很高的主要原因在于一些炎症细胞也会摄取^{18}F-FDG,单独依靠^{18}F-FDG的摄取,PET有时难以将肺癌和肺结核球、肺炎性假瘤等鉴别。Birim等[11]的Meta分析报道了^{18}F-FDG PET/CT诊断肺癌纵隔淋巴结转移的敏感性和特异性分别为83%和92%,而CT为59%和78%。诊断肺癌远处转移是^{18}F-FDG PET/CT最具优势的应用(见图5-5),与其他影像学模式比较,^{18}F-FDG PET/CT能多发现10%～20%的远处转

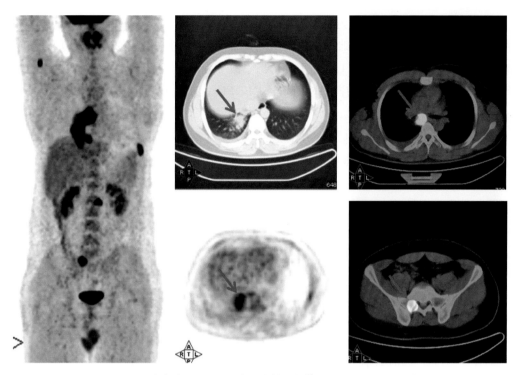

图 5-5 肺癌伴淋巴结、骨骼多发转移的^{18}F-FDG PET/CT 图像

移灶,并且导致 9%～64%的肺癌患者治疗策略发生改变[12]。

食管癌患者在治疗前需要评价肿瘤局部侵犯、区域淋巴结转移和远处转移,精准的分期关系到食管癌患者治疗方案的选择,超声内镜是评价食管癌局部侵犯(T 分期)使用最广泛的影像学方法,而 CT 是评价食管癌区域淋巴结转移(N 分期)的常用方法。van Westreenen 等[13]发表的系统性综述数据表明,^{18}F-FDG PET 检测食管癌淋巴结转移的敏感性为 51%、特异性为 84%。另一项 Meta 分析数据表明,超声内镜对食管癌区域淋巴结分期更敏感,而 CT 和^{18}F-FDG PET 更特异[14]。关于食管癌的 M 分期,Fletcher 等[12]的报道表明^{18}F-FDG PET 的敏感性和特异性分别为 67%和 97%。食管癌患者如果发现远处有转移,就失去手术治疗的机会,只能接受姑息性治疗。

胃癌仅 60%表现出^{18}F-FDG 摄取增高,一些非肠型胃癌(如印戒细胞癌)常常^{18}F-FDG 摄取阴性,PET 和 PET/CT 不显示。^{18}F-FDG PET 检测胃癌的平均敏感性为 77%、平均特异性为 99%[15]。结直肠癌原发灶的确诊主要依赖于肠镜活检,^{18}F-FDG PET 并不被推荐用于原发灶的诊断,但推荐用于检测局部复发和转移[12]。^{18}F-FDG PET 对局部复发检测的敏感性为 94%,特异性为 98%。发现远处转移能使结直肠癌患者避免不必要的外科手术,Huebner 等[16]的 Meta 分析结果表明^{18}F-FDG PET 使 29%的结直肠癌患者分期上调,从而避免了不必要的手术。

胃肠道间质瘤常常表现为[18]F-FDG 高摄取,这是[18]F-FDG PET 和 PET/CT 评价胃肠道间质瘤治疗反应的基础。在胃肠道间质瘤使用格列卫治疗的过程中,PET 显示的[18]F-FDG 摄取改变往往较 CT 显示的形态学改变发生早,而且[18]F-FDG PET 显示的代谢反应紧密相关于临床治疗反应。因此,[18]F-FDG PET/CT 被推荐用于胃肠道间质瘤的疗效反应监测[17]。

^{18}F-FDG PET 和 PET/CT 在肝细胞癌的应用并不具有优势,分化较好的肝细胞癌通常并不表现为[18]F-FDG 摄取增高,PET 显像会出现假阴性,需要结合 CT 增强或 MRI 等综合评价。[18]F-FDG 代谢增高的肝细胞癌通常分化较差。[18]F-FDG PET 和 PET/CT 在发现转移方面具有一定的优势。胆管细胞癌通常表现为[18]F-FDG 摄取增高,[18]F-FDG PET 和 PET/CT 在诊断、分期、疗效评价和复发监测等方面具有较大的价值,但是,一些局限在胆管内的小病灶[18]F-FDG PET 仍然会出现假阴性,需结合 MRI 增强或磁共振胰胆管造影综合评价[12]。

头颈癌原发灶的诊断并没有充分的数据支持使用[18]F-FDG PET 和 PET/CT。如果头颈癌发生转移或者怀疑存在二元癌时,[18]F-FDG PET 和 PET/CT 是有用的。Kubicek 等[18]的研究表明,[18]F-FDG PET 对头颈癌 N 分期的阳性预测值是 94%,阴性预测值是 89%。一项关于头颈癌 M 分期的 Meta 分析中,[18]F-FDG PET/CT 的合并灵敏性估算为 88%,合并特异性估算为 95%[19]。另一项 Meta 分析表明,[18]F-FDG PET 或 PET/CT 能较好地评价头颈癌的治疗反应(见图 5-6),但是阳性预测值不高,而阴性预测值很高,说明头颈癌治疗后的阴性[18]F-FDG 摄取有很大可能意味着缺乏活性肿瘤组织[20]。

^{18}F-FDG PET/CT 难以发现早期黑色素瘤。对晚期和复发的黑色素瘤,[18]F-FDG PET 发现内脏和腹部淋巴结转移的敏感性为 100%,发现浅表淋巴结转移的准确性为 100%,发现肺转移的敏感性很低,但是 PET/CT 的 CT 部分可以对肺转移灶进行很好的评价。[18]F-FDG PET 可导致 12%~34%的黑色素瘤患者改变分期[21,22]。

无论是霍奇金淋巴瘤还是非霍奇金淋巴瘤,准确进行分期是非常重要的,因为淋巴瘤的治疗方案是依据分期确定的。[18]F-FDG PET 对不同亚型淋巴瘤的敏感性和特异性是不一样的,对常见类型的霍奇金淋巴瘤、弥漫性大 B 细胞淋巴瘤和滤泡型淋巴瘤,[18]F-FDG PET 具有很高的敏感性,这三种类型的淋巴瘤通常表现出很高的[18]F-FDG 摄取,PET 可提示最适合活检的部位、进行初次分期、评价治疗反应、监测治疗后的残留病灶、发现复发病灶等。[18]F-FDG PET 对一些不常见的非霍奇金淋巴瘤有着低敏感性,比如边缘区淋巴瘤、外周 T 细胞淋巴瘤、小淋巴细胞淋巴瘤和黏膜相关淋巴组织淋巴瘤等[23]。在进行淋巴结分期和评价结外侵犯(如肝、脾、骨髓、胃侵犯)方面,[18]F-FDG PET/CT 优于单独的 CT。评价脾脏浸润的标准是脾脏的[18]F-FDG 摄取高于肝脏。[18]F-FDG PET 评价骨髓浸润存在较高比例的假阴性,需结合骨髓穿刺结果进行评

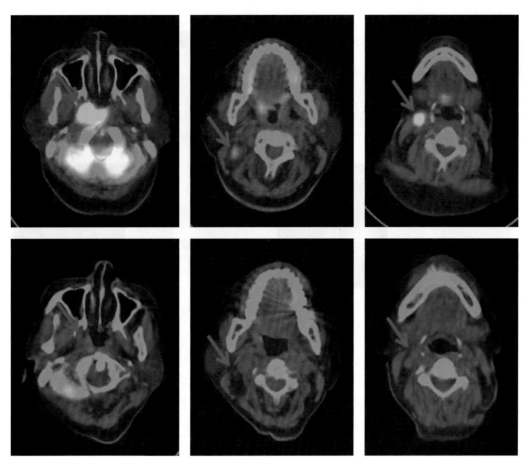

图 5-6　鼻咽癌伴颈部淋巴结转移[18]F-FDG PET/CT 图像

第一排为治疗前图像,第二排为治疗后图像

价[12]。[18]F-FDG PET 目前采用 Deauville 五分法评价淋巴瘤的治疗反应,将治疗后病灶的放射性摄取与纵隔血池、肝脏进行比较。治疗后病灶没有[18]F-FDG 摄取记为 1 分(见图 5-7),[18]F-FDG 摄取低于纵隔血池记为 2 分,[18]F-FDG 摄取高于纵隔血池但低于肝脏记为 3 分,[18]F-FDG 摄取高于肝脏记为 4 分,[18]F-FDG 摄取高于肝脏且出现新的[18]F-FDG 高摄取灶记为 5 分。得分 1、2、3 为完全缓解;得分为 4、5 但与治疗前相比病灶[18]F-FDG 摄取有下降评价为部分缓解;得分为 4、5 且与治疗前相比病灶[18]F-FDG 摄取没有变化评价为没有反应或疾病稳定;得分为 4、5 且与治疗前相比病灶[18]F-FDG 摄取增加或者出现新的与淋巴瘤相关的[18]F-FDG 高摄取灶则评价为疾病进展[24]。值得注意的是,治疗后新出现的[18]F-FDG 高摄取灶并不一定意味着是淋巴瘤病灶,一些感染或者炎性病灶同样会摄取[18]F-FDG 增多。而且,胸腺增生是化疗后常见的假阳性结果。另外,由于化疗、放疗导致血象降低而使用集落刺激因子治疗的患者,骨髓或脾脏也会

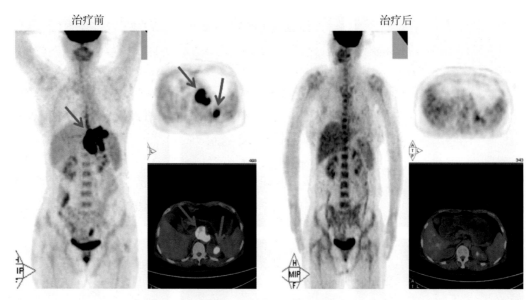

治疗前　　　　　　　　　　　　　治疗后

图5-7　^{18}F-FDG PET/CT 评价淋巴瘤疗效(完全缓解)

出现弥漫性^{18}F-FDG摄取,不能误诊为淋巴瘤的骨髓或脾脏浸润。

　　钼靶和超声仍然是筛查乳腺癌的主要影像手段。^{18}F-FDG PET应用于鉴别乳腺癌存在较高的假阴性风险,一些乳腺癌小病灶由于部分容积效应^{18}F-FDG PET不能识别;一些病理亚型的乳腺癌如浸润性小叶癌、管状癌和导管原位癌常常表现出阴性的^{18}F-FDG摄取。关于腋窝淋巴结分期,^{18}F-FDG PET/CT的敏感性和特异性高于单纯CT,但是79％的准确性还不足以使PET/CT取代前哨淋巴结(SN)活检[25]。一些研究表明,^{18}F-FDG PET/CT进行腋窝淋巴结分期的准确性不够高,^{18}F-FDG PET和PET/CT对临床怀疑有远处转移的乳腺癌能提供重要的诊断信息[26]。^{18}F-FDG PET/CT检测乳腺癌复发具有很高的准确性,尤其是对于临床怀疑复发但肿瘤标志物阴性的乳腺癌患者,或者肿瘤标志物持续升高但无症状的乳腺癌患者,^{18}F-FDG PET/CT具有重要价值,平均敏感性和特异性分别为92％和89％[12]。关于乳腺癌骨转移的探测,^{18}F-FDG PET和^{99m}Tc-MDP SPECT可提供互为补充的信息。PET能更好地发现溶骨性转移灶,SPECT能更好地发现成骨性转移灶,而成骨性转移灶常常并不表现为^{18}F-FDG摄取增高。

　　^{18}F-FDG PET和PET/CT对晚期宫颈癌的术前分期和治疗后的再分期有着重要价值。在探测宫颈癌淋巴结转移方面,^{18}F-FDG PET的敏感性、特异性和准确性分别为86％、94％和92％。术前的^{18}F-FDG PET评价使18％的患者治疗策略发生改变。在监测宫颈癌复发方面,^{18}F-FDG PET的总敏感性为86％～94％、总特异性为76％～100％。治疗后^{18}F-FDG PET阴性的患者两年无进展生存率为86％,而PET阳性患者

仅为 40%[27,28]。

卵巢肿瘤通常使用超声或 MRI 评价,[18]F-FDG PET 在诊断卵巢癌方面能力有限,在生育期女性甚至子宫切除患者可以看到卵巢生理性的[18]F-FDG 摄取,不能误诊为病理性摄取。但是,如果在绝经期女性的卵巢看到局灶性[18]F-FDG 高摄取灶,需要怀疑卵巢恶性肿瘤,并且应当进一步评价。手术探查仍然是卵巢癌初次分期的标准方法,CT、MRI 作为卵巢癌术前分期的影像学方法已经被广泛接受。[18]F-FDG PET 在发现腹膜转移结节和远处转移灶方面比 CT 更敏感,因此,[18]F-FDG PET 被推荐应用于怀疑为Ⅳ期的卵巢癌患者或者存在不确定淋巴结转移灶的卵巢癌患者。[18]F-FDG PET 和 PET/CT 在晚期卵巢癌的治疗反应监测方面比 CT 能更准确地鉴别化疗后的肿瘤残留灶,但是仍然不能替代剖腹探查手术。许多研究已经报道,[18]F-FDG PET 和 PET/CT 在评价卵巢癌复发方面最有价值,较传统的影像学方法准确性更高[29-31]。

软组织肿瘤根据生物学行为分为四类:良性、中间性(局部侵犯)、中间性(很少转移)和恶性[12]。[18]F-FDG PET 很难鉴别良性软组织肿瘤和低度恶性软组织肿瘤。Czernin 等[26]研究了 100 多个软组织肿瘤患者的[18]F-FDG PET/CT 表现,其组织学亚型不同,标准化摄取值(SUV)也不一样。黏液型脂肪肉瘤[18]F-FDG 摄取很低,无其他特异性的脂肪肉瘤[18]F-FDG 摄取最高。总的来说,高级别肉瘤的最大标准化摄取值(maximum standardized uptake value,SUV_{max})显著高于低级别肉瘤。[18]F-FDG PET 在指导活检取材部位方面有着重要的作用,因为[18]F-FDG 代谢最活跃的部位往往是肿瘤细胞最密集的部位,选择该部位活检准确性更高。对[18]F-FDG 高摄取的软组织肿瘤,PET 在分期和重分期方面有着重要的价值。PET/CT 增加的 CT 部分则能弥补单纯PET 在发现肺转移结节方面的不足。此外,[18]F-FDG PET 在评价新辅助化疗疗效方面也有着重要作用,有助于治疗方案的修订[26]。

胰腺癌是病死率很高的恶性肿瘤,总的五年存活率不到 5%,这是因为胰腺癌发病隐匿,发现时多数已处于中晚期,丧失了手术治疗的机会。胰腺癌常用的检查手段包括超声、超声内镜、CT、MRI、磁共振胰胆管造影、经内镜逆行胰胆管造影。大约 80%~90% 的胰腺癌都可表现出[18]F-FDG 高摄取,因此,[18]F-FDG PET 有助于提高胰腺癌的检出率(见图 5-8)。Fletcher 等[12]认为[18]F-FDG PET 应当被推荐用于那些经传统影像学方法仍不能确定的可疑胰腺癌患者。Orland 等[32]实施的一项 Meta 分析比较了[18]F-FDG PET/CT 和 CT 鉴别胰腺良恶性病变的敏感性和特异性。PET/CT 分别为71%~100%、53%~100%,CT 分别为 53%~100%、0~100%。另外一项综述比较了[18]F-FDG PET 和一些传统影像学手段(CT、MRI、超声、[201]Tl SPECT)在诊断胰腺癌方面的表现,PET 的合并敏感性和特异性分别为 91% 和 86%,优于其他的影像学方法,PET 有助于胰腺良恶性病变的鉴别诊断,减少了对胰腺病灶进行活检的必要[12]。然而,对于胰腺癌的淋巴结分期、发现腹膜转移灶和小于 1 cm 的肝转移灶,[18]F-FDG PET

的价值有限[33]。关于胰腺癌术后的再分期，18F-FDG PET/CT 优于 CT、MRI，前者的敏感性为 96%，后两者的敏感性为 39%[34]。

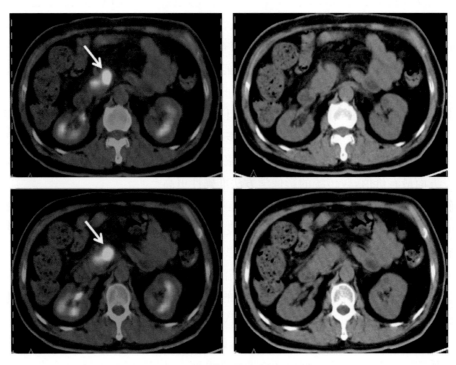

图 5-8　胰头癌18F-FDG PET/CT 图像

近年来，随着人们体检意识的提高，通过超声体检发现的甲状腺结节越来越多，对于这些结节良恶性的鉴定，在临床上是一个难题。无论是超声，还是 CT、MRI、18F-FDG PET，影像学方法有时难以给出肯定的回答。甲状腺癌通常表现出18F-FDG 高摄取（见图 5-9），但是一些甲状腺良性病变如结节性甲状腺肿、甲状腺腺瘤、甲状腺局限性增生、桥本氏甲状腺炎等同样会表现出18F-FDG 摄取增高，而一些甲状腺的微小癌看不到18F-FDG 摄取，几乎都会被漏诊。吴江等[35,36]认为18F-FDG PET/CT 单纯依靠SUV 值不能鉴别甲状腺良、恶性病变。CT 显示沙粒样钙化对甲状腺癌具有高度提示价值；18F-FDG 阴性摄取及18F-FDG 弥漫性摄取的甲状腺病变，良性可能性大；甲状腺局灶性18F-FDG 摄取灶则提示恶性病变的概率较大。前两者需建议超声随访，而后者需建议超声引导下抽吸活检。分化型甲状腺癌（乳头状癌、滤泡状癌）通常具有良好的治疗效果，但是，仍有 10%～30% 的患者会发生复发或转移，这些病灶有可能131I SPECT 无法发现。18F-FDG PET 对血清甲状腺球蛋白水平升高而131I SPECT 扫描阴性的分化型甲状腺癌患者很有意义，其诊断甲状腺癌复发或转移的准确性很高[37]。

Hooft 等[38]报道了[18]F-FDG PET 检测甲状腺癌复发的敏感性为 70％～95％、特异性为 77％～100％，甲状腺球蛋白水平升高而[131]I 扫描阴性的患者中有 82％通过[18]F-FDG PET 发现了甲状腺癌复发病灶。

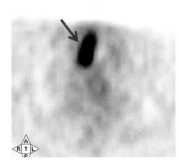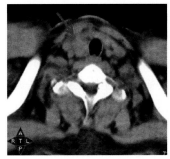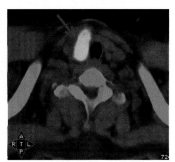

图 5-9　甲状腺癌[18]F-FDG PET/CT 图像

^{18}F-FDG PET 和 PET/CT 在泌尿系统肿瘤（如肾癌、输尿管癌、膀胱癌等）的应用价值有限，这是因为[18]F-FDG 主要经泌尿系统排泄，高本底很容易掩盖泌尿系统肿瘤的[18]F-FDG 摄取。但在探测肾癌的局部复发和转移方面，[18]F-FDG PET 具有很高的特异性和阳性预测值。前列腺癌的[18]F-FDG 代谢通常相对较低，仅低分化的、侵袭性的和转移性的前列腺癌表现出[18]F-FDG 摄取增高，因此，[18]F-FDG 并不是理想的前列腺癌示踪剂，[11]C-胆碱、[18]F-胆碱等示踪剂更适合应用于前列腺癌的 PET 显像[39,40]。

绝大多数睾丸肿瘤是生殖细胞肿瘤，只有约 5％是淋巴瘤和转移瘤。睾丸生殖细胞肿瘤是青年男性（15～35 岁）最常见的肿瘤，分为精原细胞瘤和非精原细胞瘤的生殖细胞肿瘤，后者主要包括各种分化和各种类型的畸胎瘤[41]。[18]F-FDG PET 和 PET/CT 在评价睾丸生殖细胞肿瘤复发方面最有价值。由于成熟畸胎瘤的[18]F-FDG 摄取不增高，而成熟畸胎瘤占可切除非精原细胞瘤的比例超过 40％，因此，[18]F-FDG PET 评价精原细胞瘤复发的意义比非精原细胞瘤更大。在评价化疗后残留肿瘤组织方面，[18]F-FDG PET 检查应当在化疗结束后 4～12 周进行，因为过早的检查可能会出现一些[18]F-FDG 摄取假阳性结果，这些通常是与治疗相关的炎性反应[42,43]。

大约 2％～7％的恶性肿瘤找不到原发灶，而且预后差。[18]F-FDG PET 可以提高肿瘤原发灶的检出率。一项 Meta 分析报道了[18]F-FDG PET 发现原发肿瘤灶的敏感性、特异性分别为 87％和 71％，45％的患者通过[18]F-FDG PET 发现了原发肿瘤灶[44]。另一项综述评价了[18]F-FDG PET 在发现颈部转移性淋巴结原发灶方面的作用，敏感性、特异性和准确性分别为 88％、75％和 79％。PET 使 25％的患者改变了治疗方案[45]。Kwee 等[46]开展的 Meta 分析结果表明，[18]F-FDG PET/CT 对原发肿瘤的检出率为 37％，肺、口咽、胰腺是发现原发肿瘤灶最常见的部位。

由于脑组织的葡萄糖利用率很高,正常脑组织生理性摄取[18]F-FDG 很多,也就是脑组织[18]F-FDG 代谢本底高,一些脑肿瘤的[18]F-FDG 摄取很可能会被掩盖而漏诊。因此,脑肿瘤的影像学评价仍首选 MRI,[18]F-FDG PET 并不能取代 MRI。一些高级别脑胶质瘤、脑淋巴瘤和部分脑转移瘤等可表现出高于正常脑实质的[18]F-FDG 摄取,[18]F-FDG PET 可作为 MRI 的补充评价这些脑肿瘤。

2)[18]F-FDG 脑显像

^{18}F-FDG PET 脑显像的主要应用包括评价复杂部分性癫痫和阿尔茨海默病。前者通过 PET 定位在颞叶区域的癫痫发作灶,这对一些癫痫药物治疗效果不佳的患者很有意义,因为准确定位使得通过外科手术切除病灶成为可能。侵入性的植入栅状深部电极是定位癫痫发作灶的金标准,[18]F-FDG PET 与 SPECT、MRI 等一样,也是一种癫痫的影像定位诊断方法。当患者处于癫痫发作间期的时候,[18]F-FDG PET 不是探测实际的解剖病灶,而是探测相对低代谢的受累颞叶(见图 5-10)。而 SPECT 脑血流灌注显像可以在癫痫发作期定位病灶,脑血流灌注显像剂如[99m]Tc-双胱乙酯(^{99m}Tc-ethyl-cysteinate dimer,[99m]Tc-ECD)、[99m]Tc-HMPAO 等能穿过完整的血脑屏障被脑细胞摄取,在脑内水解酶作用下转变的产物不能再返回扩散出脑细胞,而是较长时间滞留在脑内,并且进入脑细胞的量与局部脑血流量呈正比,因此局部脑组织的放射性分布即反映了局部脑血流量。癫痫患者在发作期时,病灶局部脑血流量增加,摄取显像剂较正常脑组织增多,脑血流灌注显像呈局部放射性分布明显增多。[18]F-FDG PET 和 SPECT 脑血流灌注显像有助于确定癫痫发作部位,特别是在其他非侵入性的诊断方法结果不确定或不一致的情况下[47,48]。

晚期阿尔茨海默病的典型[18]F-FDG PET 表现是双侧顶后颞叶皮质区的相对代谢减低,可累及双侧额叶皮质。然而,临床上真正的挑战是发现早期的阿尔茨海默病。年龄的增加可导致一些记忆丧失,这部分人可被归类为轻度认知障碍,这些患者的[18]F-FDG PET 脑显像是正常的,临床医生需要确定这些患者中哪些会保持在轻度认知障碍水平,哪些将会进展到阿尔茨海默病。早期的阿尔茨海默病在 PET 上表现为扣带后回或一侧后顶叶皮质区[18]F-FDG 代谢轻微减低。由于正常大脑皮质的葡萄糖代谢可变性较大,如何识别这些代谢轻微减低的区域是一项巨大挑战。使用统计学方法定量化大脑不同区域的葡糖糖代谢水平可能是最准确的方法,然而,这需要对不同大脑区域进行精确的解剖学分类[49,50]。

3)[18]F-FDG 心脏显像

^{18}F-FDG PET 心脏显像主要用于评价心肌细胞存活性。当然,[99m]Tc-MIBI 或[201]Tl SPECT 心肌灌注显像和[99m]Tc-红细胞 SPECT 心血池显像也可以评价心肌细胞存活性。但是,[18]F-FDG PET 心肌代谢显像是评价心肌细胞存活性的金标准。当患者出现左心室室壁运动减弱时,临床需要考虑心肌细胞的活力是否出现问题,局部的心肌收缩缺乏

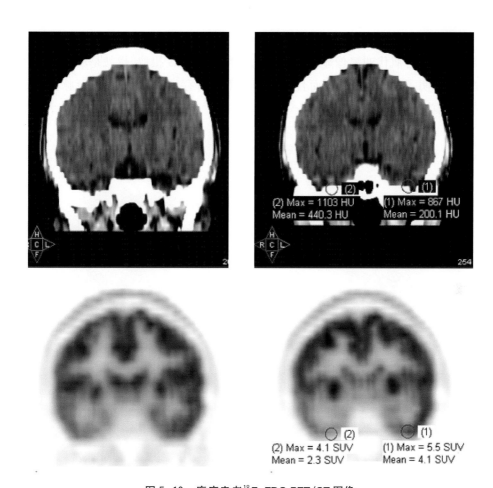

图 5-10　癫痫患者 ^{18}F-FDG PET/CT 图像

右侧海马及部分颞叶 FDG 代谢较左侧减低,右侧 SUV_{max} = 4. 1,SUV_{mean} = 2. 3;左侧 SUV_{max} = 5. 5,SUV_{mean} = 4. 1

可能由于这个区域以前发生过心肌梗死,也可能由于这个区域存在冬眠心肌或顿抑心肌。冬眠心肌是由于在长期的低灌注缺血条件下,局部心肌通过自身的调节反应降低能量代谢,以保持心肌细胞的存活性。顿抑心肌是在短暂的急性缺血再灌注之后,心肌细胞虽未发生坏死,但已发生了结构、功能和代谢的变化,处于"晕厥"状态。发生过心肌梗死的组织往往是瘢痕组织,心肌细胞是坏死的,局部的心脏功能障碍不可逆转,而冬眠心肌和顿抑心肌组织本质上仍然是存活的,局部室壁运动异常在冠状动脉血流重建后可恢复正常。[18]F-FDG PET 心肌代谢显像通常和心肌灌注显像结合共同评价心肌病变,比如 [13]N-氨水 PET 心肌灌注显像、[99m]Tc-MIBI 或 ^{201}Tl SPECT 心肌灌注显像等,如果心肌灌注显像显示心肌局部缺血,而心肌代谢显像显示该区域存在 ^{18}F-FDG 摄取,也就是所谓的灌注-代谢不匹配,这说明了局部心肌虽然缺血但心肌细胞仍然具有存活性,经过冠脉血流重建,患者的心脏功能是可以恢复的;相反,如果心肌灌注显像显示心肌局部缺血,而心肌代谢显像显示该区域也没有[18]F-FDG摄取,也就是所谓的灌注-代谢匹配,这说明了局部心肌缺血而且心肌细胞不具有存活性,即使实施冠脉血流重建,患者的心脏功能也不可逆转(见图5-11)[51]。

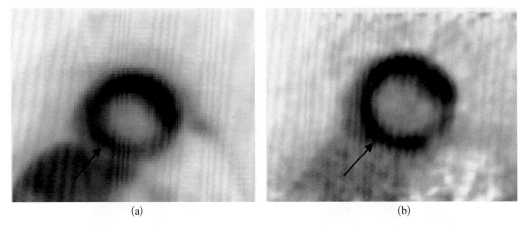

| (a) | (b) |

图5-11　[18]F-FDG PET评价心肌细胞存活性

(a)[13]N-氨水PET心肌灌注显像提示左心室下壁灌注减低;(b)[18]F-FDG PET心肌代谢显像提示下壁[18]F-FDG代谢正常,即灌注-代谢不匹配,提示缺血的心肌细胞具有存活性(图片修改自参考文献[51])

5.4.1.2　氨基酸代谢

^{18}F-FDG是目前临床最常用的PET显像剂,但是,[18]F-FDG仍然存在一些不足,比如脑肿瘤由于邻近正常脑组织本底高而显像不佳,其他一些肿瘤如肝细胞癌、肾细胞癌、前列腺癌、神经内分泌肿瘤等有时并不表现出[18]F-FDG代谢增高,容易产生假阴性结果。此外,[18]F-FDG并不能完全鉴别肿瘤和炎症。和葡萄糖一样,氨基酸也是肿瘤需要的能量物质,正电子核素标记的氨基酸同样可用于肿瘤的PET显像,反映肿瘤的氨基酸代谢信息,并且能克服[18]F-FDG的不足。大多数氨基酸PET显像剂使用[11]C和[18]F标记,[11]C的半衰期仅20分钟,在不具备回旋加速器的医院使用不易,因此,[11]C标记的PET显像剂难以在临床推广;而[18]F的半衰期有110分钟,[18]F标记的氨基酸类示踪剂具备了推广应用的便利。

目前,[11]C和[18]F标记的氨基酸类显像剂主要用于脑肿瘤、神经内分泌肿瘤和前列腺癌。在脑肿瘤应用广泛的显像剂主要有[11]C-蛋氨酸(^{11}C-MET)、[18]F-酪氨酸(^{18}F-FET)、[18]F-多巴(3,4-dihydroxy-6-[18]Ffluoro-L-phenylalanine,[18]F-FDOPA)。氨基酸类显像剂在脑肿瘤的摄取很高,在正常脑组织的摄取显著低于[18]F-FDG,因此,氨基酸类显像剂显示脑肿瘤具有很高的对比度。[11]C-MET在脑肿瘤的探测、分级、复发监测、预后判断和治疗反应评价等方面较[18]F-FDG有明显的优势。但是，[11]C-MET对低级别胶质瘤的敏感性低，而且没有足够的证据表明[11]C-MET对胶质瘤的分级有意义。另外，[11]C-MET对鉴别脑肿瘤复发和放射性坏死仍存在争议。[18]F-FET在鉴别低级别和高级别胶质瘤方面可提供有价值的信息，而且，[18]F-FET能鉴别脑肿瘤复发和放射性坏死。另外，炎症细胞对[18]F-FET的摄取低于[11]C-MET和[18]F-FDG，因此，[18]F-FET能鉴别肿瘤和炎症。[18]F-FDOPA已经被用于探测原发性、转移性和复发性脑肿瘤（见图5-12），在鉴定脑肿瘤范围、评价增殖活性和分级方面提供了重要信息，而且，脑胶质瘤的分级与[18]F-FDOPA摄取存在着相关性[52-55]。

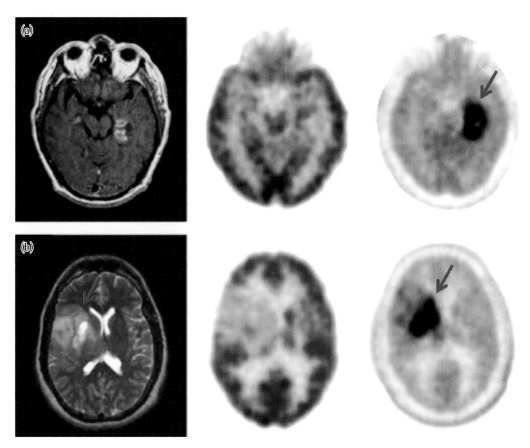

图5-12　脑胶质母细胞瘤的 MRI、[18]F-FDG PET、[18]F-FDOPA PET 图像

第一排、第二排分别为两个患者的 MRI、[18]F-FDG PET、[18]F-FDOPA PET 图像；MRI 显示了脑内的胶质瘤病灶，[18]F-FDG PET 显示脑内病灶不佳，[18]F-FDOPA PET 示脑内病灶显著高代谢(图片修改自参考文献[52])

神经内分泌肿瘤过去被定义为胺前体摄取脱羧化细胞瘤，现在的理论认为神经内分泌肿瘤起源于器官的多能干细胞或者分化型神经内分泌细胞，准确发现和定位这类肿瘤的原发灶和转移灶对其治疗具有重要意义。然而,分化良好的神经内分泌肿瘤并不表现出 ^{18}F-FDG 摄取增高,PET 显像容易产生假阴性结果。神经内分泌肿瘤能摄取脱羧氨基酸类物质如 5-羟色氨酸(5-hydroxy-L-tryptophan,HTP)、苯丙氨酸(dihydroxyphenylalanine,DOPA),继而储存或释放 5-羟色胺、多巴胺(dopamine,DA),因此,发展氨基酸类 PET 示踪剂应用于神经内分泌肿瘤显像是可行的。^{11}C-5-HTP、^{18}F-FDOPA 或 ^{11}C-DOPA 是较早研制出的氨基酸 PET 显像剂[56]。Eriksson 等[57]对 18 例神经内分泌肿瘤患者实施了 ^{11}C-5-HTP PET 检查,所有的患者均出现了 ^{11}C-5-HTP 在肿瘤组织的浓聚,而这些患者的 CT 检查显示的病灶却少得多。Ahlstrom 等[58]对 22 例胰腺内分泌肿瘤患者实行了 ^{11}C-DOPA PET 检查,结果有 10 例患者的原发灶和转移灶摄取 ^{11}C-DOPA 增高,而且主要是功能性肿瘤,比如胃泌素瘤、胰高血糖素瘤;无功能性肿瘤并没有在 PET 显示;另外一些小胰岛素瘤也没有在 PET 显示。Becherer 等[59]对 23 例神经内分泌肿瘤患者进行了 ^{18}F-FDOPA PET 检查,^{18}F-FDOPA 发现骨骼和纵隔病变的敏感性达 100%,但发现肺部病变的能力却有限,敏感性仅 25%,而且小于 5 mm 的病变也不显示;发现肝脏病变的特异性为 81.3%;发现骨骼病变的特异性为 90.9%;发现纵隔、胰腺、淋巴结病变的特异性均达 100%。

^{18}F-FDG PET 有时难以鉴别前列腺癌、前列腺增生和前列腺生理性摄取,^{11}C-MET 有助于发现血清前列腺特异性抗原(PSA)升高的前列腺癌。^{18}F-氟环丁烷羧酸(anti-1-amino-3-^{18}F-fluorocyclobutane-1-carboxylic acid,^{18}F-FACBC)注射后经泌尿系统排泄少,显示前列腺癌具有特定的优势,^{18}F-FACBC 探测前列腺癌和盆腔淋巴结转移的敏感性、特异性均很高[60,61]。

5.4.1.3 核苷酸代谢

^{18}F-氟代脱氧胸苷(^{18}F-3′-fluoro-3′-deoxythymidine,^{18}F-FLT)是正电子核素 ^{18}F 标记的胸腺嘧啶,是一种核苷酸代谢显像剂。^{18}F-FLT 和胸腺嘧啶一样进入细胞,被细胞内的胸腺嘧啶核苷激酶 1(thymidine kinase 1,TK-1)磷酸化,但磷酸化的产物不能参与 DNA 的合成,也不能通过细胞膜返回细胞外,只能滞留在细胞内,有利于 PET 显像。在肿瘤细胞的增殖过程中,DNA 合成不断增加,促使 TK-1 上调,以加快核苷类底物的合成利用。^{18}F-FLT 通过反映 TK-1 的活性而间接反映肿瘤细胞的增殖情况[62]。

尽管 MRI 仍然是评价脑肿瘤的首选影像学方法,但 MRI 常常难以确定脑肿瘤的侵袭性。^{18}F-FDG 在正常脑组织有着很高的生理性摄取,并不适合评价脑肿瘤。由于 ^{18}F-FLT 不容易通过血脑屏障,因此,正常脑组织对 ^{18}F-FLT 的摄取很低,这有利于脑肿瘤的 PET 显像(见图 5-13)。一项研究比较了 ^{18}F-FDG、^{18}F-FLT、^{11}C-MET 在 Ⅱ~Ⅳ 级脑胶质瘤的表现,与 ^{18}F-FDG 不一样,^{18}F-FLT、^{11}C-MET 都可以鉴别不同级别的胶质瘤,Ⅳ 级脑胶质瘤的 ^{18}F-FLT 和 ^{11}C-MET 摄取明显高于 Ⅱ 级胶质瘤,^{18}F-

FLT 摄取增高的胶质瘤 Ki67 增殖指数也增高[63]。另一项研究评价了 30 例胶质瘤患者使用贝伐单抗联合治疗 2～6 周后的[18]F-FLT 摄取,结果发现胶质瘤治疗后 6 周的[18]F-FLT 摄取值是最好的总存活性预测参数,比 MRI 更准确。治疗后病灶对[18]F-FLT 摄取有反应的患者平均生存时间为 12.5 个月,而无反应者仅 3.8 个月。然而,在血脑屏障破坏的情况下,即使缺乏细胞增殖,仍然会出现[18]F-FLT 摄取增多,这是影响[18]F-FLT 准确评价脑肿瘤的一个因素[64]。

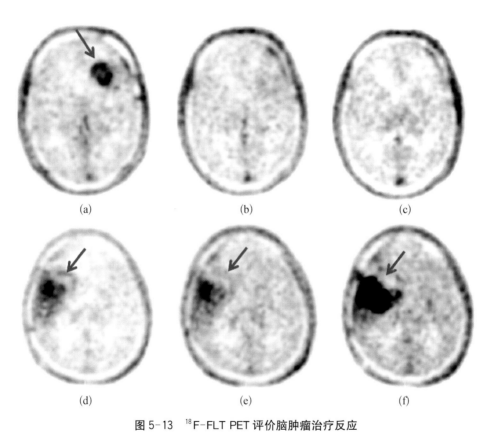

图 5-13　[18]F-FLT PET 评价脑肿瘤治疗反应

(a)～(c)为治疗有反应者;(d)～(f)为治疗无反应者;(a)、(d)为治疗前图像;(b)、(e)为治疗后 2 周图像;(c)、(f)为治疗后 6 周图像(图片修改自参考文献[62])

肺癌是使用[18]F-FLT 研究最多的恶性肿瘤,而且肺癌的[18]F-FLT 摄取与增殖指数 Ki67 呈正相关,肺癌的[18]F-FLT 摄取显著低于[18]F-FDG。[18]F-FLT PET 诊断肺癌比[18]F-FDG 的敏感性低,但特异性和阳性预测值更高[65]。一项研究使用[18]F-FDG 和[18]F-FLT PET 评价新诊断的 18 例非小细胞肺癌,[18]F-FLT、[18]F-FDG 的敏感性分别为 72%和 89%。5 例[18]F-FLT 假阴性的病灶有 4 例是支气管肺泡癌,可能与这一类的肿瘤生长缓慢、增殖指数低有关[66]。

关于^{18}F-FLT 在乳腺癌的应用，一项早期的研究结果表明，14 个乳腺癌原发灶^{18}F-FLT PET 发现了 13 个，8 个有腋窝淋巴结转移的患者^{18}F-FLT PET 发现了 7 个，乳腺癌的^{18}F-FLT 摄取低于^{18}F-FDG。然而，正常乳腺组织更低的^{18}F-FLT 摄取有利于乳腺病灶的发现[67]。另一项研究使用^{18}F-FLT PET 评价乳腺癌化疗后 1 周的治疗反应，有反应者 SUV 下降了 41.3%，无反应者 SUV 增加了 3.1%[68]。

^{18}F-FLT 在软组织肿瘤的应用也展示了良好的效果。两项相关的研究结果表明，^{18}F-FLT PET 显示了所有的骨或软组织肿瘤，肿瘤的^{18}F-FLT 摄取与分级相关，^{18}F-FLT 的 SUV 阈值为 2.0 时能鉴别高级别和低级别的软组织肿瘤[69,70]。

^{18}F-FLT 在消化系统肿瘤的应用已经有较多报道，一项研究比较了 22 例食管鳞状细胞癌患者外科手术前的^{18}F-FLT PET 和^{18}F-FDG PET 表现，局部淋巴结转移灶对^{18}F-FDG 的摄取显著高于对^{18}F-FLT 的摄取；有 14 个淋巴结^{18}F-FDG 摄取假阳性，而^{18}F-FLT 摄取假阳性的淋巴结有 3 个；有 8 个淋巴结^{18}F-FDG 摄取假阴性，而^{18}F-FLT 摄取假阴性的淋巴结有 12 个[71]。另一项研究使用^{18}F-FLT PET 评价食管癌放疗后的增殖情况，结果表明，食管癌的^{18}F-FLT 摄取在放疗开始后迅速下降，放疗结束后两个经活检证实的食管炎性病灶有^{18}F-FDG 假阳性摄取，对^{18}F-FLT 则没有摄取，体现了^{18}F-FLT 的特异性更高[72]。

胃癌的^{18}F-FLT 摄取低于^{18}F-FDG，一项包含了 45 个胃癌患者的研究表明，所有胃癌^{18}F-FLT PET 均可显示，但有 14 例胃癌^{18}F-FDG PET 未能显示，主要是由于胃壁生理性摄取^{18}F-FDG 增多。在^{18}F-FDG 阳性摄取的胃癌中，^{18}F-FDG 摄取的 SUV 为 8.4±4.1，^{18}F-FLT 摄取的 SUV 为 6.8±2.6，而印戒细胞癌的^{18}F-FLT、^{18}F-FDG 摄取 SUV 相似[73]。

与食管癌、胃癌相似，结直肠癌的^{18}F-FLT 摄取也低于^{18}F-FDG 摄取。Yamamoto 等[74]的研究结果表明，入组的所有结肠癌均可通过^{18}F-FLT PET 发现，结肠癌^{18}F-FLT 摄取的 SUV 平均值为 5.4±2.4，显著低于^{18}F-FDG 摄取的 SUV 平均值 12.4±6.3。Dehdashti 等[75]应用^{18}F-FLT PET 评价直肠癌新辅助化疗反应，尽管^{18}F-FLT 摄取的改变并不能预测病理学的治疗反应，但治疗期间的^{18}F-FLT 摄取下降可预测无病生存期。

由于肝脏和胆囊具有很高的本底摄取，^{18}F-FLT 在肝胆肿瘤的应用受到限制。Eckel 等[76]使用^{18}F-FLT 对肝细胞癌进行了 PET 显像，大约 2/3 的肝细胞癌病灶呈现出高于周围正常肝组织的^{18}F-FLT 摄取，^{18}F-FLT PET 发现肝细胞癌的敏感性为 69%，并且肝细胞癌的^{18}F-FLT 摄取与 Ki67 增殖指数相关。

胰腺癌的^{18}F-FLT 摄取远低于^{18}F-FDG，这使得^{18}F-FLT PET 在鉴别胰腺良恶性肿瘤方面敏感性低，但特异性高。一项研究使用^{18}F-FLT 和^{18}F-FDG 对 41 个胰腺病变患者进行 PET 显像，其中 33 个胰腺癌，8 个胰腺良性病变，^{18}F-FLT 和^{18}F-FDG 检测胰腺癌的敏感性分别为 70％和 91％，特异性分别为 75％和 50％[77]。

5.4.1.4　脂肪酸代谢

大多数恶性肿瘤细胞除了糖酵解活性增强，脂肪酸代谢往往会增强，因此，脂肪酸代谢显像也是 PET 显像的一项重要内容，可作为糖代谢、氨基酸代谢和核苷酸代谢显像的补充。[11]C-乙酸盐（[11]C-acetate，[11]C-AC）是目前最常用的脂肪酸代谢显像剂，AC 被细胞摄取后可转化为乙酰辅酶 A，并进一步合成脂肪酸和胆固醇，它们是细胞膜的重要组成成分。肿瘤细胞生长活跃，对 AC 的需求也不断增多，这是[11]C-AC 肿瘤显像的基础。[18]F-FDG 在肝细胞癌、肾细胞癌和前列腺癌容易出现假阴性，[11]C-AC 可以弥补这些肿瘤糖代谢方面的不足。分化较好的肝细胞癌组织学上与正常肝组织接近，细胞内的葡萄糖-6-磷酸酶活性较高，可使细胞内已磷酸化的[18]F-FDG 脱磷酸，促使[18]F-FDG 从细胞内排出，这是分化较好的肝细胞癌[18]F-FDG PET 显像出现假阴性的原因。肝细胞癌不管分化程度高低，脂肪酸的合成均活跃，对乙酸盐的需求增加。因此，[11]C-AC 在分化较好的肝细胞癌聚集多，可弥补[18]F-FDG 对高分化和中分化肝细胞癌发现能力的不足。但是，[11]C-AC 需要与[18]F-FDG 联合应用才能提高肝细胞癌检测的敏感性和特异性，因为肝腺瘤、肝局灶性结节增生等良性病变[11]C-AC 代谢也增高，与肝细胞癌难以鉴别[78]。Park 等[79]报道，[11]C-AC 检测肝细胞癌的敏感性为 75.4％，[18]F-FDG 的敏感性为 60.9％，两种显像剂联合使用敏感性提高到 82.7％。

[11]C-AC 不经泌尿系统排泄，对泌尿系统肿瘤的显示具有特定的优势。霍力等[80]的研究发现，[11]C-AC 检测原发肾皮质肿瘤的阳性率为 76.9％（10/13），而[18]F-FDG 仅为 30.8％（4/13），尤其对恶性程度较低的肾皮质肿瘤[11]C-AC 阳性率高，可弥补[18]F-FDG 的不足；但对恶性程度较高的肾肿瘤，[11]C-AC 的阳性率低（30％），而[18]F-FDG 达到 100％，此外，肾血管平滑肌脂肪瘤等肾脏良性肿瘤也表现出[11]C-AC 摄取增高，产生假阳性结果。[11]C-AC 和[18]F-FDG 联合应用能更好地对肾脏肿瘤进行 PET 显像。

一项早期的研究使用[11]C-AC 对 22 例前列腺癌患者进行了 PET 显像，[11]C-AC 检测前列腺癌的阳性率达 100％，与之相比，[18]F-FDG 的阳性率为 83％。除了诊断前列腺癌原发灶，[11]C-AC 在检测前列腺癌早期复发方面也比[18]F-FDG 具有明显的优势（见图 5-14）[81,82]。

由于[11]C 的半衰期短，在不具备回旋加速器的医院难以使用，为了克服这一弊端，[18]F-氟代乙酸盐（[18]F-fluoroacetic acid，[18]F-FAC）被研制并报道。与[18]F-FDG 比较，[18]F-FAC 在前列腺癌、肾癌展示了与[11]C-AC 相似的优势和不足，但对肝细胞癌的显像效果不佳。作为[18]F-FAC 的类似物，2-[18]F-氟代丙酸（2-^{18}F-fluoropropionic acid，[18]F-FPA）、[18]F-氟代特戊酸（3-^{18}F-fluoro-2，2-dimethylpropionic acid，[18]F-FPIA）也已经在动物实验展现了良好的应用前景[78]。此外，[11]C 标记的棕榈酸盐、[18]F 标记的油酸类似物也已经被报道可作为脂肪酸代谢 PET 显像剂[83,84]。

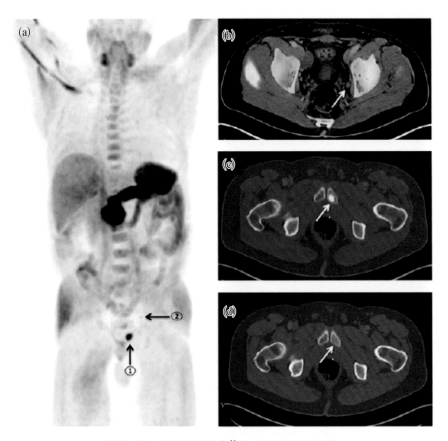

图 5-14　前列腺癌患者[11]C-AC PET/CT 图像

[11]C-AC PET/CT 发现左侧盆壁淋巴结和左侧耻骨联合复发病灶(图片修改自参考文献[81])

5.4.1.5　胆碱代谢

胆碱是一种季铵盐碱,在体内主要有三种代谢途径,即胆碱磷酸化、胆碱氧化和胆碱乙酰化,其中胆碱磷酸化与肿瘤关系密切,这是因为经胆碱磷酸化途径可合成生物膜的重要成分卵磷脂,快速增殖的肿瘤细胞含有大量的卵磷脂,对胆碱的需求增加,这是胆碱类显像剂进行肿瘤成像的基础。最常用的胆碱类显像剂是[11]C-胆碱(^{11}C-choline)。由于[11]C 的半衰期短,限制了[11]C-choline 的临床推广应用。半衰期较长的[18]F 标记的胆碱如[18]F-氟代甲基胆碱、[18]F-氟代乙基胆碱已经被合成报道并应用于临床。目前胆碱类PET 显像剂主要应用于前列腺癌、脑肿瘤和肝细胞癌。

[11]C-choline 在探测前列腺癌原发灶方面的应用结论不一致。De Jong 等[85]使用[11]C-choline PET 评价经活检证实的前列腺癌患者,前列腺癌和正常前列腺的平均SUV 分别为 5 和 2.3。Farsad 等[86]的研究却发现,前列腺癌和高级别上皮内瘤变对[11]C-choline 的摄取没有显著差异,[11]C-choline PET/CT 检测前列腺癌的敏感性和特异

性分别为 66％和 81％。其他研究也发现,前列腺癌和前列腺良性病变对[11]C-choline 摄取的 SUV 存在重叠,而且,前列腺的[11]C-choline 摄取与肿瘤分化、Gleason 评分、前列腺体积和 PSA 值没有相关性[87]。在探测前列腺癌淋巴结转移方面,[11]C-choline 的敏感性较低(50％～80％),但特异性高(88％～96％)。在鉴定前列腺癌骨转移方面,[11]C-choline PET 也具有较高的价值。[11]C-choline 和[18]F-choline 探测前列腺癌局部复发的准确性也较低,尤其是在 PSA 值较低的情况下。如果前列腺癌患者怀疑有淋巴结和远处转移,推荐使用胆碱 PET/CT 显像指导下一步的治疗决定[88]。

正常脑组织对[11]C-choline 或[18]F-choline 摄取低,因此,较多的研究已经报道了胆碱类 PET 示踪剂在脑肿瘤诊断中的应用。胶质瘤的[11]C-choline 摄取与分级存在相关性,胶质瘤摄取[11]C-choline 越多,分级越高。但是[11]C-choline 仍不能鉴别低级别胶质瘤和良性脑肿瘤,同样,[11]C-choline 诊断脑肿瘤也存在假阳性和假阴性。脑脓肿、脑结核、胶质细胞增生、炎性肉芽肿和脱髓鞘病变可摄取[11]C-choline,导致假阳性;而脑转移瘤、淋巴瘤、低级别胶质瘤等可对[11]C-choline 无摄取,产生假阴性。[11]C-choline 和[18]F-choline PET 也可以指导脑肿瘤的立体定向活检,胆碱聚集最明显的部位,通常也是脑肿瘤恶性程度最高的区域。恶性胶质瘤手术通常不能完全切除,往往需术后辅以放疗和化疗。与其他影像学方法比较,[11]C-choline 能清晰地勾画脑肿瘤病灶。基于 choline PET 显像,31％的患者改变了放疗靶区。脑肿瘤放疗后产生的放射性坏死和肿瘤复发在临床上鉴别困难,有研究报道了 MRI、[18]F-FDG PET/CT、[11]C-choline PET/CT 在鉴别这两种病变方面的敏感性和特异性,三种影像学手段的敏感性分别为 87.2％、76.9％和 92.3％,特异性分别为 81.3％、62.5％和 87.5％。[11]C-choline PET/CT 是鉴别脑肿瘤复发和放射性脑坏死更好的影像学方法[89]。

肝细胞癌的胆碱激酶活性显著增加,对[11]C-choline 或[18]F-choline 的摄取增多,这是胆碱类 PET 示踪剂在探测肝细胞癌方面优于[18]F-FDG 和[11]C-AC 的原因。[18]F-choline 探测肝细胞癌的敏感性为 84％～88％,[18]F-FDG 为 67％～68％;[18]F-choline 探测高分化肝细胞癌的敏感性上升到 94％,而[18]F-FDG 仅为 59％。另外,在发现肝外转移灶方面,[11]C-choline 或[18]F-choline PET 也较其他影像学方法具有明显的优势[88]。

5.4.2 受体显像

受体显像是利用放射性核素标记的配体与靶组织中高亲和力的受体产生特异性结合,通过 PET、SPECT 等分子影像设备显示受体的功能和分布。受体的种类很多,比如属于神经受体显像的多巴胺受体、可用于神经内分泌肿瘤显像的生长抑素受体、可用于乳腺癌显像的雌激素受体、可用于新生血管显像的整合素受体等。

5.4.2.1 神经受体显像

神经受体显像主要包括多巴胺受体、乙酰胆碱受体、苯二氮䓬受体、5-羟色胺受体、阿片受体、腺苷受体显像。多巴胺受体主要参与锥体外系运动功能、内分泌、精神和情感等方面的调控,多巴胺受体显像在帕金森病、阿尔茨海默病、精神分裂症等方面均有较多的应用。^{11}C-雷氯必利(^{11}C-raclopride)广泛用于评价多巴胺 D2 受体活性。早期帕金森病患者症状相对应侧的纹状体摄取^{11}C-raclopride 增多,6 个月后,没有接受过药物治疗的患者可在症状对侧的纹状体看到^{11}C-raclopride 摄取增多,^{11}C-raclopride PET 显像在帕金森病的诊断、疗效监测和预后评价等方面均能发挥重要作用。乙酰胆碱受体显像对阿尔茨海默病的诊断、脑损害程度评价、疗效监测、预后判断等方面具有重要的意义。N 胆碱受体广泛分布于大脑皮层,阿尔茨海默病的早期,^{11}C-尼古丁(^{11}C-nicotine)PET 显像发现基底节、额叶及顶叶的 N 胆碱受体缺失,这些表现是早期诊断阿尔茨海默病的依据。苯二氮䓬受体是脑内抑制性神经递质受体,原发性癫痫、狂躁症等神经精神疾病与苯二氮䓬受体活性减低有关。^{11}C-氟马西尼(^{11}C-FMZ)是最经典的苯二氮䓬类 PET 显像剂,常用于癫痫灶的定位诊断。^{11}C-FMZ PET 可显示癫痫病灶内降低的苯二氮䓬受体密度,是癫痫诊断和疗效评价的重要手段。腺苷 A_1 受体显像剂^{11}C-MPDX 在阿尔茨海默病患者的颞叶和丘脑分布减少,腺苷 A_2 受体显像剂^{11}C-TMSX 在帕金森病运动障碍患者的壳核分布增多。5-羟色胺受体显像在精神分裂症、癫痫灶定位等方面已有应用报道。阿片受体与行动、精神活动、内分泌功能等密切相关;与上述神经受体相比,阿片受体显像剂的应用报道并不多[90-92]。

5.4.2.2　肿瘤受体显像

1) 生长抑素受体显像

生长抑素是一种在神经系统广泛分布的肽,可抑制生长激素和胃、肠、胰腺激素的释放。生长抑素受体共有五个亚型,都是位于细胞膜的 G 蛋白偶联受体(G protein-coupled receptor,GPCR),其中生长抑素受体 2 在神经内分泌肿瘤细胞表面表达最常见,这是生长抑素受体显像应用于神经内分泌肿瘤的分子基础。奥曲肽(octreotide)、喷曲肽(pentetreotide)、兰瑞肽(lanreotide)、伐普肽(vapreotide)都是应用于生长抑素受体显像的配体,^{123}I、^{99m}Tc、^{111}In 标记的这些配体可通过 SPECT 显像对神经内分泌肿瘤进行评价。研究表明,SPECT 生长抑素受体显像对胃肠道神经内分泌肿瘤转移灶的探测率为 52%,CT 和 MRI 分别为 36% 和 24%。针对胃泌素瘤和胰岛素瘤的一项研究表明,SPECT 生长抑素受体显像诊断这两种神经内分泌肿瘤的敏感性为 86%,而超声、CT 和 MRI 综合影像学方法诊断的敏感性仅为 29%。与 SPECT 相比,PET 在显像方面具有更大的优越性,^{68}Ga、^{18}F、^{64}Cu 等标记的生长抑素配体已越来越多地用于神经内分泌肿瘤的 PET 显像(见图 5-15)。Kabasakal 等[93,94]的研究使用^{68}Ga 标记的奥曲肽进行 PET 显像探测神经内分泌肿瘤,敏感性高达 93%,特异性更是达到 100%。

2) 雌激素受体显像

根据癌细胞雌激素受体、孕激素受体、人表皮生长因子受体 2(HER2)的表达情况

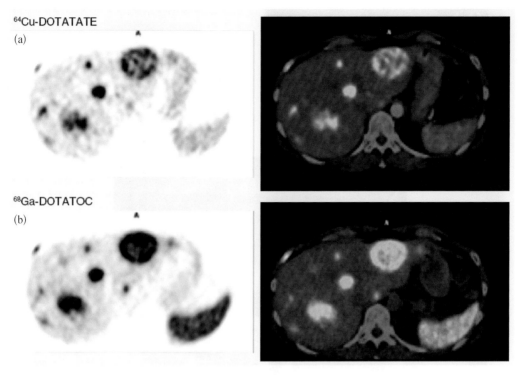

图 5-15 神经内分泌肿瘤的奥曲肽 PET/CT 图像

[64]Cu(a)、[68]Ga(b)标记的奥曲肽 PET/CT 显示神经内分泌肿瘤的肝脏多发转移灶(图片修改自参考文献[94])

以及增殖指数 Ki67 的表达水平,乳腺癌进一步分为 Luminal A 型、Luminal B 型、HER2 过表达型和三阴型。分子分型是乳腺癌个体化治疗的基础,如雌激素受体阳性的乳腺癌适用于他莫昔芬等抗雌激素药物内分泌治疗,HER2 阳性的乳腺癌适用于曲妥珠单抗分子靶向治疗。然而,目前乳腺癌的分子分型主要依赖于病理学免疫组化,这需要通过穿刺或手术获得组织学标本,这注定了这种取材不可能基于每个病灶;而且,乳腺癌分子标志物的表达存在原发灶和转移灶不一致、治疗前后不一致的情况,这给免疫组化方法对乳腺癌进行全面分子分型带来巨大挑战。分子影像可以在体、无创、实时、动态地评价乳腺癌分子标志物的表达,如[18]F-雌二醇(^{18}F-FES)可以靶向雌激素受体,利用 PET 显像可在活体全面评价雌激素受体的功能状态,在雌激素受体阳性乳腺癌的原发灶和转移灶都能看到[18]F-FES 的摄取(见图 5-16)。[18]F-FES 比[18]F-FDG 能更敏感地检测出雌激素受体阳性的乳腺癌。[18]F-FES PET 也用于评价和预测内分泌治疗反应,对[18]F-FES 阳性摄取的乳腺癌更有可能受益于抗雌激素内分泌治疗[95]。

3) 孕激素受体显像

雌激素受体阳性的乳腺癌约有一半孕激素受体也是阳性,雌激素受体和孕激素受

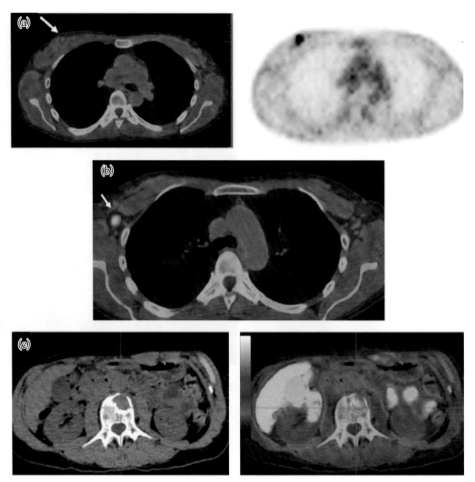

图 5-16　右侧乳腺癌伴右侧腋窝淋巴结、腰椎转移的 ^{18}F-FES PET/CT 图像

（图片修改自参考文献[95]）

体均阳性的乳腺癌对内分泌治疗反应好，而雌激素受体阳性、但孕激素受体阴性的乳腺癌可能对内分泌治疗的反应较差。因此，孕激素受体的表达也是乳腺癌患者的常规评价项目。^{18}F-FFNP 是孕激素受体 PET 显像剂，和孕激素受体具有很高的亲和力。临床研究表明，SUV 在孕激素受体阳性和阴性乳腺癌之间并无显著的统计学差异，但是肿瘤组织 SUV 和正常乳腺组织 SUV 比值在两者之间具有统计学差异，^{18}F-FFNP PET 是评价乳腺癌孕激素受体表达的一种安全、无创性的影像学方法[96]。

4) HER2 显像

HER2 是酪氨酸激酶家族的一员，对细胞的生长和存活发挥重要作用。HER2 的过度表达发生在 20%～30% 的乳腺癌，且患者预后相对较差。HER2 的表达情况直接决定了乳腺癌患者是否适合曲妥珠单抗分子靶向治疗。目前，评价 HER2 的表达主要依赖于病理学免疫组化,如前所述,这种方法存在一些不足。通过分子影像评价 HER2 的表达是近年来的研究热点,SPECT、PET、MRI、光学、光声等均有较多报道用于评价 HER2 表达,涉及的 HER2 配体主要有曲妥珠单克隆抗体、抗体片段、亲和体、双链体、纳米体等。SPECT 显像所用的核素主要有^{99m}Tc、^{131}I、^{111}In,PET 显像所用的核素有^{18}F、^{64}Cu、^{124}I、^{68}Ga、^{89}Zr。其中,靶向 HER2 的核医学分子影像已实现临床转化,如^{64}Cu-曲妥珠单抗、^{68}Ga-曲妥珠单抗、^{68}Ga-HER2 纳米体、^{89}Zr-曲妥珠单抗等在乳腺癌患者的应用均展示了良好的安全性和可行性,HER2 阳性的原发灶和转移灶对这些示踪剂有较高的摄取(见图 5-17)[95]。

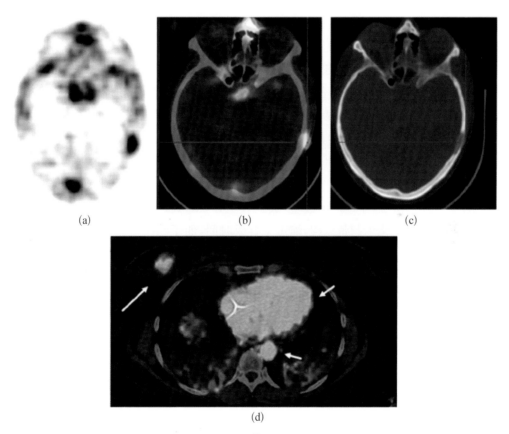

(a) (b) (c)

(d)

图 5-17 HER2 阳性的乳腺癌^{68}Ga-曲妥珠单抗 PET/CT 图像

(a~c) ^{68}Ga-曲妥珠单抗 PET/CT 显示乳腺癌的颅骨转移灶;(d) ^{64}Cu-曲妥珠单抗 PET/CT 显示乳腺癌原发灶(图片修改自参考文献[95])

5) 雄激素受体显像

雄激素受体是一种配体活化的转录因子,调节着正常前列腺的功能,并与前列腺癌的增殖和发展密切相关。睾酮和双氢睾酮是雄激素受体的天然配体,与雄激素受体结合后诱导转录,并能导致前列腺细胞不受控制地生长,产生前列腺癌。一些前列腺癌的增殖具有雄激素依赖性,通过内分泌药物阻断雄激素受体可以抑制转录,从而达到治疗目的。然而,药物抵抗仍会不可避免地出现,最终导致内分泌治疗失败。药物抵抗的一个重要机制是雄激素受体结构突变导致配体和受体的亲和力降低。通过分子影像及早显示这种突变的雄激素受体对于前列腺癌的治疗决策具有重要意义,^{125}I、^{18}F 标记的一些雄激素类似物已经被相继报道。研究表明,^{18}F 标记的双氢睾酮可以定量评价前列腺癌患者内分泌治疗后雄激素受体表达的改变,通过 PET 显像能够可视化雄激素受体的占用情况,及时反映药物抵抗信息,从而指导临床决策[97]。

6)整合素受体显像

血管生成促进了肿瘤的生长、进展和转移,整合素 $\alpha_v\beta_3$ 受体在肿瘤新生血管活化的内皮细胞高度表达,与肿瘤的血管生成密切相关。RGD 肽与整合素 $\alpha_v\beta_3$ 受体有着很高的亲和力,因此,基于 RGD 肽的分子影像探针能可视化整合素 $\alpha_v\beta_3$ 受体的表达。目前,基于 RGD 肽的 MRI 和光学整合素受体成像已经有较多报道,^{99m}Tc 标记的 RGD 肽也已经用于肿瘤患者的 SPECT 显像。由于 PET 分子影像技术的优越性,^{18}F、^{64}Cu、^{68}Ga、^{89}Zr 等正电子核素标记的 RGD 肽经历了快速发展,近年来吸引了更多的关注。早期使用 ^{18}F 标记的单体 RGD 肽如 ^{18}F-Galacto-RGD、^{18}F-AH111585 与整合素 $\alpha_v\beta_3$ 受体亲和力偏低,肿瘤组织摄取较少;二聚体肽如 ^{18}F-FPPRGD2、^{68}Ga-PRGD2 与整合素 $\alpha_v\beta_3$ 受体的亲和力增加了一个数量级;^{18}F-Al-NOTA-PRGD2(^{18}F-Alfatide)和 ^{18}F-Alfatide II 则简化了制备流程,缩短了合成时间,便于临床使用。^{18}F-Alfatide II 是对 ^{18}F-Alfatide 的进一步提升,主要体现在更好的稳定性,有利于提高靶摄取,避免降解产物对 PET 显像质量的影响[98]。Wu 等[99]首次将 ^{18}F-Alfatide II 用于临床鉴别乳腺癌,共纳入 44 例可疑乳腺癌患者,所有患者均经穿刺或手术获得病理学结果,包括了乳腺浸润性导管癌、导管内原位癌、纤维腺瘤、腺病、导管内乳头状瘤和乳腺炎。^{18}F-Alfatide II PET/CT 结果显示,乳腺癌的 ^{18}F-Alfatide II 摄取高于乳腺良性病变,差异具有统计学意义,但是,^{18}F-Alfatide II 在乳腺良、恶性病变的分布差异并不及 ^{18}F-FDG 显著,而且,乳腺癌的 ^{18}F-Alfatide II 摄取明显低于 ^{18}F-FDG 摄取。此外,该项研究还发现,共有 8 个乳腺癌原发灶摄取 ^{18}F-Alfatide II 高于 ^{18}F-FDG,这 8 个病灶均是雌激素受体强阳性表达,HER2 阴性表达,而孕激素受体的表达阴性、阳性均有(见图 5-18)。该项研究的结论认为 ^{18}F-Alfatide II 对鉴别乳腺癌患者有着良好的表现,但并不比 ^{18}F-FDG 更优越;^{18}F-Alfatide II 鉴别雌激素受体阳性、HER2 阴性的乳腺癌可能比 ^{18}F-FDG 更有优势。

7)尿激酶纤溶酶原激活物受体显像

尿激酶纤溶酶原激活物受体(urokinase plasminogen activator receptor,uPAR)是肿瘤侵犯和转移过程中发生蛋白分解和细胞外基质降解的关键成分,uPAR 的表达与

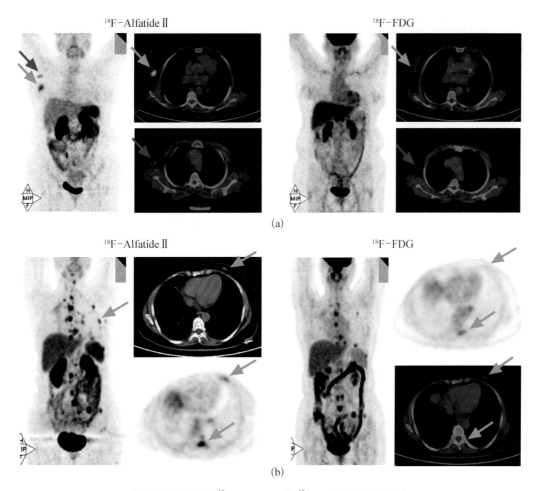

图 5-18 乳腺癌^{18}F-Alfatide Ⅱ、^{18}F-FDG PET/CT 图像

(a) ER 阳性、HER2 阴性的乳腺浸润性导管癌^{18}F-Alfatide Ⅱ PET/CT 显示右侧乳腺癌原发灶和右侧腋窝淋巴结转移灶,但^{18}F-FDG PET/CT 均未显示;(b) ER 阳性、HER2 阴性的乳腺小叶癌^{18}F-Alfatide Ⅱ PET/CT 显示左侧乳腺癌原发灶和多发骨转移灶,^{18}F-FDG PET/CT 未显示左侧乳腺癌原发灶,且显示的骨转移灶较^{18}F-Alfatide Ⅱ PET/CT 少

PSA 水平、Gleason 评分等一样,都是评价前列腺癌的独立预后信息,使用分子影像评价 uPAR 的表达对于前列腺癌的诊断和预后评价具有重要的价值。一个包含了 9 个线性氨基酸的肽"Asp-Cha-Phe-D-Ser-D-Arg-Tyr-Leu-Trp-Ser"(简称为 AE105)与 uPAR 具有很高的亲和力,^{64}Cu 和^{68}Ga 标记的 AE105 已经用于临床 PET 显像,在前列腺癌诊断和治疗规划方面展现了巨大的潜力[100]。

8) EphB4 受体显像

Ephrin 受体是酪氨酸激酶受体家族最大的一类受体,包括 EphA 和 EphB 两组,尤其是 EphB4 已经发现其对细胞的聚集和迁移、神经生长、胚胎发育、血管生成、脉管生长等发挥了重要作用,许多恶性肿瘤如乳腺癌、结肠癌、膀胱癌、前列腺癌、卵巢癌等都发现存在 EphB4 过度表达,这为靶向 EphB4 受体的分子影像对肿瘤进行评价奠定了基础。Liu 等[101]开展的研究使用^{64}Cu 分别标记两个抗 EphB4 抗体(hAb47 和 hAb131),并应用于乳腺癌和结直肠癌动物模型,micro-PET 显示这些靶向 EphB4 受体的正电子显像剂在肿瘤组织具有较高的摄取,有望用于临床评价肿瘤的 EphB4 表达和监测抗 EphB4 治疗。

9)前列腺特异性膜抗原显像

前列腺特异性膜抗原(prostate specific membrane antigen,PSMA)是位于前列腺上皮细胞表面的 II 型跨膜蛋白,由 750 个氨基酸残基构成,包括胞外段(707 个氨基酸残基)、跨膜段(24 个氨基酸残基)和胞内段(19 个氨基酸残基)。PSMA 在正常前列腺组织仅少量表达,在几乎所有的前列腺癌组织均特异性高表达,而且 PSMA 的表达还随着前列腺癌的进展、转移、复发而增加。PSMA 在前列腺癌细胞特异性高表达的生物学特征使其在前列腺癌分子影像学领域具有重要价值。近年来,以 PSMA 为靶点的 PET 分子影像经历了快速发展。PSMA 配体主要包括抗体和小分子抑制剂。J591 是第一个靶向 PSMA 胞外段的单克隆 IgG 抗体,在螯合剂 DOTA 的作用下容易被^{64}Cu,^{89}Zr 等标记成为 PET 显像剂。但是抗体属于大分子蛋白,对肿瘤组织渗透性差,循环半衰期长,显像所需时间长,而且与非特异性组织结合后清除速度慢,容易引起免疫应答反应,这些缺点限制了 J591 等抗体类 PSMA 配体在前列腺癌的应用。PSMA 小分子抑制剂靶向 PSMA 胞外段的酶区域,模仿了底物与酶的结合,因此对 PSMA 具有较高的亲和力,而且小分子物质克服了抗体配体固有的局限性,分子量小,能够快速从组织清除,注射后短时间即可显像。PSMA 小分子抑制剂主要含有三类基团:磷酸基团、巯基团和尿素基团,其中含有尿素基团的 PSMA 小分子抑制剂与 PSMA 亲和力最高,细胞摄取量最大。^{68}Ga、^{18}F 是目前标记 PSMA 小分子抑制剂使用最多的正电子核素。^{18}F 由回旋加速器产生,产量大,正电子能量适当(0.65 MeV),半衰期相对较长(110 分钟),这些优势使得^{18}F 标记的 PSMA 小分子探针具有更广阔的应用前景[102,103]。^{18}F-DCFPyL 作为含尿素基团的 PSMA 小分子探针已经在临床展现了优越的显像性能。Dietlein 等[104]的研究在 14 个前列腺癌复发患者比较了^{18}F-DCFPyL 和^{68}Ga-PSMA 的 PET/CT 显像情况,结果表明,^{68}Ga-PSMA 能显示的病灶,^{18}F-DCFPyL 全部能显示,^{18}F-DCFPyL 在 3 例患者显示了比^{68}Ga-PSMA 更多的病灶(见图 5-19),而且,前列腺癌病灶摄取^{18}F-DCFPyL 显著高于^{68}Ga-PSMA。

5.4.3 基因显像

基因显像是利用分子影像手段对活体组织正常和异常细胞的靶基因进行显像,以核医学基因显像研究最多。基因显像分直接显像和间接显像两种,直接基因显像也就

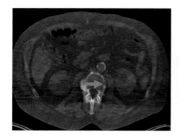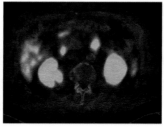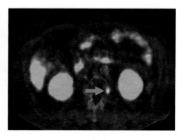

图 5-19　前列腺癌腰椎转移灶的 CT、^{68}Ga-PSMA 及 ^{18}F-DCFPyL PET/CT 图像

腰椎转移灶 CT(左侧图)、^{68}Ga-PSMA PET/CT(中间图)均未显示，^{18}F-DCFPyL PET/CT(右侧图)清晰显示(图片修改自参考文献[104])

是放射性核素标记的反义寡核苷酸(antisense oligonucleotide，ASON)显像。ASON能与靶 mRNA 或 DNA 的一小片段互补，并具有与任何特定的 mRNA 或 DNA 系列靶向结合的潜力，放射性核素标记的 ASON 可直接在转录水平显示内源性基因的表达情况[105]。高再荣等[106]使用^{99m}Tc 标记 survivin 反义寡核苷酸对肝细胞癌进行实验显像。^{99m}Tc-survivin ASON 在肿瘤组织内的聚集程度随时间延长而逐渐增加，4 小时聚集量达最大。^{99m}Tc-survivin ASON 为肝细胞癌的特异性诊断提供了一种新方法。间接基因显像也称为报告基因显像，是将外源性基因也就是报告基因导入细胞内，该报告基因表达特定产物，如酶、受体、转运体等，利用放射性核素标记该基因表达产物的底物或配体进行显像分析。因此，报告基因显像也分为酶报告基因显像、受体报告基因显像和转运体报告基因显像。单纯疱疹病毒 1 胸苷激酶(HSV1-TK)报告基因是应用较广的PET 报告基因，首先用于 HSV1-TK 报告基因的 PET 显像剂是^{18}F 标记的无环鸟苷衍生物^{18}F-FACV、^{18}F-FGCV。研究表明，^{18}F-FGCV 可定量监测肝脏内 HSV1-TK 报告基因的表达[105]。

5.4.4　凋亡显像

细胞凋亡是一种主动性细胞死亡过程，也称为程序性细胞死亡。细胞凋亡在维持组织动态平衡方面发挥着重要作用，肿瘤等许多疾病与细胞凋亡异常密切相关，细胞凋亡的减少使得肿瘤细胞过度生长和增殖。因此，诱导肿瘤细胞凋亡是肿瘤治疗的一种途径，细胞凋亡显像则对肿瘤的治疗效果评价具有重要的意义。Annexin V 是目前凋亡显像研究使用最多的配体，这是一种属于 Ca^{2+} 依赖性磷脂结合蛋白家族的人体内源性蛋白，Ca^{2+} 存在时，annexin V 能与磷脂酰丝氨酸(PS)特异性结合，且具有很高的亲和力。PS 是细胞膜脂质双分子层的固有磷脂成分，在生理性 Ca^{2+} 浓度下位于细胞膜的内层。细胞凋亡发生早期，由于细胞内的 Ca^{2+} 浓度增加，导致 PS 由细胞膜内层迁移至外层，位于细胞膜表面，这是 annexin V 细胞凋亡显像的分子基础。目前，单光子核素如^{99m}Tc、^{123}I、^{111}In 等，以及正电子核素^{18}F、^{11}C、^{124}I、^{64}Cu、^{68}Ga 等已成功标记 annexin V，部分已实现临床转化[107]。Belhocine 等[108]对肿瘤患者进行 ^{99m}Tc-annexin V SPECT 显像，发现化疗后肿瘤组织摄取^{99m}Tc-annexin V 增加的患者治疗有效，随访患者病情有改善；而化疗后肿瘤组织未见^{99m}Tc-annexin V 摄取的患者治疗效果差，随访患者病情恶化。尽管正电子核素^{18}F 广泛用于 PET 显像，但是^{18}F-annexin V 标记过程复杂，标记时间长，产率低，并不适合常规临床使用。除了 annexin V 外，突触结合蛋白 I 的 C2A 片段与 PS 也有着很高的亲和力，^{99m}Tc、^{18}F 标记的 C2A 片段已分别用于 SPECT 和 PET 凋亡显像[109]。

Caspase 是半胱氨酸天冬氨酸蛋白酶，它在凋亡程序中发挥着关键作用，以 caspase 为靶点的显像剂如^{18}F 标记的靛红磺胺类化合物^{18}F-ICMT-11 和^{18}F 标记的 caspase 多肽类抑制剂^{18}F-FP-peptide 已经展示了进行凋亡显像的潜力。线粒体膜去极化发生在凋亡细胞产生特征性形态改变之前。^{18}F-FBnTP 是一种对电位敏感的阳离子显像剂，可针对凋亡细胞早期线粒体膜去极化产生的电位变化而进行凋亡显像。ML-10 是一种 aposenese 化合物，可在凋亡细胞的早期进入细胞聚集，并可发现细胞膜的去极化。^{18}F-ML-10 是目前研究最多的胞膜去极化凋亡显像剂，可鉴别凋亡和坏死，并已进入临床试验阶段(见图 5-20)[110,111]。

5.4.5　乏氧显像

恶性肿瘤生长迅速，耗氧量大，在血供相对不足的情况下会造成肿瘤组织乏氧。乏氧是恶性肿瘤的一个重要生物学特征，也是恶性肿瘤对放、化疗抵抗的一个重要原因。因此，检测乏氧对于肿瘤的诊断、疗效预后评价等具有重要的意义。硝基咪唑类化合物通过弥散作用进入细胞后产生自由基阴离子，正常细胞内存在足够的氧，自由基阴离子被氧化成原化合物扩散到细胞外；而在乏氧的细胞内，自由基阴离子则被还原，还原后的产物与细胞内组分结合，滞留在细胞内。^{18}F-米索硝唑(^{18}F-fluoromisonidazole，^{18}F-MISO)是第一个用于乏氧显像的硝基咪唑类示踪剂。临床研究表明，^{18}F-MISO PET 能显示肿瘤组织内的乏氧区域，并有助于治疗计划的制定和疗效评估。^{18}F-FAZA，^{18}F-HX4 在^{18}F-MISO 的基础上增加了亲水性，提高了体内的清除速度，显示肿瘤乏氧组织的对比度更好。此外，一些非硝基咪唑类化合物具有更高的渗透性和更低的氧化还原电位，这些优点有利于这些化合物到达细胞内被还原。^{99m}Tc-HL91 和^{64}Cu-ATSM 是非硝基咪唑类凋亡显像剂的主要代表，其中^{99m}Tc-HL91 已应用于临床患者。研究表明^{99m}Tc-HL91 SPECT 对恶性肿瘤的诊断、鉴别诊断、指导治疗、疗效监测等均具有重要的临床应用价值[112-114]。

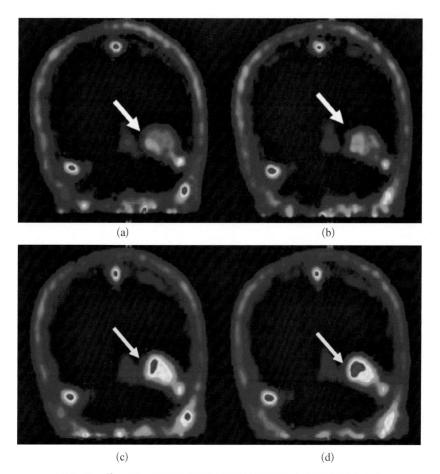

(a)   (b)

(c)   (d)

图 5-20 ^{18}F-ML-10 PET/CT 评价脑转移瘤放疗前后的凋亡变化

(a)、(b)为放疗前图像,(c)、(d)为放疗后图像,脑转移瘤放疗后病灶摄取^{18}F-ML-10 较放疗前明显增多(图片修改自参考文献[111])

5.5 展望

建立在分子示踪基础上的放射性核素分子影像具有独特的优势和便利,而核医学影像设备的快速发展又极大地推动了放射性核素分子影像的进展,γ相机、SPECT、PET、SPECT/CT、PET/CT、PET/MRI、micro-SPECT、micro-PET、micro-SPECT/CT、micro-PET/CT 等先进设备的涌现使核医学分子影像成为从基础到临床、从单一影像模式到多模态影像模式的多功能平台。放射性药物学的发展使各种类型的核素分子影像探针层出不穷,这些探针从代谢显像、受体显像、基因显像、凋亡显像、乏氧显像等多个角度对肿瘤等疾病进行多维评价,使得疾病的诊断和治疗更为精准,推动了精准医学的发展。

放射性核素分子影像引领着分子影像的发展，是目前临床转化应用最活跃的分子影像手段，但是在许多方面仍然需要进一步的发展。

（1）加快核素分子影像探针的临床应用转化。虽然各种新型核素探针不断被报道，但真正实现临床转化应用的并不多。以 PET 为例，目前临床使用的 PET 显像剂 95% 以上仍然是 ^{18}F-FDG。只有推广到临床实际应用的探针才是真正有价值的，这需要在多个层面不断的努力。

（2）建立肿瘤特异性的核素探针库。肿瘤具有异质性，不同肿瘤表达的分子标志物也不同。目前临床使用的核素探针多是肿瘤通用型的，如何建立针对特定肿瘤甚至肿瘤特定亚型的核素探针库，进一步提高精准诊断的水平，这需要综合更多的临床实践数据进行探索。

（3）发展多靶点、多功能的核素探针。目前报道的核素探针多数是针对单一靶点，对肿瘤等疾病的评价仍然较片面，未来的核素探针设计有望构建多靶点，甚至同时结合诊断和治疗功能，实现基于核素分子影像的诊断和治疗一体化。

（4）结合核素分子影像和人工智能。人工智能目前正方兴未艾，通过人工智能可以挖掘影像学蕴含的丰富生物学信息，从而辅助人类对疾病进行精准诊断。如何将核素分子影像和人工智能结合，充分发挥核素分子影像的优越性，值得进一步的探索。

参考文献

［1］安锐，黄钢. 核医学[M]. 3 版. 北京：人民卫生出版社，2015：84-86.

［2］田嘉禾. 分子影像与核医学[J]. 中华核医学与分子影像杂志，2012，32(1)：2-4.

［3］黄钢. 影像核医学[M]. 北京：人民卫生出版社，2006：5-6.

［4］Franc B L, Acton P D, Mari C, et al. Small-animal SPECT and SPECT/CT：important tools for preclinical investigation [J]. J Nucl Med, 2008, 49(10)：1651-1663.

［5］马超，王荣福. 小动物 SPECT/CT 的应用进展[J]. 中国医学装备，2013，10(1)：66-68.

［6］周伟，尹端沚，汪勇先. 小动物 PET[J]. 核技术，2006，29(3)：207-213.

［7］朱虹，刘继国，罗岚. 小动物 PET 的现状和研究进展[J]. 中国医疗器械信息，2013，12(10)：23-31.

［8］Gould M K, Maclean C C, Kuschner W G, et al. Accuracy of positron emission tomography for diagnosis of pulmonary nodules and mass lesions：a meta-analysis [J]. JAMA, 2001, 285(7)：914-924.

［9］Fischer B M, Mortensen J, Hojgaard L. Positron emission tomography in the diagnosis and staging of lung cancer：a systematic, quantitative review [J]. Lancet Oncol, 2001, 2(11)：659-666.

［10］Schreyogg J, Weller J, Stargardt T, et al. Cost-effectiveness of hybrid PET/CT for staging of non-small cell lung cancer [J]. J Nucl Med, 2010, 51(11)：1668-1675.

［11］Birim O, Kappetein A P, Stijnen T, et al. Meta-analysis of positron emission tomographic and computed tomographic imaging in detecting mediastinal lymph node metastases in nonsmall cell lung cancer [J]. Ann Thorac Surg，2005，79(1)：375-382.

[12] Fletcher J W，Djulbegovic B，Soares H P，et al. Recommendations on the use of ^{18}F-FDG PET in oncology [J]. J Nucl Med，2008，49(3)：480-508.

[13] van Westreenen H L，Westerterp M，Bossuyt P M，et al. Systematic review of the staging performance of ^{18}F-fluorodeoxyglucose positron emission tomography in esophageal cancer [J]. J Clin Oncol，2004，22(18)：3805-3812.

[14] van Vliet E P，Heijenbrok-Kal M H，Hunink M G，et al. Staging investigations for oesophageal cancer：a meta-analysis [J]. Br J Cancer，2008，98(3)：547-557.

[15] Herrmann K，Ott K，Buck A K，et al. Imaging gastric cancer with PET and the radiotracers ^{18}F-FLT and 18F-FDG：a comparative analysis [J]. J Nucl Med，2007，48(12)：1945-1950.

[16] Huebner R H，Park K C，Shepherd J E，et al. A meta-analysis of the literature for whole-body FDG PET detection of recurrent colorectal cancer [J]. J Nucl Med，2000，41(7)：1177-1189.

[17] van den Abbeele A D. The lessons of GIST-PET and PET/CT：a new paradigm for imaging [J]. Oncologist，2008，13(Suppl 2)：8-13.

[18] Kubicek G J，Champ C，Fogh S，et al. FDG-PET staging and importance of lymph node SUV in head and neck cancer [J]. Head Neck Oncol，2010，2：19.

[19] Xie P，Li M，Zhao H，et al. ^{18}F-FDG PET or PET-CT to evaluate prognosis for head and neck cancer：a meta-analysis [J]. J Cancer Res Clin Oncol，2011，137(7)：1085-1093.

[20] Gupta T，Master Z，Kannan S，et al. Diagnostic performance of post-treatment FDG PET or FDG PET/CT imaging in head and neck cancer：a systematic review and meta-analysis [J]. Eur J Nucl Med Mol Imaging，2011，38(11)：2083-2095.

[21] Ho Shona I，Chungc D，Sawd R，et al. Imaging in cutaneous melanoma [J]. Nucl Med Commun，2008，29(10)：847-876.

[22] Bastiaannet E，Oyen W J，Meijer S，et al. Impact of [18F]fluorodeoxyglucose positron emission tomography on surgical management of melanoma patients [J]. Br J Surg，2006，93(2)：243-249.

[23] Elstrom R，Guan L，Baker G，et al. Utility of FDG-PET scanning in lymphoma by WHO classification [J]. Blood，2003，101(10)：3875-3876.

[24] Martelli M，Ceriani L，Zucca E，et al. [18F]Fluorodeoxyglucose positron emission tomography predicts survival after chemoimmunotherapy for primary mediastinal large B-cell lymphoma：results of the international extranodal lymphoma study group IELSG-26 study [J]. J Clin Oncol，2014，32(17)：1769-1775.

[25] Heusner T A，Kuemmel S，Hahn S，et al. Diagnostic value of full-dose FDG PET/CT for axillary lymph node staging in breast cancer patients [J]. Eur J Nucl Med Mol Imaging，2009，36(10)：1543-1550.

[26] Czernin J，Benz M R，Allen-Auerbach M S. PET/CT imaging：the incremental value of assessing the glucose metabolic phenotype and the structure of cancers in a single examination [J]. Eur J Radiol，2010，73(3)：470-480.

[27] Basu S，Li G，Alavi A. PET and PET-CT imaging of gynecological malignancies：present role and future promise [J]. Expert Rev Anticancer Ther，2009，9(1)：75-96.

[28] Grigsby P W，Siegel B A，Dehdashti F，et al. Posttherapy surveillance monitoring of cervical cancer by FDG-PET [J]. Int J Radiat Oncol Biol Phys，2003，55(4)：907-913.

[29] Schwarz J K，Grigsby P W，Dehdashti F，et al. The role of ^{18}F-FDG PET in assessing therapy

response in cancer of the cervix and ovaries [J]. J Nucl Med, 2009, 50(Suppl 1): 64S-73S.

[30] Forstner R, Sala E, Kinkel K, et al. ESUR guidelines: ovarian cancer staging and follow-up [J]. Eur Radiol, 2010, 20(12): 2773-2780.

[31] Havrilesky L J, Kulasingam S L, Matchar D B, et al. FDG-PET for management of cervical and ovarian cancer [J]. Gynecol Oncol, 2005, 97(1): 183-191.

[32] Orlando L A, Kulasingam S L, Matchar D B. Meta-analysis: the detection of pancreatic malignancy with positron emission tomography [J]. Aliment Pharmacol Ther, 2004, 20(10): 1063-1070.

[33] Reske S N. PET and PET-CT of malignant tumors of the exocrine pancreas [J]. Radiologe, 2009, 49(2): 131-136.

[34] Ruf J, Lopez Hanninen E, Oettle H, et al. Detection of recurrent pancreatic cancer: comparison of FDG-PET with CT/MRI [J]. Pancreatology, 2005, 5(2-3): 266-272.

[35] 吴江, 朱虹, 王新刚, 等. 甲状腺良性病变的 18 氟-脱氧葡萄糖 PET/CT 表现探讨[J]. 医学影像学杂志, 2013, 23(1): 25-29.

[36] 吴江, 朱虹, 王新刚, 等. ^{18}F-FDG PET/CT 显像在甲状腺病变的应用: 与病理比较分析[J]. 中国临床医学影像杂志, 2013, 24(4): 242-246.

[37] Bertagna F, Biasiotto G, Orlando E, et al. Role of ^{18}F-fluorodeoxyglucose positron emission tomography/computed tomography in patients affected by differentiated thyroid carcinoma, high thyroglobulin level, and negative ^{131}I scan: review of the literature [J]. Jpn J Radiol, 2010, 28(9): 629-636.

[38] Hooft L, Hoekstra O S, Deville W, et al. Diagnostic accuracy of ^{18}F-fluorodeoxyglucose positron emission tomography in the follow-up of papillary or follicular thyroid cancer [J]. J Clin Endocrinol Metab, 2001, 86(8): 3779-3786.

[39] Tsakiris P, De la Rosette J. Imaging in genitourinary cancer from the urologists' perspective [J]. Cancer Imaging, 2007, 7: 84-92.

[40] Jadvar H. Prostate cancer: PET with ^{18}F-FDG, ^{18}F- or ^{11}C-acetate, and ^{18}F- or ^{11}C-choline [J]. J Nucl Med, 2011, 52(1): 81-89.

[41] Krause B J, Schwarzenbock S, Souvatzoglou M. FDG PET and PET/CT [J]. Recent Results Cancer Res, 2013, 187: 351-369.

[42] De Santis M, Becherer A, Bokemeyer C, et al. 2-18fluoro-deoxy-D-glucose positron emission tomography is a reliable predictor for viable tumor in postchemotherapy seminoma: an update of the prospective multicentric SEMPET trial [J]. J Clin Oncol, 2004, 22(6): 1034-1039.

[43] Hain S F, O'Doherty M J, Timothy A R, et al. Fluorodeoxyglucose positron emission tomography in the evaluation of germ cell tumours at relapse [J]. Br J Cancer, 2000, 83(7): 863-869.

[44] Delgado-Bolton R C, Fernandez-Perez C, Gonzalez-Mate A, et al. Meta-analysis of the performance of ^{18}F-FDG PET in primary tumor detection in unknown primary tumors [J]. J Nucl Med, 2003, 44(8): 1301-1314.

[45] Rusthoven K E, Koshy M, Paulino A C. The role of fluorodeoxyglucose positron emission tomography in cervical lymph node metastases from an unknown primary tumor [J]. Cancer, 2004, 101(11): 2641-2649.

[46] Kwee T C, Kwee R M. Combined FDG-PET/CT for the detection of unknown primary tumors: systematic review and meta-analysis [J]. Eur Radiol, 2009, 19(3): 731-744.

[47] Herholz K, Heiss W D. Positron emission tomography in clinical neurology [J]. Mol Imaging

Biol，2004，6(4)：239-269.

［48］Pataraia E，Simos P G，Castillo E M，et al. Does magnetoencephalography add to scalp video-EEG as a diagnostic tool in epilepsy surgery［J］. Neurology，2004，62(6)：943-948.

［49］Silverman D H S，Small G W，Chang C Y，et al. Positron emission tomography in evaluation of dementia，regional brain metabolism and long-term outcome［J］. JAMA，2001，286(17)：2120-2127.

［50］Masdeu J C，Zubieta J L，Arbizu J. Neuroimaging as a marker of the onset and progression of Alzheimer's disease［J］. J Neurol Sci，2005，236(1-2)：55-64.

［51］Hoh C K. Clinical use of FDG PET［J］. Nuclear Medicine and Biology，2007，34(7)：737-742.

［52］Sun A，Liu X，Tang G. Carbon-11 and fluorine-18 labeled amino acid tracers for positron emission tomography imaging of tumors［J］. Front Chem，2018，5：124.

［53］Glaudemans A W，Enting R H，Heesters M A，et al. Value of 11C-methionine PET in imaging brain tumours and metastases［J］. Eur J Nucl Med Mol Imaging，2013，40(4)：615-635.

［54］Galldiks N，Stoffels G，Filss C，et al. The use of dynamic O-(2-18F-fluoroethyl)-l-tyrosine PET in the diagnosis of patients with progressive and recurrent glioma［J］. Neuro Oncol，2015，17(9)：1293-1300.

［55］Pafundi D H，Laack N N，Youland R S，et al. Biopsy validation of ^{18}F-DOPA PET and biodistribution in gliomas for neurosurgical planning and radiotherapy target delineation：results of a prospective pilot study［J］. Neuro Oncol，2013，15(8)：1058-1067.

［56］吴江，王中秋，朱虹. 正电子药物在神经内分泌肿瘤显像中的应用. 中华核医学杂志，2008，28(6)：419-421.

［57］Eriksson B，Bergstrom M，Sundin A，et al. The role of PET in localization of neuroendocrine and adrenocortical tumors［J］. Ann N Y Acad Sci，2002，970：159-169.

［58］Ahlstrom H，Eriksson B，Bergstrom，et al. Pancreatic neuroendocrine tumors：diagnosis with PET［J］. Radiology，1995，195(2)：333-337.

［59］Becherer A，Monica S，Karanikas G，et al. Imaging of advanced neuroendocrine tumors with ^{18}F-FDOPA PET［J］. J Nucl Med，2004，45(7)：1161-1167.

［60］Toth G，Lengyel Z，Balkay L，et al. Detection of prostate cancer with ^{11}C-methionine positron emission tomography［J］. J Urol，2005，173(1)：66-69.

［61］Schuster D M，Votaw J R，Nieh P T，et al. Initial experience with the radiotracer anti-1-amino-3-18F-fluorocyclobutane-1-carboxylic acid with PET/CT in prostate carcinoma［J］. J Nucl Med，2007，48(1)：56-63.

［62］Tehrani O S，Shields A F. PET imaging of proliferation with pyrimidines［J］. J Nucl Med，2013，(6)：903-912.

［63］Miyake K，Shinomiya A，Okada M，et al. Usefulness of FDG，MET and FLT-PET studies for the management of human gliomas［J］. J Biomed Biotechnol，2012，2012：205818.

［64］Schwarzenberg J，Czernin J，Cloughesy T F，et al. 39-deoxy-39-18F-fluorothymidine PET and MR imaging for early survival predictions in patients with recurrent malignant glioma treated with bevacizumab［J］. J Nucl Med，2012，53(1)：29-36.

［65］Yamamoto Y，Nishiyama Y，Ishikawa S，et al. 39-deoxy-39-18F-fluorothymidine as a proliferation imaging tracer for diagnosis of lung tumors：comparison with 2-deoxy-2-18f-fluoro-D-glucose［J］. J Comput Assist Tomogr，2008，32(3)：432-437.

［66］Yamamoto Y，Nishiyama Y，Ishikawa S，et al. Correlation of ^{18}F-FLT and ^{18}F-FDG uptake on

PET with Ki-67 immunohistochemistry in non-small cell lung cancer [J]. Eur J Nucl Med Mol Imaging, 2007, 34(10): 1610-1616.

[67] Smyczek-Gargya B, Fersis N, Dittmann H, et al. PET with [18F]fluorothymidine for imaging of primary breast cancer: a pilot study [J]. Eur J Nucl Med Mol Imaging, 2004, 31(5): 720-724.

[68] Kenny L, Coombes R C, Vigushin D M, et al. Imaging early changes in proliferation at 1 week post chemotherapy: a pilot study in breast cancer patients with 39 - deoxy - 39 - [18F] fluorothymidine positron emission tomography [J]. Eur J Nucl Med Mol Imaging, 2007, 34(9): 1339-1347.

[69] Buck A K, Herrmann K, Buschenfelde C M, et al. Imaging bone and soft tissue tumors with the proliferation marker [18F] fluorodeoxythymidine [J]. Clin Cancer Res, 2008, 14 (10): 2970-2977.

[70] Cobben D C, Elsinga P H, Suurmeijer A J, et al. Detection and grading of soft tissue sarcomas of the extremities with ^{18}F-39-fluoro-39-deoxy-L-thymidine [J]. Clin Cancer Res, 2004, 10(5): 685-1690.

[71] Han D, Yu J, Zhong X, et al. Comparison of the diagnostic value of 3-deoxy-3-^{18}Ffluorothymidine and ^{18}F-fluorodeoxyglucose positron emission tomography/computed tomography in the assessment of regional lymph node in thoracic esophageal squamous cell carcinoma: a pilot study [J]. Dis Esophagus, 2012, 25(5): 416-426.

[72] Yue J, Chen L, Cabrera A R, et al. Measuring tumor cell proliferation with ^{18}F-FLT PET during radiotherapy of esophageal squamous cell carcinoma: a pilot clinical study [J]. J Nucl Med, 2010, 51(4): 528-534.

[73] Herrmann K, Ott K, Buck A K, et al. Imaging gastric cancer with PET and the radiotracers ^{18}F-FLT and ^{18}F-FDG: a comparative analysis [J]. J Nucl Med, 2007, 48(12): 1945-1950.

[74] Yamamoto Y, Kameyama R, Izuishi K, et al. Detection of colorectal cancer using ^{18}F-FLT PET: comparison with ^{18}F-FDG PET [J]. Nucl Med Commun, 2009, 30(11): 841-845.

[75] Dehdashti F, Grigsby P W, Myerson R J, et al. Positron emission tomography with [18F]-39-deoxy-39fluorothymidine (FLT) as a predictor of outcome in patients with locally advanced resectable rectal cancer: a pilot study [J]. Mol Imaging Biol, 2013, 15(1): 106-113.

[76] Eckel F, Herrmann K, Schmidt S, et al. Imaging of proliferation in hepatocellular carcinoma with the in vivo marker 18F-fluorothymidine [J]. J Nucl Med, 2009, 50(9): 1441-1447.

[77] Herrmann K, Erkan M, Dobritz M, et al. Comparison of 39-deoxy-39-[18F]fluorothymidine positron emission tomography (FLT PET) and FDG PET/CT for the detection and characterization of pancreatic tumours [J]. Eur J Nucl Med Mol Imaging, 2012, 39(5): 846-851.

[78] 张占文,胡平,唐刚华.肿瘤短链脂肪酸代谢 PET 显像剂研究进展[J].国际放射医学核医学杂志,2017,41(6):430-436.

[79] Park J W, Kim J H, Kim S K, et al. A prospective evaluation of ^{18}F-FDG and ^{11}C-acetate PET/CT for detection of primary and metastatic hepatocellular carcinoma [J]. J Nucl Med, 2008, 49(12): 1912-1921.

[80] 霍力,周前,吴战宏,等.^{11}C-乙酸盐 PET 显像在肾脏肿瘤诊断中的作用[J].中华核医学杂志,2006,26(4):205-208.

[81] Oyama N, Akino H, Kanamaru H, et al. ^{11}C-acetate PET imaging of prostate cancer [J]. J Nucl Med, 2002, 43(2): 181-186.

[82] Albrecht S, Buchegger F, Soloviev D, et al. ^{11}C-acetate PET in the early evaluation of prostate

cancer recurrence [J]. Eur J Nucl Med Mol Imaging, 2007, 34(2): 185-196.

[83] Christensen N L, Jakobsen S, Schacht A C, et al. Whole-body biodistribution, dosimetry, and metabolite correction of ^{11}C palmitate: a pet tracer for imaging of fatty acid metabolism [J]. Mol Imaging, 2017, 16: 1-9.

[84] Cai Z, Mason N S, Anderson C J, et al. Synthesis and preliminary evaluation of an ^{18}F-labeled oleic acid analog for PET imaging of fatty acid uptake and metabolism [J]. Nucl Med Biol, 2016, 43(1): 108-115.

[85] de Jong I J, Pruim J, Elsinga P H, et al. Visualization of prostate cancer with ^{11}C-choline positron emission tomography [J]. Eur Urol, 2002, 42(1): 18-23.

[86] Farsad M, Schiavina R, Castellucci P, et al. Detection and localization of prostate cancer: correlation of ^{11}C-choline PET/CT with histopathologic step-section analysis [J]. J Nucl Med, 2005, 46(10): 1642-1649.

[87] Krause B J, Souvatzoglou M, Treiber U. Imaging of prostate cancer with PET/CT and radioactively labeled choline derivates [J]. Urol Oncol, 2013, 31(4): 427-435.

[88] Kirienko M, Sollini M, Lopci E, et al. Applications of PET imaging with radiolabelled choline (^{11}C/^{18}F-choline) [J]. Q J Nucl Med Mol Imaging, 2015, 59(1): 83-94.

[89] Giovannini E, Lazzeri P, Milano A, et al. Clinical applications of choline PET/CT in brain tumors [J]. Current Pharmaceutical Design, 2015, 21(1), 121-127.

[90] 王荣福,刘红洁,张春丽. PET 受体显像的研究应用进展[J]. 中国医学影像技术,2006,22(10): 1599-1603.

[91] Niccolini F, Su P, Politis M. Dopamine receptor mapping with PET imaging in Parkinson's disease [J]. J Neurol, 2014, 261(12): 2251-2263.

[92] Mishina M, Ishiwata K. Adenosine receptor PET imaging in human brain [J]. Int Rev Neurobiol. 2014;119: 51-69.

[93] Pepe G, Moncayo R, Bombardieri E, et al. Somatostatin receptor SPECT [J]. Eur J Nucl Med Mol Imaging, 2012, 39 (Suppl 1): S41-S51.

[94] Johnbeck C B, Knigge U, Kjaer A. PET tracers for somatostatin receptor imaging of neuroendocrine tumors: current status and review of the literature [J]. Future Oncol, 2014, 10 (14): 2259-2277.

[95] Lebron L, Greenspan D, Pandit-Taskar N. PET imaging of breast cancer role in patient management [J]. PET Clin, 2015, 10(2): 159-195.

[96] Dehdashti F, Laforest R, Gao F, et al. Assessment of progesterone receptors in breast carcinoma by PET with 21-^{18}F-fluoro-16α,17α-[(R)-(1'-α-furylmethylidene)dioxy]-19-norpregn-4-ene-3,20-dione [J]. J Nucl Med, 2012, 53(3): 363-70.

[97] Allott L, Smith G, Aboagye E O, et al. PET imaging of steroid hormone receptor expression [J]. Molecular Imaging, 2015, 14(10): 534-550.

[98] Chakravarty R, Chakraborty S, Dash A. Molecular imaging of breast cancer: role of RGD peptides [J]. Mini Rev Med Chem, 2015, 15(13): 1073-1094.

[99] Wu J, Wang S, Zhang X, et al. ^{18}F-Alfatide II PET/CT for identifycation of breast cancer: a preliminary clinical study [J]. J Nucl Med, 2018, 59(12): 1809-1816.

[100] Skovgaard D, Persson M, Kjaer A. Imaging of prostate cancer using urokinase-type plasminogen activator receptor PET [J]. PET Clin, 2017, 12 (2): 243-255.

[101] Liu S, Li D, Park R, et al. PET imaging of colorectal and breast cancer by targeting EphB4

receptor with ^{64}Cu-labeled hAb47 and hAb131 antibodies [J]. J Nucl Med，2013，54（7）：1094-1100.

［102］Perner S，Hofer M D，Kim R，et al. Prostate-specific membrane antigen expression as a predictor of prostate cancer progression [J]. Hum Pathol，2007，38(5)：696-701.

［103］Maurer T，Eiber M，Schwaiger M，et al. Current use of PSMA-PET in prostate cancer management [J]. Nat Rev Urol，2016，13(4)：226-35.

［104］Dietlein M，Kobe C，Kuhnert G，et al. Comparison of ^{18}F-DCFPyL and ^{68}Ga-PSMA-HBED-CC for PSMA-PET imaging in patients with relapsed prostate cancer [J]. Mol Imaging Biol，2015，17(4)：575-584.

［105］邢力刚,孙晓蓉,于金明.核医学基因显像在肿瘤研究中的应用进展[J].国外医学肿瘤学分册，2004,31(9)：649-652.

［106］高再荣,张永学,张凯军.锝-99m 标记 survivin 反义寡核苷酸肝细胞癌显像的实验研[J].中华医学杂志,2005,85(33)：2327-2330.

［107］王荣福,刘萌.放射性 Annexin V 活体细胞凋亡显像在肿瘤研究中的应用及进展[J].中国医学影像技术,2004,20(10)：1616-1619.

［108］Belhocine T，Steinmetz N，Green A，et al. In vivo imaging of chemotherapy-induced apoptosis in human cancers [J]. Ann N Y Acad Sci，2003，1010：525-529.

［109］Niu G，Chen X. Apoptosis imaging：beyond Annexin V [J]. J Nucl Med，2010，51(11)：1659-1662.

［110］刘秋芳,宋少莉.核素细胞凋亡显像剂的研究进展[J].上海交通大学学报医学版,2015,35(11)：1743-1748.

［111］Allen A M，Ben-Ami M，Reshef A，et al. Assessment of response of brain metastases to radiotherapy by PET imaging of apoptosis with ^{18}F-ML-10 [J]. Eur J Nucl Med Mol Imaging，2012，39(9)：1400-1408.

［112］Zeng Y，Ma J，Zhang S，et al. Imaging agents in targeting tumor hypoxia [J]. Curr Med Chem，2016，23(17)：1775-1800.

［113］Hoigebazar L，Jeong J M. Hypoxia imaging agents labeled with positron emitters [J]. Recent Results Cancer Res，2013，194：285-299.

［114］王姝,李亚明.肿瘤乏氧显像剂[18]F-FMISO 的临床研究进展[J].中国临床医学影像杂志,2018,29(1)：58-60.

6

光学分子影像

光学分子影像作为分子影像的主要模态之一,是继结构成像和功能成像后的新一代无损医学影像技术,以其低能量、无辐射、高灵敏度、高时间和空间分辨率、低成本、易操作等优点而得到广泛地研究和应用,已经成为分子影像领域中发展最快的方向之一。生物组织中的光子产生有两条途径,一种是生物发光,即由于发生化学反应而产生光子,尤其是在生物体内荧光素发生酶催化的化学反应;另一种是激发发光,即由外部光源激发生物体内的光学信号分子,发射不同波长(颜色)的光,主要的发光类型有荧光、磷光和拉曼散射光。本章将在介绍光学分子影像原理、特点及技术与设备的基础上,重点介绍生物发光分子影像、荧光/磷光分子影像和拉曼分子影像的原理、探针设计及其在生物医学中的最新研究进展和应用。

6.1 概述

6.1.1 光学分子影像原理及特点

生物自发光成像的光信号来源于生物体内的荧光素报告分子在特定报告基因表达的蛋白质酶催化作用下,经由生物化学反应,由化学能转化而成的单一波长的光子,并经过与生物体的复杂作用,最终透射出来,被体外光学成像系统所检测[1-5]。激发发光成像则是生物体自有的或外来的光学信号分子在入射光作用下,光学信号分子与激发光发生相互作用而发射出的光子,通过检测透射出生物体的特定类型的光子,实现对于生物体的光学分子成像[6-10]。

光与生物组织体相互作用存在多种形式或现象,包括吸收、反射、折射、散射、发光、发热、光化学、光声等现象[11],如图6-1所示。吸收是光和生物组织体相互作用的一种基本形式,组织体中主要包含的水,血液中的血红蛋白、血糖,皮肤中的黑色素,肌肉中的肌球素,脂类以及各个细胞中存在的细胞色素等,是吸收紫外到红外波段光的主要吸光物质[11]。由于生物组织对光的吸收作用,导致进入生物体的光强度随着光在组织中传播距离的增加而不断减小,未被吸收的光经组织体边界出射,就得到了透射光。而组织体的宏观或微观的不均匀性可导致光传播方向的改变,这一作用结果产生了反射、折射和散射现象。由于组织体吸收光能,被吸收的光能部分转换成热或分子的某种振动,产生发热、光声等现象;部分被生物分子吸收后致使分子由基态跃迁到激发态,随后通过释放光子的形式由激发态返回基态,发射出荧光或磷光;其中又有部分通过引发光化学反应的形式释放。近红外光(near infrared,NIR)在组织中的穿透距离可高达数厘米,而可见光由于光吸收和散射的影响,在组织中的穿透距离仅为1~2 mm[12, 13]。在生物组织中,由于不同的生物分子对不同波长的光子吸收情况不同,总体而言对紫外光、近可见光及红外光吸收较多,而在红光及近红外光(650~950 nm)范围内吸收较少,被称为近红外一区(NIR-Ⅰ)生物光学窗口。近年来,科学家们研究发现,相对于近红外一区成像技术,近红外二区(NIR-Ⅱ,1 000~1 700 nm)成像可显著降低光在穿透生物组织中的散射现象以及自荧光效应的影响,探测深度更深,空间分辨率更高[14, 15]。

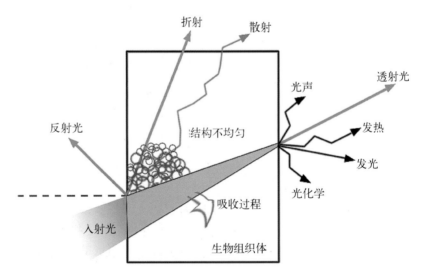

图 6-1　光与生物组织体的相互作用形式或现象

6.1.2　光学分子影像技术

光学成像技术与分子影像结合建立了光学分子影像。随着理论研究的深入和相关技术的发展,多种形式的光学成像技术越来越受到生物医学领域的重视[16]。光学成像技术具有诸多优点,如操作简便、结果直观、测量快速、无辐射、高灵敏、价格低廉等优势。

光在组织中传播,与组织相互作用后,透射出生物组织的光可以分成三种类型:

弹道光、蛇形光和漫散射光(扩散光),如图6-2所示。弹道光和蛇形光在组织中近似直线传播,属于早期穿透组织的光,而漫射散射光经组织体内多次散射才透射出来。因而针对早期到达光和扩散光的成像技术从理论上可分为相干光学成像和扩散光学成像。相干光学成像技术的成像深度主要在组织浅层(1~5 mm),代表性的光学成像技术是光学相干层析成像(optical coherence tomography,OCT)技术;扩散光成像技术成像深度较深(5~10 mm),典型的成像方式有扩散光层析成像(diffuse optical tomography,DOT)技术和荧光分子层析成像(fluorescence molecular tomography,FMT)技术。

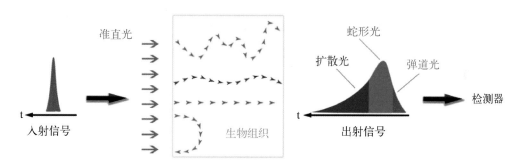

图6-2 透射出生物组织的弹道光、蛇形光和漫散射光(扩散光)

OCT是20世纪90年代逐步发展而成的一种新的三维层析成像技术,基于相干干涉原理提取具有特定传输时间的光,获得深度方向的层析能力,通过扫描可以重构出生物组织或材料内部结构的二维或三维图像[17]。成像设备的核心部件包括宽带光源、迈克尔逊干涉仪和光电探测器。与传统的显微镜不同,OCT的纵向和横向分辨率是相互独立的,纵向空间分辨率由光源的相干长度决定,而横向空间分辨率主要决定于物镜的焦距和光斑的尺寸。OCT具有非接触、非侵入、成像速度快(实时动态成像)、探测灵敏度高等优点,已经在临床诊疗与科学研究中获得了广泛的应用[18]。

DOT是一种面向厚组织体的利用近红外光照射获得的三维功能成像方法,其目标是通过发展高灵敏的近红外光子检测仪器和基于生物组织光子输运模型的图像重建技术,从多点激励下表面扩散光的时间、空间和光谱分布测量信息中反演组织体内部光学特性参数的三维分布,并使之与该组织的生理状态相关联[19]。完整的DOT方法包括:光子输运模型、图像重建技术和扩散光测量系统等3个主要部分。DOT具有安全无创、数据采集快、能直接或间接地同时提供组织解剖和生理功能信息[20],可直接用于测定运动目标,便携且价格低廉等优点。

FMT通过测量透射出样品的光中特定分子的荧光信号,利用荧光强度、共振能量转移和寿命等荧光特性参数,研究生物体内的生化反应过程及其微环境特征[21]。近年来,荧光成像技术开始用于小动物模型内部特定生物大分子活动规律的在体跟踪和测量。

6.2　生物发光分子影像

6.2.1　生物发光分子影像的原理

自然界中自体能够发光的生物称为发光生物,常见的会发光的生物有昆虫、鱼类、藻类、植物等。生物发光是指生物活体通过生物化学反应而发出光的现象,其一般机制是由细胞合成的化学物质,在一种特殊酶的作用下,使化学能转化为光能,本质是生物体内发光物质(荧光素)在特异性的催化蛋白(荧光素酶)催化作用下发生生物化学反应,荧光素被氧化并辐射出光,如下所示:

$$荧光素 \xrightarrow[\text{荧光素酶}]{\text{催化剂}} 氧化荧光素 + 生物发光$$

该反应过程的基本模型是荧光素和荧光素酶结合氧化因子共同构成一种光蛋白质。光蛋白分子在外部特定自由金属离子的触发下产生生物发光。引起生物发光的荧光素或荧光素酶是自然界中所有能产生荧光的底物和其对应的酶的统称,不是特定的分子,且某一荧光素需要其特异性的荧光素酶来催化发光反应。

萤火虫发光是生物发光的一种常见类型。萤火虫荧光素是一种在多个萤科物种的身体内发现的荧光素,是荧光素酶的底物。荧光素酶使荧光素发出特征性亮光。萤火虫荧光素需要氧气来发光,ATP和镁是荧光素发光的必需辅助物。萤火虫有其特有的发光细胞,发光细胞中的ATP水解产生能量,荧光素(D-luciferin)能在荧光素酶(Rluc)的催化作用下消耗ATP提供的能量,并与氧气发生反应产生激发态的氧化荧光素,每分解一个ATP氧化一个荧光素就会有一个光子产生,从而发出光来,反应机理如图6-3(a)反应方程式所示[22]。具体过程为,荧光素和ATP在荧光素酶和Mg^{2+}的催化下先反应产生荧光素-腺苷酸,随后荧光素-腺苷酸在氧气环境中被氧化产生激发态氧化荧光素和一磷酸腺苷,处于激发态的氧化荧光素通过发射黄绿色光子释放能量回到基态,反应产生的氧化荧光素在ATP提供能量时又将还原成荧光素,使得发光过程得以持续。目前已知的绝大多数的生物发光机制属于这种模式。

除萤火虫外,海洋荧光素酶通过咪唑并吡嗪酮类似物的氧化释放蓝色光子[见图6-3(b)][22]。海洋节肢动物门的大量发光生物体内最常见的荧光素是腔肠素,而参与作用的荧光素酶是水母素。在钙离子存在情况下,水母素通过催化其底物腔肠素发生氧化反应而发光。细菌荧光素是一种黄素单核苷酸($FMNH_2$),存在于细菌及特定

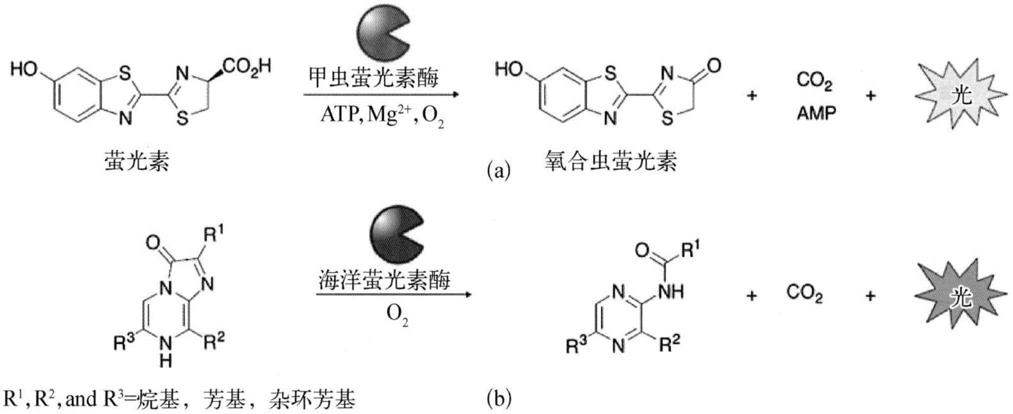

图 6-3　自然界中荧光素酶-荧光素生物发光系统

(a) 萤火虫荧光素生物发光原理；(b) 腔肠素生物发光原理(图片修改自参考文献[22])

品种的鱼类或耳乌贼目物种的身体里。细菌生物发光反应是由分子氧作用、胞内荧光酶催化，将还原态的 $FMNH_2$ 及长链脂肪醛氧化为 FMN 和长链脂肪酸，同时释放出波长为 $450\sim490$ nm 的蓝绿光。甲藻荧光素是一种叶绿素衍生物(即一种四吡咯)，存在于一些腰鞭毛虫体内，是甲藻类生物发光的来源。

　　萤火虫和水母等发光生物及生物发光现象引起了科学家们极大的兴趣，这是因为它们的生物发光分子有助于可视化观察大量的生物过程。科研人员已经从上述基本类型的荧光素-荧光素酶对中，根据生物发光机理，按照科学研究的需要，研制了多种特定用途的荧光素用于生物发光分子影像研究。

　　生物自发光成像则是利用上述生物自发光过程中由化学能转化而成的单一波长的光子，透射出生物体后经体外光学成像系统所检测，经过信号放大与处理，呈现出生物自发光分子图像。

6.2.2　生物发光分子影像探针的设计及应用

　　"荧光素酶-荧光素"对(luciferase-luciferin pairs)的生物发光成像已广泛应用于生物医学研究。Li 等人[23]采用生物发光原理进行探针分子的设计，他们采用氨肽酶 N(aminopeptidase N，APN)底物与氨基荧光素相连，利用生物发光成像方法，实现对 APN 活性的实时定量监测，所得探针可用于移植 ES-2-Luc 细胞的裸鼠体内 APN 酶活性的成像研究，如图 6-4(a)所示。他们[3]还利用生物发光原理，采用硼酸基团为开关，设计合成了基于萤火虫荧光素的过氧化氢探针，并利用活体成像仪实现对细胞内和活体动物内过氧化氢实时在线的可视化检测，如图 6-4(b)所示。

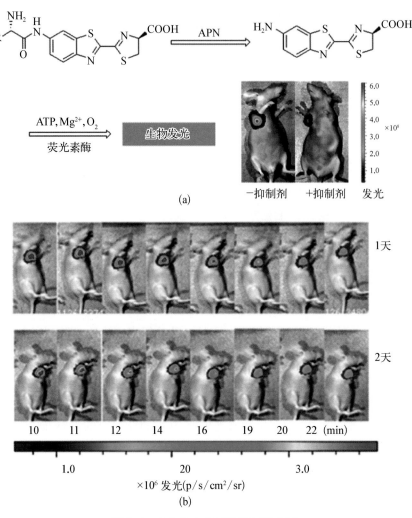

图 6-4　生物发光分子影像探针应用

(a) 生物发光探针用于检测 APN 活性(图片修改自参考文献[23]);(b) 顺铂处理的裸鼠 ES-2-luc 瘤内 H_2O_2 活性时序生物发光成像(图片修改自参考文献[3])

　　科学家们已经从自然界中确定了许多荧光素酶,其中大部分已经用于动物体中追踪细胞。但是,用于体内成像的最佳荧光素酶使用的都是相同的底物,因而不能在动物体中借助生物发光区分不同细胞类型。Prescher 等[24]通过改造荧光素酶开发了一系列可区分的生物发光分子影像探针[见图 6-5(a)],实现了荧光素的选择性加工定制,通过正交筛选出特异性配对的"荧光素酶-荧光素"对。基于这些"酶-底物"对的高选择性,这些特殊设计的生物发光成像系统可以支持多组分成像[见图 6-5(b)]。

　　萤火虫发光来源于萤火虫的荧光素酶催化底物荧光素,从而发出黄绿色的光。为

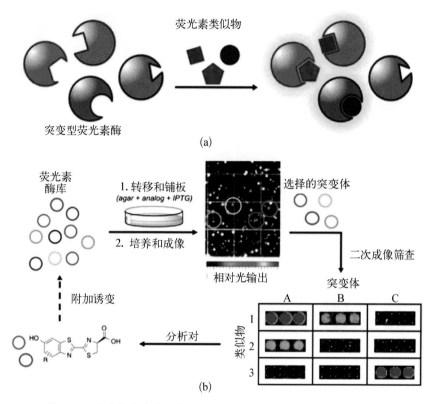

图 6-5 改造荧光素酶开发一系列可区分的生物发光分子影像探针

(a) 荧光素酶-荧光素对构建策略;(b) "荧光素酶-荧光素"对正交筛选(图片修改自参考文献[24])

了发光过程更为高效,已有相当多的研究利用合成类似物替换荧光素并改进它们的催化速率。Miyawaki 等人[25]通过优化荧光素酶和荧光素组分,构建了可在体内使用的一种全新的经过生物工程改造的生物发光系统。AkaLumine-HCl 是一种合成荧光素,能够穿透血脑屏障并产生在身体组织中更容易观察到的红光。然而,它与天然的萤火虫荧光素酶不太相容。Miyawaki 等人尝试让这种酶发生突变,从而改善它与 AkaLumine-HCl 之间的配对。由此产生的 Akaluc 蛋白既是一种更加有效的底物催化剂,而且也在细胞中更加大量地表达。在小鼠大脑中,Akaluc 和 AkaLumine-HCl 的这种组合,产生的生物发光信号比天然的荧光素酶-荧光素反应产生的信号强 1 000 倍。在身体内的其他部位,比如在小鼠肺部,仅一两个发光细胞就足以清晰可见,这可用于移植细胞的监控。他们利用这种生物发光系统追踪小鼠体内的癌细胞和猴子体内的脑细胞活动,如图 6-6 所示。

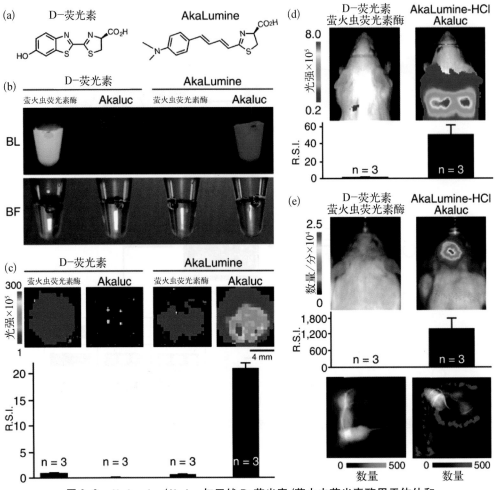

图6-6 AkaLumine/Akaluc 与天然 D-荧光素/萤火虫荧光素酶用于体外和体内生物发光成像性能比较

(图片修改自参考文献[25])

6.3 荧光/磷光分子影像

6.3.1 荧光/磷光分子影像的原理

某些分子受到光照射,吸收某种波长的光之后,发射出比原来所吸收光的波长更长的光,这一现象称为光致发光。典型的有两种发光形式:荧光和磷光。发光的微观机制可用 Jablonski 能级图示意(见图6-7)。这些分子内原子核外层电子受到外部光子激发后从基态 S_0 跃迁至高能级激发态。电子被激发且不发生自旋方向的改变,则该分子所处的电子能态称为激发单重态 S^*;电子被激发且伴随着自旋方向的改变,则该分子所处的电子能态称为激发三重态 T^*。激发态电子不稳定,在同一电子能级中,以热能量交换形式由高振动能级弛豫至低相邻振动能级,也可能发生相同多重态的电子能级间的等能级的无辐射跃迁,即内转换。通过内转换和振动弛豫,高激发单重态/三重态的电子跃迁回第一激发单重态/三重态的最低振动能级 S_1^*/T_1^*。第一激发单重态 S_1^* 的电子也有可能发生自旋反转而使分子的多重性发生变化,而非辐射跃迁至 T_1^*,即系间跨越。在电子从第一激发单重态 S_1^* 最低振动能级回落至基态 S_0 过程中辐射出特定波长的光子称为荧光;从第一激发三重态 T_1^* 最低振动能级回落至基态 S_0 过程中辐射出特定波长的光子称为磷光。通常,分子受光激发后吸收能量,进而从基态跃迁到某一激发态,随后以辐射跃迁的形式发出荧光/磷光回到基态。当去掉激发光后,分子的荧光/磷光强度降到激发时的荧光/磷光最大强度 I_0 的 $1/e$ 所需要的时间,称为荧光/磷光寿命。一般地,分子荧光寿命 $10^{-7} \sim 10^{-9}$ s,磷光寿命 $10^{-4} \sim 100$ s。

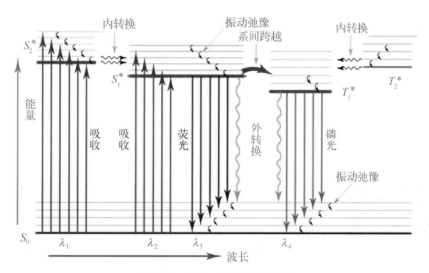

图 6-7 Jablonski 能级示意图

利用外部光源激发生物体内的发光分子,发射的荧光/磷光光子经过生物组织的吸收与散射作用,最终被设置在生物体外的高灵敏、高分辨的光学探测器捕获与放大,测量得到透射光中发光分子的荧光/磷光信号,利用光强、寿命和偏振等特性参数,研究生物体内的生化反应过程及其微环境特征,这就是荧光/磷光分子成像的基本原理。

6.3.2 荧光/磷光分子影像探针的设计及应用

荧光分子成像一般采用报告技术,即荧光分子识别体内感兴趣的靶标分子,利用荧光定量报告它们的存在并成像。荧光分子探针通常由三部分组成:识别基团、报告基团和连接体部分。其中识别基团决定探针分子的选择性和特异性,报告基团决定了识别的灵敏度,而连接体部分则可起到分子识别枢纽的作用。

1) 有机荧光染料及荧光聚合物

早期用于构建荧光分子影像探针的报告基团是荧光染料分子及其衍生物。荧光染料是指吸收某一波长的光波后能发射出另一波长大于吸收光波长的发光的物质,大多是含有苯环或杂环并带有共轭双键的化合物。不同的染料分子及其衍生物可以发射不同颜色(波长)的荧光。荧光染料可以单独使用,发射单一波长荧光信号;也可以组合成复合荧光染料使用,输出多色光信号。荧光染料灵敏度高,操作方便,逐渐取代了用作检测标记的放射性核素,已广泛应用于荧光免疫、荧光探针、细胞染色等。在各种荧光有机分子中,香豆素是用于开发细胞和分子成像工具理想的候选者,因为它们具有较高的细胞渗透性及对生命系统最小的干扰。然而,由于较短的可见光波长的固有毒性和较差的组织穿透能力,在体内应用中蓝-青色荧光发射通常是较为困难的。2017 年 Gandioso 等[26]报道了一种基于香豆素家族的新荧光团 COUPY(coumarin 9),它具有良好的光物理特性,包括远红/近红外(NIR)区域的发射、较大的斯托克斯(stocks)位移、较高的光稳定性和出色的亮度[见图 6-8(a)]。由于分子量低,COUPY 染料显示出优异的细胞渗透性且可选择性地积聚在 HeLa 细胞的核仁和(或)线粒体中并呈现清晰的影像信息[见图 6-8(b)]。COUPY 支架可用作合成新型 NIR 发射探针,并应用于生物学领域,包括细胞器成像、生物分子标记、癌症成像以及荧光引导手术等。

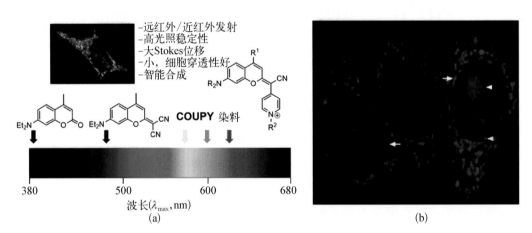

图 6-8 基于香豆素家族的新荧光团 COUPY 及其细胞成像

(a) COUPY 发光及特性;(b) COUPY 用于线粒体(白色箭头指示)、核仁(白色三角指示)和囊泡(黄色三角指示)染色并荧光成像(图片修改自参考文献[26])

近年来,研究人员将小分子荧光化合物引入聚合物侧链、链端或将荧光功能单体聚合制备得到水溶性荧光聚合物。相比于有机小分子荧光染料,这类荧光聚合物及其纳米结构能有效地提高荧光分子的水溶性,且在结构多样性、功能可设计性、生物相容性等方面具有显著优势,在细胞成像及生物化学检测方面展现了极其广阔的应用前景。如 Wang 的小组[27]合成了性能优异的多色 PPV-COOH 荧光纳米粒子,并构建了 PPV-SA 复合探针用于人乳腺癌细胞 MCF-7 的间接免疫荧光标记,结果表明,PPV-SA 复合探针可以免疫标记 MCF-7 膜蛋白,用于免疫荧光分析、免疫组织化学检测、膜蛋白和细胞的特异性共聚焦荧光成像(见图 6-9)。利用这种方法,可以通过表面修饰构建不同的全色荧光探针,在生物成像和生物检测应用中有重要价值。

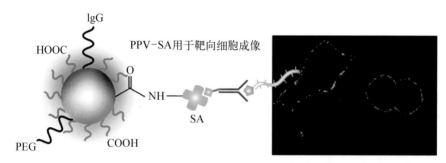

图 6-9　PPV-SA 免疫荧光探针用于人乳腺癌细胞 MCF-7 共聚焦荧光成像

(图片修改自参考文献[27])

2) 绿色荧光蛋白

绿色荧光蛋白(green fluorescent protein,GFP)是一个由约 238 个氨基酸组成的蛋白质,从蓝光到紫外线都能使其激发,发出绿色荧光,是一种在当今生命科学和医学研究中被广泛使用的示踪物[28]。GFP 常用做报告基因,已被证明是一种强大而通用的细胞研究生物探针,在细胞生物学与分子生物学中已得到广泛应用[29]。诺贝尔化学奖获得者钱永健解析了 GFP 发光的原理,探索了该蛋白质的结构,建立了一个完整的荧光蛋白调色板,研究人员可以用其来跟踪单个蛋白质和细胞。GFP 的出现彻底改变了科研人员的实验策略,基于 GFP 的光学成像技术使人们可以直接观察到从微观到宏观各个层次上丰富多彩的生命现象[30]。

3) 荧光量子点

量子点(quantum dots,QD)是一类荧光半导体纳米材料,与常见的小分子荧光物质相比,量子点抗光漂白性强、激发光谱宽、荧光量子产率高、光谱可调[31, 32]。量子点的发光特性在于激发光谱宽而连续、发光光谱窄而对称、stocks 位移大、摩尔消光系数大、发光效率高、光化学稳定性好、不易发生光漂白、发光颜色可通过粒径调控等。Alivisatos 等人[33]于 1998 年首次将 CdSe/CdTe-ZnS 荧光半导体量子点引入光学分子影像领域。2014 年 Nie 等人[34]进一步发展了一种基于半导体量子点的多功能纳米颗粒探针用于靶向肿瘤活细胞成像。这种 QD 探针包含一种两亲性三嵌段共聚物、靶向识别肿瘤抗原的配体和多个聚乙二醇(PEG)分子,以提高生物相容性和体内的循环性,并将这种两亲性聚合物与肿瘤靶向配体和药物传递功能结合[见图 6-10(a)]。他们对裸鼠生长的人前列腺癌的体内靶向研究表明,QD 探针通过增强肿瘤部位的通透性和滞留性,以及通过 QD 上标记的抗体与肿瘤细胞表面表达的生物标志物特异性结合,在肿瘤中实现富集,实现了体内癌细胞的敏感多色荧光成像[见图 6-10(b)]。这些结果为体内分子靶标的超敏感和多色成像提供了新的可能性。

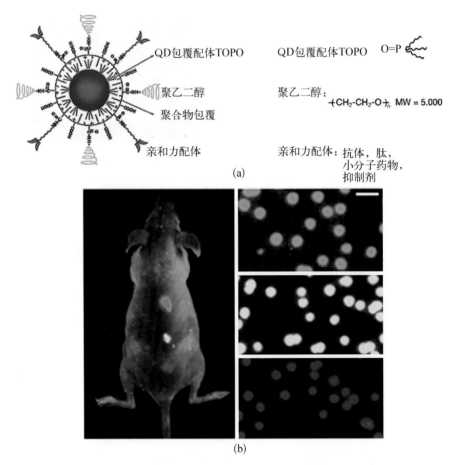

(a)

(b)

图 6-10　量子点多功能纳米探针用于肿瘤细胞靶向成像

(a) 荧光量子点探针构建示意图;(b) 多色量子点编码的微球用于体内同时荧光成像(图片修改自参考文献[34])

QD 被认为是最有前途的荧光探针,为在体外和体内实时和长期监测和成像创造了新的机会。为提高其稳定性和生物相容性,QD 一般需要进一步表面修饰(如无机壳层、二氧化硅涂层和聚合物涂层等),这需要额外的复杂加工步骤。除了相对复杂的操作外，合成的 QD-聚合物复合物往往光致发光量子产率较低(25%)。针对这一问题，2011年 Wang 的小组[35]通过简便的一锅微波辐射策略[见图 6-11(a)]，在水相中直接制备出一种新型的荧光量子纳米球(quantum nanospheres，QN)。通过这种微波辐射策略可以便捷地制备出发射波长范围为 525～610 nm、光致发光量子产率为 30%～60% 的多色 QN。除了具有较强的荧光外，这些 QN 还具有优异的光稳定性，在 70 分钟高功率紫外线照射后仍保留了原始强度的 90% 左右。形成鲜明对比的是，CdTe / CdS / ZnS 核-壳-壳 QD 的荧光，被认为是已建立的具有较好光稳定性的荧光探针，在相同条件下降低至 50% 左右。此外，细胞毒性评估表明，制备的 QN 对 K562 细胞具有良好的细胞相容性。此外，细胞成像结果表明，所制备的 QN 对于长期和高特异性免疫荧光细胞标记和多色细胞成像非常有效[见图 6-11(b)]，这些高性能 QN 可以作为各种生物学研究的工具，可广泛应用于体内和体外成像。

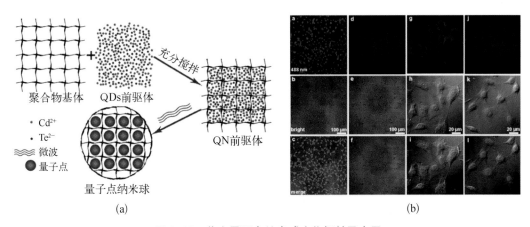

(a)　　　　　　　　　　　　　　(b)

图 6-11　荧光量子点纳米球生物探针及应用

(a) 量子点纳米球(QN)合成示意图；(b) QN-IgG 荧光探针用于 HEK293 细胞特异性成像识别
(图片修改自参考文献[35])

4）金纳米簇

金纳米簇(gold nanoclusters，Au NCs)是尺寸小于 3 nm，由几个到十几个金原子组成的荧光纳米材料[36]。由于 Au NCs 尺寸接近电子的费米波长而产生不连续的尺寸相关电子能级，因而具有依赖于粒子粒径大小的荧光特性[37]。Au NCs 虽然发光强度不如量子点，但是其荧光稳定性质要优于常见的小分子荧光染料[38]。金纳米簇可以通过还原金盐或者刻蚀金纳米颗粒制备得到，Au NCs 的荧光发射光波长可随粒径和金原子组成的变化进行调节，利用不同的保护基团可合成从可见光到近红外区范围发射光谱完全不同的 Au NCs(见图 6-12)[36]。具备 NIR 成像功能的 Au NCs 的出现，使 Au NCs 成为活体成像材料的新成员。

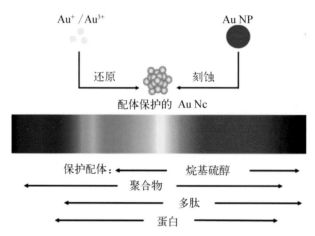

图 6-12　金纳米簇制备及配体调控发光特性示意图

（图片修改自参考文献[36]）

5）上转换纳米粒子

上转换纳米粒子（upconversion nanoparticle，UCNP）已被开发为一种新型的多色探针，其具有出色的光物理特性，包括高检测灵敏度、高抗光漂白性以及较深的非侵入性穿透深度[39]。尽管 UCNP 已经成为一种新型的多色探针，但由于它们在非水溶液中制备，因此大多数 UCNP 在水溶液中具有较低的溶解度。Fan 等人[40] 报道了一种通过用两亲性的共轭聚电解质（conjugated polyelectrolyte，CPE）包封疏水性纳米颗粒简便合成 UCNP 的方法，开发了与传统线性 CPE 相比光物理性质和水溶性均显著增强的接枝聚电解质分子刷 PFNBr［见图 6-13（a）］，通过范德华相互作用将 UCNP 与 PFNBr 结合，可使纳米探针具备良好的水溶性、稳定性和上转换发光等性质。UCNP 可以有效地内化到 HepG-2 细胞中，同时具有 RBG 多色荧光成像的潜力［见图 6-13（b）］。

6）聚集诱导发光

2001 年香港科技大学唐本忠院士团队[41]研究发现一类具有螺旋状结构的分子在分散的溶液态不发光，而在分子聚集的状态下荧光显著增强的现象，据此提出了聚集诱导发光（aggregation-induced emission，AIE）概念。当这些分子以单分子形式存在于溶液中时，激发态的电子以分子内运动（旋转和振动）的能量弛豫回到基态，此时分子不发光；而在分子处于聚集态时，分子的旋转和振动受到限制，激发态的电子只能通过辐射跃迁的方式回到基态，因而观察到荧光增强的现象。和传统荧光探针相比，聚集诱导发光探针具有成像背景低、信噪比高的特点。如新加坡国立大学的 Liu 等人[42]设计合成了一种可以同时检测 caspase-3 和 caspase-8 的荧光探针。该探针利用一段可被 caspase-3

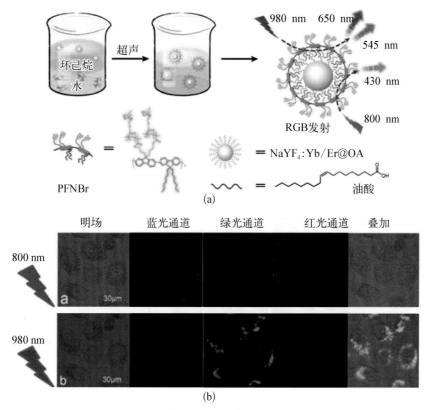

图6-13 上转换纳米粒子探针及生物应用

(a) PFNBr 包裹 NaYF$_4$：Yb/Er 示意图；(b) 800 nm 和 900 nm 激发 NaYF$_4$：Yb/Er@PFNBr 纳米探针的细胞影像图(图片修改自参考文献[40])

和 caspase-8 识别的水溶性多肽，将分别发蓝色荧光和红色荧光的 AIE 荧光团连接起来。探针分子具有很好的水溶性，在溶液中不发光。Caspase-8 可以将多肽切断，释放出不水溶的蓝光荧光团；而 caspase-3 可以将多肽切断，释放出不水溶的红光荧光团，因此实现针对两种酶活性的荧光检测。探针在溶液态检测和细胞内成像均取得了很好的效果。

7) DNA 荧光探针

DNA 荧光探针是将荧光标记物连接到具有特定碱基序列的 DNA 单链构建而成，用于识别特异性的生物分子。针对探针刚性弱，在基底表面易发生倒伏，探针之间相互拥挤、缠绕，影响其在基底表面修饰的定向性及有序性，导致探针与目标分子的杂交效率低、检测灵敏度不高等问题，DNA 探针也在持续发展中。DNA 荧光探针至今已历经三代发展，分别是一维 DNA 荧光探针(单链型)、二维 DNA 荧光探针(分子信标)以及三维(3D)DNA 纳米探针(四面体 DNA 探针)。3D DNA 纳米材料具有笼状孔隙结构，表现出优异的机械性能，并富有结构弹性、可编程性和可控性；更为重要的是,该材料以人体固有的 DNA 作为原材料,具有很好的生物相容性和抗降解能力,对生物体没有毒害作用。2005 年,Turberfield 等人[43]在 *Science* 上首次提出"四面体 DNA"的概念,他们设计了 4 条 DNA 单链,经过高温退火自组装形成了具有固定尺寸和四面体构型的 DNA 纳米结构[见图 6-14(a)]。2010 年 Fan 等人[44]在国际上率先提出了四面体型 DNA 三维纳米结构探针的构建策略,他们在 DNA 四面体的三个顶点修饰巯基基团用于共价连接到金属界面,另一顶点则可以伸出 DNA 单链探针用于生物识别[见图 6-14(b)]。目前,DNA 四面体荧光探针已被广泛用于生物影像和检测等领域的研究。

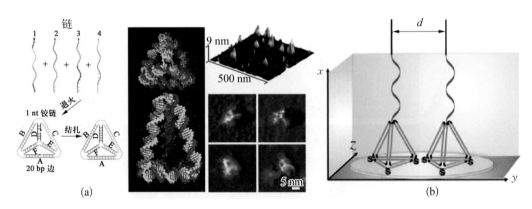

图 6-14　四面体 DNA 制备及探针构建

(a) 四面体 DNA 的形成和 AFM 表征(图片修改自参考文献[43]);(b) 四面体 DNA 探针及其界面精确调控(图片修改自参考文献[44])

6.4　拉曼分子影像

单色入射光子与分子相互作用时会发生弹性碰撞和非弹性碰撞,产生光散射现象。在散射光中,光子频率与入射光频率 υ_0 相同的弹性散射现象称为瑞利散射(Rayleigh scattering),其强度只有入射光强度的 10^{-3} 左右;散射过程中发射频率变化的非弹性散射现象被命名为拉曼散射(Raman scattering)。拉曼效应通常非常弱,强度只有瑞利散射光强度的 $10^{-6} \sim 10^{-3}$。拉曼散射过程中既有发射频率增大的光子也有频率变小的光子,其频率对称分布在 υ_0 两侧的谱线或谱带($\upsilon_0 \pm \Delta\upsilon$)即为拉曼光谱,其中频率减小的谱带($\upsilon_0 - \Delta\upsilon$)称为斯托克斯线,频率增大的谱带($\upsilon_0 + \Delta\upsilon$)称为反斯托克斯线。散射光子出现的频率变化 $\Delta\upsilon$ 称为拉曼频移或拉曼位移(Raman shift)。拉曼光谱能够提供分子结构振动的指纹图谱信息,可作为一种无损、非接触的快速检测技术,在生化物质检测中有显著优势。尽管拉曼光谱技术有诸多优点,但分子固有的拉曼散射截面一般都很小(10^{-30} cm^2/分子),只有荧光的 10^{-14} 倍[45],这种固有的低灵敏度限制了拉曼光谱的广泛应用,尤其是在分子影像领域。近些年来,受激拉曼散射(stimulated Raman scattering,SRS)和表面增强拉曼散射(surface-enhanced Raman scattering,SERS)因能够显著提高拉曼散射信号,提升拉曼光谱技术的灵敏度,引起了研究人员广泛的兴趣,并进一步发展了基于受激拉曼散射和表面增强拉曼散射的分子影像技术。

6.4.1 受激拉曼散射成像

SRS 过程中,采用频率为 ω_p 的泵浦光和频率为 ω_s 的斯托克斯光与分子相互作用,如果 ω_p 和 ω_s 的频率差 $\Delta\omega$ 和分子中某个化学键的振动频率相匹配时,拉曼跃迁由于受激过程被极大加强,散射的信号是自发拉曼散射信号的 $10^5 \sim 10^7$ 倍。此时,斯托克斯光束中产生一个光子,而泵浦光中湮灭一个光子,分别称为受激拉曼增益(stimulated Raman gain,SRG)和受激拉曼损耗(stimulated Raman loss,SRL)过程。SRS 光谱信息和自发拉曼光谱完全一致,可以利用 SRS 信号对分子进行分析及成像。SRS 在成像过程中,将微弱的信号从强烈的激发光中拾取出来是首要前提。高频率光强调制和锁相探测方法,是目前使用较为普遍的一种微弱信号拾取方法,其原理是对 SRS 信号在一个指定的频率进行调制,然后使用锁相放大器将 SRS 信号提取出来。对 SRS 信号进行调制由光强调制装置实现,例如使用声光调制器(acousto-optical modulator,AOM)或者电光调制器(electro-optical modulator,EOM)对泵浦光的光强进行周期性的开与关,那么泵浦光与斯托克斯光共同产生的 SRS 信号也具有相同的频率。通过锁相放大器便可以将斯托克斯光强中的增益部分拾取出,得到 SRG 信号。类似地,如果对斯托克斯光强进行调制,则在光中便能获得 SRL 信号。SRS 不需要额外染料分子或荧光蛋白标记,是一种非标记检测技术,具有非侵入性、快速成像的优点,在生物学和医学成像领域有着非常重要的应用前景。2008 年,Freudiger 等人[46]首次利用 SRS 显微影像观察到了肺癌细胞对二十碳五烯酸(EPA)的摄取,还利用 SRS 显微影像技术在 2 845 cm^{-1} 波数对小鼠耳部皮肤同一区域的三个不同深度成像,凸显了 SRS 的高分辨率以及优秀的三维分析能力(见图 6-15)。

6.4.2 表面增强拉曼散射成像

表面增强拉曼散射是粗糙金属表面的吸附分子在入射光激发下,拉曼信号获得显著增强的一种异常光学现象。已有研究证实 SERS 增强因子可高达 10^{15},能够实现单分子水平的检测[47, 48]。SERS 技术具有超高的检测灵敏度和很好的光谱稳定性,可以避免光漂白效应的影响,使其有潜力成为和荧光标记成像技术并立的新型探测手段[49, 50]。传统的荧光成像工作范围在紫外至可见光区域,产生荧光的同时还会引起多余的光化学反应,且易受生物背景荧光干扰而影响成像清晰度。而 SERS 探针成像可以工作在

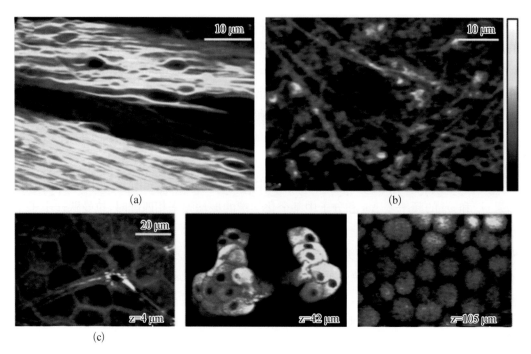

图 6-15　利用 SRS 的 SRL 模式对新鲜的小鼠组织成像

（图片修改自参考文献[46]）

可见光至近红外光谱区域，可以有效避免自发荧光干扰。这些优势使得 SERS 技术在活细胞分子成像方面有显著的应用潜力[51]。基于 SERS 技术的细胞成像的主要工作原理是将具备特异性识别细胞表面标志物的 SERS 探针靶向到细胞表面，随后通过胞吞、受体介导等方式进入细胞，依据探针的 SERS 信号进行细胞成像。Wang 的小组[52]设计制备了具有高 SERS 增强效应和大比表面积的片状花瓣结构的金纳米花颗粒，构建了用于肿瘤细胞成像的 SERS 探针。他们先在片状花瓣金纳米颗粒表面标记上拉曼分子 4-巯基苯甲酸，随后利用 EDC/NHS 活化羧基，随后将生物分子多肽 RGD 通过羧基和氨基相互作用将 RGD 偶联到纳米颗粒表面，构建得到靶向肺癌 A549 细胞的 SERS 影像分子探针（AuNFs-4MBA-RGD）。研究发现，SERS 细胞探针 AuNFs-4MBA-RGD 对肺癌 A549 细胞具备较好的靶向性，可以通过 RGD 与 A549 细胞表面过表达的整合素 $\alpha_v\beta_3$ 特异性结合而富集到细胞内部，可由清晰的 SERS 影像验证。相比于 AuNFs-4MBA-RGD 与非靶向的 MCF-7 细胞共孵育，以及无 RGD 靶分子修饰的 AuNFs-4MBA 与 A549 细胞培养，由 SERS 影像可知 AuNFs-4MBA-RGD 影像探针表现出对于 A549 细胞很好的靶向性。研究结果说明，通过采集 SERS 影像，可以识别肿瘤细胞并呈现纳米材料在细胞中的分布情况，如图 6-16 所示。

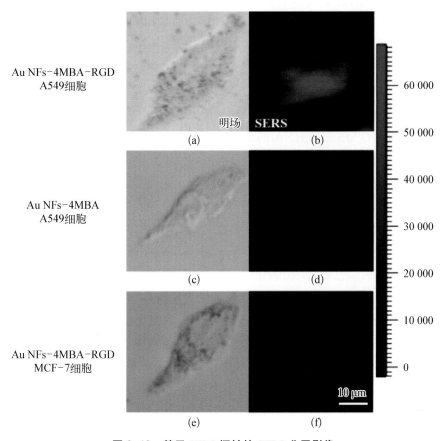

图 6-16　基于 SERS 探针的 SERS 分子影像

(图片修改自参考文献[52])

6.5　光学分子影像应用

6.5.1　光学分子影像在生物学方面的应用

核酸是由许多核苷酸聚合成的生物大分子化合物,广泛存在于所有动植物细胞和微生物体内。根据化学组成不同,核酸可分为 RNA 和 DNA。DNA 是储存、复制和传递遗传信息的主要物质基础。RNA 在蛋白质合成过程中起着重要作用,其中转运RNA(transfer RNA,tRNA)起着携带和转移活化氨基酸的作用;mRNA 是合成蛋白质的模板;核糖体 RNA(ribosomal RNA,rRNA)是细胞合成蛋白质的主要场所;微小RNA(microRNA,miRNA)由 18~25 个核苷酸组成,通过调控 mRNA 表达影响遗传信息的转录和翻译。2015 年,Leong 等人[53]提出了一种基于 DNA 四面体的荧光探针(称为纳米蜗牛),用于成像活细胞中的 mRNA。纳米探针由 DNA 四面体骨架和荧光分子信标组成,该探针能够模拟蜗牛的生理结构[见图 6-17(a)和(b)]。当纳米蜗牛孵育至细胞内,DLD-1 和 SW480 细胞都能看到明显的 GAPDH mRNA 引发的荧光信号。相反的,由于发夹型探针无法穿透细胞,用发夹型荧光分子信标处理的细胞没有表达任何红色荧光信号[见图 6-17(c)]。当荧光分子信标被连接到 DNA 四面体一个顶点的 DNA 单链上,这种纳米传感器不仅保护荧光分子信标不被酶降解,而且在一定程度上将生物活性组分暴露在目标 mRNA 中。研究表明纳米蜗牛可以明显改善荧光分子信标的细胞内化,对 GAPDH mRNA 的成像具有较高的灵敏度。miRNA 的异常表达与癌症和糖尿病在内的许多重要疾病密切相关,是诊断不同疾病的有效生物标志物。Kuang 等人[54]提出了一种基于 DNA 四面体驱动的可控纳米粒子组装结构,实现了活细胞 miRNA 的超灵敏荧光成像与双模检测(见图 6-18)。他们以 DNA 四面体为基础,将两个金纳米粒子和两个上转换纳米粒子置于 DNA 四面体的顶端,构建得到手性组装体,在每个边缘嵌入 miRNA 识别序列,当 miRNA 存在时能与识别序列发生杂交,导致四面体完全解体,圆二色性(circular dichroism,CD)活性消失,上转换纳米粒子的荧光得以恢复,实现了对活细胞中 miRNA 的超灵敏成像与检测。RNA 干扰被认为是抑制基因和治疗人类疾病的最强大技术之一,而 siRNA 的安全传递和可视化仍然具有挑战性。2013 年 Fan 小组[55]将具有刷状分子结构的新型单分散共轭聚合物纳米颗粒 PFNBr 引入到 siRNA 递送系统中。纳米粒子在递送系统中显示出双重功能,其不仅可携带大量小干扰 RNA(small interfering RNA, siRNA)在细胞内穿透以敲除靶 mRNA,而且还充当 siRNA 追踪和细胞成像的信号剂。

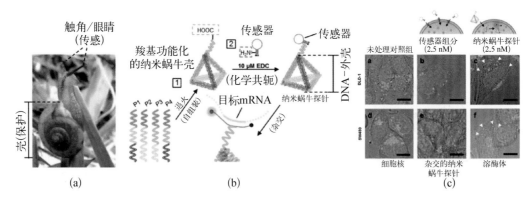

图 6-17　基于 DNA 四面体的纳米蜗牛探针构建及细胞内共聚焦荧光成像

(图片修改自参考文献[53])

G 蛋白偶联受体(GPCR)是几乎所有生理过程中涉及的细胞表面受体。在活体动物中实时成像 GPCR 活性将为研究它们在生物学和疾病中的作用提供有效的方法。Kono 等人[56]报道了一种利用临床上重要的 GPCR,即 1-磷酸-鞘氨醇受体 1(S1P1),通

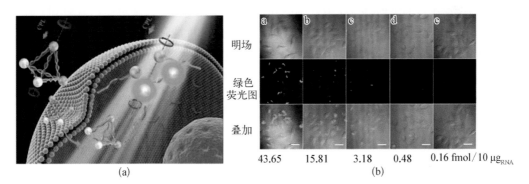

(a)   (b)

43.65   15.81   3.18   0.48   0.16 fmol/10 μg_RNA

图 6-18   DNA 四面体探针用于细胞内 miRNA 荧光成像

(a) DNA 四面体探针细胞内 miRNA 成像示意图;(b) 细胞内 miRNA 荧光影像图
(图片修改自参考文献[54])

过萤火虫裂解荧光素酶片段互补系统来报告配体激活的 S1P1 和 β-抑制蛋白 2 之间的相互作用,借助生物发光实时检测 GPCR 激活的小鼠模型。在受体激活和随后的 β-抑制蛋白 2 汇集后,将产生活性荧光素酶复合物,这些复合物可通过体内生物发光成像进行检测(见图 6-19)。该成像策略揭示了 S1P1 在体内正常和病理生理环境中的活化的动态和空间特异性,并且可以应用于其他 GPCR 的分析。

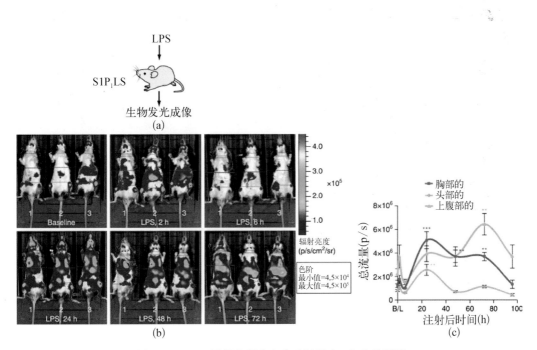

图 6-19   LPS 诱导小鼠全身炎症过程中 S1P1 的激活

(图片修改自参考文献[56])

在生物体内,细胞内部 pH 值在细胞和组织活动中扮演着关键角色。监测 pH 值的变化及其变化程度对于细胞内物质运输研究和疾病诊断具有重要意义。Wang 的小组利用 Wittig-Horner 反应合成聚芴撑乙烯类共轭聚合物,将 PFV 和 PSMA[聚(苯乙烯-共-顺丁烯二酸酐)]通过共沉淀法制备得到羧基修饰的共轭聚合物纳米粒子,利用多巴胺(DA)在碱性环境易于氧化成多巴醌并猝灭聚合物荧光的特性,采用酰胺缩合反应,在聚合物颗粒外表直接修饰 DA,构建了 PFV/PSMA-DA 纳米探针。该荧光探针是以可激发荧光的 PFV 为发光基团,以 DA 为分子识别基团,以荧光检测为主要分析手段,通过 DA 与聚合物颗粒间的电子转移和能量转移,有效地实现对 pH 值地灵敏检测,且对 pH 值有良好的可逆循环响应,并用于细胞内 pH 值成像[见图 6-20(a)]。为了进一步提高检测体系的选择性,他们引入荧光共轭聚合物 PFO 作为内参,设计了 PFO/PFV/PSMA-DA 的比率型荧光探针。PFO/PFV/PSMA 纳米颗粒中供体和受体在空间上分离成壳和核,纳米粒子可以最大限度地减少 DA 对 PFO 荧光发射的猝灭作

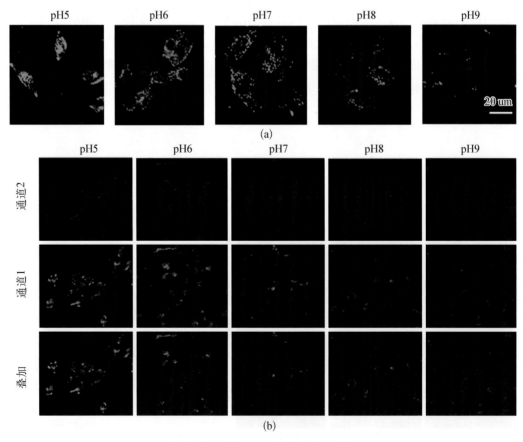

图 6-20　细胞内 pH 值荧光纳米探针

(a) 基于 PFV/PSMA-DA 纳米荧光探针细胞内的 pH 检测;(b) PFO/PFV/PSMA-DA 的比率型荧光探针细胞内的 pH 检测

用。对 pH 环境敏感的 DA 进一步与外部 PFV 壳结合,使得 PFO/PFV/PSMA-DA NPs 对不同 pH 环境产生对应的荧光变化。具有氧化还原活性 DA 的外部 PFV 壳层随着 pH 的增加逐渐呈现荧光猝灭现象,而 PFO 核心基于 FRET 效应显示出轻微的荧光增强。该紧凑型 PFO/PFV/PSMA-DA NPs 展现出对 pH 值的定量比率型响应现象,并且能够通过细胞成像精确地监测活细胞内 pH 值的变化[见图 6-20(b)]。

维持适当浓度的金属离子对细胞或组织中的正常功能至关重要,而且越来越多的研究表明,金属离子浓度的扰动或有毒金属离子的存在与各种疾病有关,例如遗传病、退行性疾病、癌症和糖尿病等。在细胞水平上获取金属离子的运输、分布和调控等方面的重要信息,对于理解金属离子在细胞分子水平中的功能具有重要的意义。Zhou 等人[57]将 DNA 酶序列编码整合于 DNA 四面体,构建了细胞金属离子的多路荧光成像系统[见图 6-21(a)]。他们将两个选择性 DNA 酶序列(UO_2^{2+} 特异性序列和 Pb^{2+} 特异性序列)整合到 DNA 四面体的两个侧链,同时使荧光基团与顶点处猝灭基团接近而猝灭荧光。通过对靶金属离子的识别,利用活化的 DNA 酶将相应的底物序列与四面体分离,诱导荧光恢复,实现 UO_2^{2+} 和 Pb^{2+} 的灵敏成像。与正常 HeLa 细胞相比,在孵育了 UO_2^{2+} 和 Pb^{2+} 的 HeLa 细胞可以观察到与 UO_2^{2+} 和 Pb^{2+} 相应的绿色(FAM)和红色(Cy5)荧光信号,所观察到的荧光信号揭示了纳米探针的细胞内多种金属离子的检测能力[见图 6-21(b)]。

6.5.2 光学分子影像在肿瘤诊疗方面的应用

相对于传统成像技术,光学分子影像能够可视化活体肿瘤细胞和分子行为与事件,促进对肿瘤发生发展的深度理解,同时在活体肿瘤成像上可以提供更为优异的灵敏度和精准度,为高灵敏肿瘤诊断和个体化精准治疗提供了强有力的技术[58]。

实体瘤组织中存在两种类型的死亡,一种是小结中心的团块状细胞坏死,另一类是散布于整个肿瘤组织中的细胞凋亡。细胞凋亡与肿瘤的发生发展存在密切关系,许多研究已表明,放疗和化疗是通过触发细胞凋亡来达到肿瘤治疗的目的,研究细胞凋亡情况,可以跟踪癌细胞存活状态,以及评估治疗效果。半胱天冬酶-3(caspase-3)在细胞凋亡过程中起着至关重要的作用,与肿瘤和神经退行性疾病等有密切的关系。检测细胞内 caspase-3 的活性对于相关疾病的病理过程检测与疾病疗效的评估具有重要意义。Buschhaus 等人[59]将荧光寿命成像(florescence lifetime imaging,FLIM)与荧光共振能量转移(fluorescence resonance energy transfer,FRET)技术相结合应用于细胞凋亡过程中的蛋白水解酶 caspase-3 的实时凋亡成像。如图 6-22(a)所示,LSS-mOrange(供体)和 mKate 2(受体)荧光分子通过 caspase-3 酶识别的 DEVD 序列(天冬氨酸-谷氨酸-丙戊酸-天冬氨酸)连接形成探针分子。在 caspase-3 没有被激活的细胞中,探针保持完整,LSS-mOrange 被激发后出现 FRET 效应,从而缩短其寿命。在 caspase-3 被

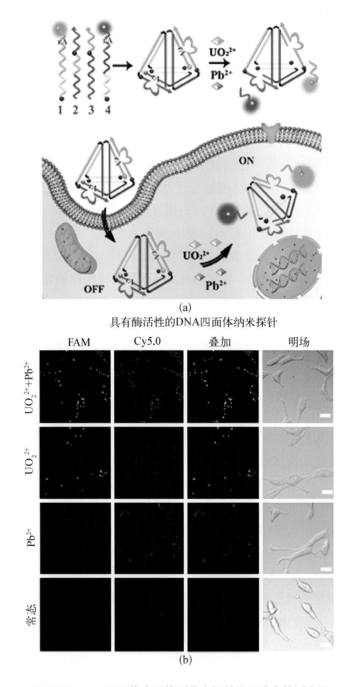

图 6-21　DNA 四面体离子检测荧光探针及细胞内检测应用

（a）基于 DNA 四面体的双元离子检测（UO_2^{2+} 与 Pb^{2+}）探针构建及胞内成像原理图；（b）DNA 四面体双元离子检测探针胞内荧光成像（图片修改自参考文献[57]）

激活的细胞中,连接 LSS-mOrange 和 mKate 2 的 DEVD 序列被切割,导致两种荧光蛋白分离,LSS-mOrange 的寿命增加。这种单细胞尺度下的 caspase-3 成像检测手段能够提供有价值的信息来探究癌细胞对治疗的反应和存活情况[见图 6-22(b)]。他们从二维平面、三维球形细胞培养系统和小鼠乳腺肿瘤异种体培养系统三个角度,对细胞凋亡进行了成像与定量研究。此外,他们还评估了多种药理作用下的细胞凋亡反应。这项 caspase-3 实施成像与定量分析技术在筛选诱导癌细胞凋亡的药物方面具有潜在的应用价值。

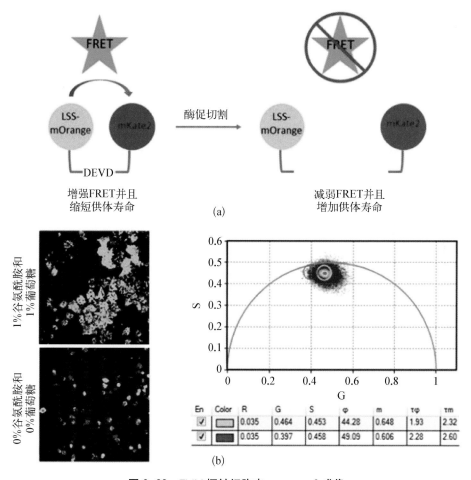

图 6-22　FLIM 探针细胞内 caspase-3 成像

（a）FLIM 探针对 caspase-3 活性成像的原理图；（b）探针对 MDA-MB-231 细胞内 caspase-3 活性的成像（图片修改自参考文献[59]）

　　纳米技术的发展为肿瘤诊断及开发安全、高效、智能化的纳米药物系统提供了新材料、新思路。利用功能化的纳米材料负载药物进行药物治疗可提高抗癌药物的诸多性能,如溶解性、选择性、体内稳定性等。同时,为准确地诊断肿瘤细胞,更好地评估药物在病灶部位的富集情况,并实时跟踪及评估治疗效果,肿瘤成像与可视化治疗十分必要。利用影像指导的多模式治疗也是当前国际、国内研究的热点和诊疗一体化纳米平台的发展趋势。如 Wang 的小组基于聚多巴胺(polydopamine,PDA)包覆的 MoS_2 纳米片的生物传感平台,构建了一种"Turn-On"型细胞内荧光生物传感器,实现了对细胞内 caspase-3 酶活性的高灵敏检测与成像。他们发展了 PDA 包覆 MoS_2 纳米片的传感平台,PDA 不仅可以提高探针的稳定性和生物安全性,还可以提供更多的结合位点,实现更为简单高效的生物分子和 MoS_2 纳米片之间的共价连接。然后再通过连接 caspase-3 的底物肽和细胞穿膜肽,构建了 MPPP 纳米探针[见图 6-23(a)]并实施胞内 caspase-3 检测[见图 6-23(b)]。如图 6-23(c)所示,HeLa 细胞与 MPPP 探针共孵育后,在没有凋亡诱导剂 STS 作用时(第 1 排),细胞内几乎没有荧光产生,说明在非凋亡的细胞内 caspase-3 的活性很低。在 STS 作用后(第 2 排),细胞发生凋亡,细胞膜皱缩,形成凋亡小体,探针的荧光强度明显增强。然而如果在加入 STS 之前预先用 caspase-3 抑制剂 Z-DEVD-FMK 处理细胞(第 3 排),细胞内的荧光强度明显降低,说明细胞内荧光强度的产生归因于细胞凋亡过程高活性的 caspase-3 水解 MPPP 探针,而荧光强度的变化则反映了不同的状态下细胞内 caspase-3 活性的高低。细胞内的研究结果表明,MPPP 探针可以有效地穿透生物膜,并实现对凋亡细胞内 caspase-3 活性的高对比度的荧光成像。以上结果表明,基于 PDA 包覆的 MoS_2 纳米片传感平台所构建的 MPPP 探针不仅可以在细胞外水平实现对 caspase-3 的高灵敏和高选择性检测,还可以在细胞内水平实现对 caspase-3 的高对比度荧光成像,从而在凋亡相关的研究以及发展新型治疗模式治疗 caspase-3 相关的疾病等方面都具有巨大的应用潜力。

透明质酸酶(HAase)因其已被证明在各种癌细胞中过表达,如膀胱癌、前列腺癌、恶性黑色素瘤、脑癌和宫颈癌等,正在成为一种新型的肿瘤标志物。2015 年,Fan 的小组[60]发展了一种新的荧光探针,即使用阳离子共轭聚合物(PFEP)和与抗癌药物阿霉素(doxorubicin,DOX)缀合的阴离子透明质酸(HA)制备探针,用于灵敏、快捷的 HAase 检测,以及靶向肿瘤的药物输送和高对比度荧光成像(见图 6-24)。在 PFEP/HA-DOX 复合物中,由于从 PFEP 到 DOX 的电子转移,PFEP 的荧光被有效地猝灭。在 PFEP/HA-DOX 复合物暴露于 HAase 或通过 HA 和 CD44 受体之间的特异性结合被癌细胞摄取后,HA 被 HAase 降解以释放 DOX,导致 PFEP 荧光恢复。此外,结合共轭聚合物优异的光电性能,该方法灵敏度高、特异性好、响应快,适用于 HAase 的可靠常规检测。该荧光探针同时还实现了肿瘤靶向药物递送和细胞成像。通过共聚焦显微镜,可在 HeLa 细胞的细胞质中清楚地观察到荧光信号,表明由于特异性结合 HA-CD44,PFEP/HA-DOX 纳米颗粒能够通过 CD44 介导的内吞作用内化到 HeLa 细胞中,为基于 HAase 检测的早期肿瘤诊断和治疗提供了新思路。

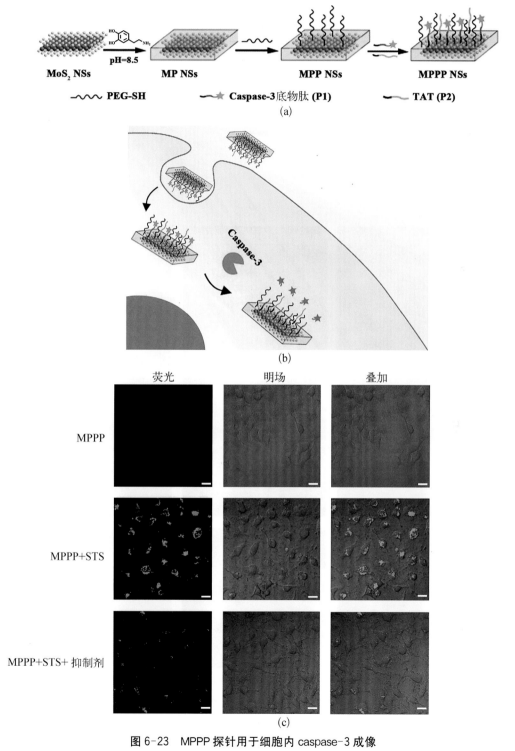

图 6-23 MPPP 探针用于细胞内 caspase-3 成像

(a) MPPP 纳米探针的表面修饰以及制备示意图;(b) MPPP 探针用于检测细胞内 caspase-3 的活性原理图;(c) MPPP 探针用于检测凋亡的 HeLa 细胞内 caspase-3 的活性的激光扫描共聚焦显微成像图

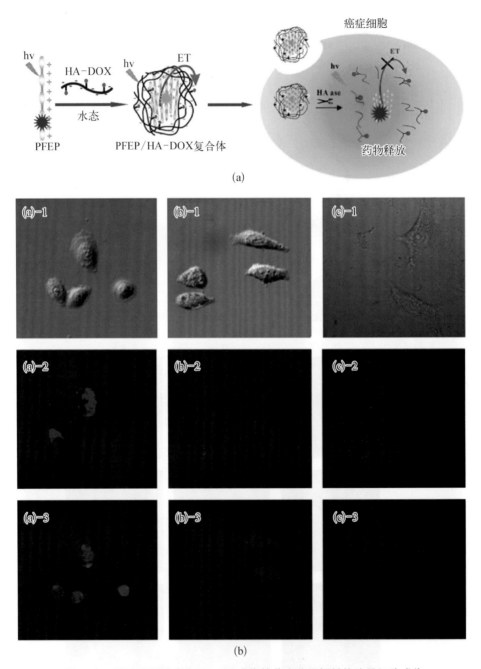

图 6-24　用于透明质酸酶(HAase)成像的荧光分子探针构建及细胞成像

(a) HAase 检测策略示意图；(b) 荧光成像图(图片修改自参考文献[60])

MoS_2 纳米片(MoS_2 NSs)在近红外区具有极高的消光系数和光热转化效率以及良好的生物相容性,是一种优异的光热治疗试剂;QD 具有宽激发、窄发射、强荧光且抗光漂白等优异荧光性能,是一种优异的荧光成像试剂。但 MoS_2 NSs 表面缺乏有效的连接位点且具有极高的荧光猝灭效应,导致荧光成像和光热治疗功能的整合极为困难。为此,Wang 的小组[61]使用牛血清白蛋白和巯基-聚乙二醇(PEG-SH)修饰 MoS_2 NSs,不仅提供了与 QD 共价结合的反应活性位点,而且拉大了 MoS_2 NSs 和 QD 的间距从而削弱了 MoS_2 NSs 对 QD 的荧光猝灭效应,得到了兼具荧光成像和光热治疗功能的纳米复合材料 RGD-QD-MoS_2 NSs。他们将 RGD-QD-MoS_2 NSs 与 HeLa 细胞共孵育 1 h 后,HeLa 细胞表面呈现均匀分布的荧光信号(见图 6-25),验证了 RGD-QD-MoS_2 NSs

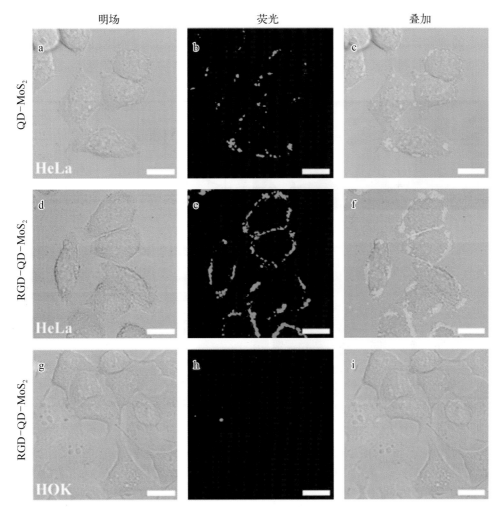

图 6-25　RGD-QD-MoS_2 NSs 靶向癌细胞荧光成像

(图片修改自参考文献[61])

具有优异的靶向肿瘤细胞的荧光成像性能。随后,小鼠模型活体实验表明,在右肩背部皮下种植 HeLa 肿瘤的 Balb/c 裸鼠尾静脉注射剂量为 2 mg/kg 的 RGD-QD-MoS$_2$ NSs,6 h 时肿瘤部位可见荧光信号;随着时间延长,荧光信号逐渐增强;24 h 时后肿瘤部位荧光信号达到最强,表明 RGD-QD-MoS$_2$ NSs 在肿瘤部位有效富集[见图 6-26(a)]。注射 RGD-QD-MoS$_2$ NSs 的小鼠的肿瘤部位在近红外光(NIR)照射下迅速升温,而注射无菌 PBS 的小鼠的肿瘤部位温度变化较小[见图 6-26(b)]。图 6-26(c)～图 6-26(e)表明,经 RGD-QD-MoS$_2$ NSs 光热治疗(NSs+NIR)后,荷瘤裸鼠的肿瘤部位呈现黑色,第 2 天时变硬结痂,肿瘤消失,大约 8～10 天后,黑色烧伤疤痕脱落,在 40 天内未见复发或死亡。3 组对照组(PBS、NSs 和 PBS+NIR)的小鼠肿瘤显示出相似的快速生长趋势,肿瘤体积均在 14 天内超过 1 cm^3。肿瘤部位在光热治疗后的 H&E 染色切片图[见图 6-26(e)]显示,对照组(PBS、NSs 和 PBS+NIR)肿瘤组织呈现完整的细胞形态和致密的细胞分布,而经 RGD-QD-MoS$_2$ NSs 光热治疗(NSs+NIR)的肿瘤组织呈现稀疏的细胞分布和明显的细胞损伤,包括细胞浓缩、内容物外泄和坏死等,证实 RGD-

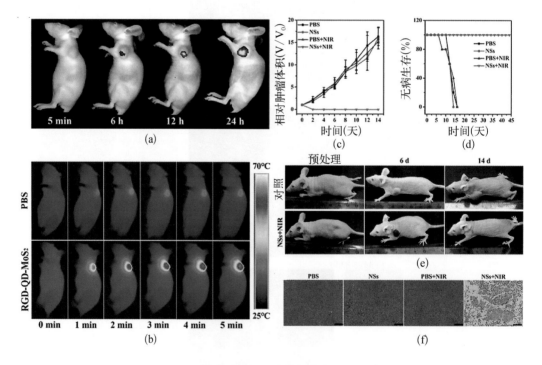

图 6-26　靶向肿瘤组织的荧光成像和光热治疗

(a) 荷瘤裸鼠尾静脉注射 RGD-QD-MoS$_2$ NSs 后不同时间的小动物荧光成像图;(b) 荷瘤裸鼠尾静脉注射分别注射 PBS 和 RGD-QD-MoS$_2$ NSs 24 h 后,在 0.8 W/cm^2 功率密度的 785 nm 激光照射下肿瘤部位的热成像图;(c) 不同治疗组裸鼠肿瘤体积在治疗后的相对变化曲线;(d) 各处理组荷瘤裸鼠的存活曲线;(e) 各处理组荷瘤裸鼠治疗后不同时间的照片;(f) 各处理组荷瘤裸鼠的肿瘤组织的 H&E 切片图(图片修改自参考文献[61])

QD-MoS$_2$ NSs 对肿瘤组织具有高效的光热消融效果。以上结果表明 RGD-QD-MoS$_2$ NSs 具有优异的靶向肿瘤的荧光成像和光热治疗性能,可用于靶向癌细胞和活体肿瘤模型的荧光成像/光热治疗一体化诊疗。

乳腺癌是妇女中最常见的癌症,每年有许多人死于乳腺癌。肿瘤细胞通过细胞膜上表达的受体蛋白影响生长因子的响应,使得癌细胞快速生长。因此开发能够识别、检测和量化细胞表面蛋白的方法可能将有利于乳腺癌的诊断和治疗。Lee[62]等人利用 SiO$_2$ 包裹了连接有拉曼分子的中空金球(SEHGNs),在 SiO$_2$ 层上通过 sulfo-SMCC 连接乳腺癌细胞过表达的蛋白(EGFR,ErbB2 和 IGF-1R),制备出了相应的探针 [见图 6-27(a)]。当连接有不同抗体的探针分子靶向到不同的乳腺癌细胞系上的蛋白分子,接着利用 SERS 成像技术对细胞进行成像[见图 6-27(b)],通过不同波段激发光分别对细胞进行成像,可以得到不同细胞系表达的不同蛋白的 SERS 图像[见图 6-27(c)],通过对 SERS 信号的强度分析,可以在实现对不同细胞系的识别同时实现对表达的蛋白的定量分析。同样结合 SERS 分子影像技术,Wang 的小组[63]构建了基于金纳米花平台的结合影像功能的肿瘤诊疗一体化纳米试剂(见图 6-28)。他们首先可控制备得到

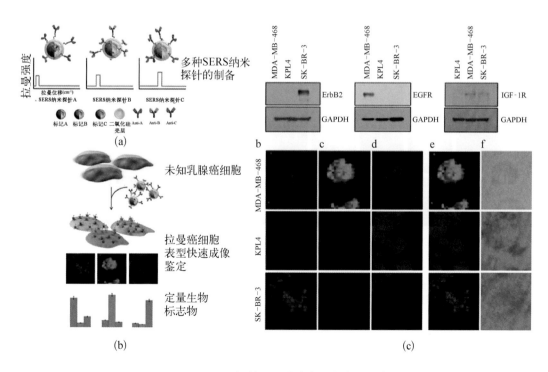

图 6-27 SERS 探针用于乳腺癌过表达蛋白检测

(a) Si 包裹的 SERS 纳米探针构建过程示意图;(b) SERS 成像技术快速检测和定量评价细胞膜上的表型标志物;(c) MDA468, KPL4 和 SK-BR-3 乳腺癌细胞过表达的 ErbB2, EGFR 和 IG-FR 标志物的蛋白印记分析以及 3 种 SERS 探针在乳腺癌细胞系中的 SERS 图像和明场像(图片修改自参考文献[62])

所需的尺寸合适、表面片层丰富、光热性能良好、具备优异 SERS 性能的金纳米花颗粒。然后,基于制备的金纳米花颗粒,通过修饰拉曼分子 4-MBA 并进一步偶联靶向分子 RGD 构建得到高性能 SERS 探针用于 A549 细胞的靶向 SERS 成像,利用 SERS 成像监控了 SERS 探针进入细胞及其在胞内的分布和富集情况。最后,在 SERS 探针基础上进一步表面修饰 PAA-SH 实现高效负载抗癌药物 DOX 以及 pH 响应的释药,制得的 AuNF-纳米平台表现出良好的稳定性、高载药效率、pH 可控的药物释放、可追踪和靶向输送、SERS 成像和光热-化疗联合治疗功能。

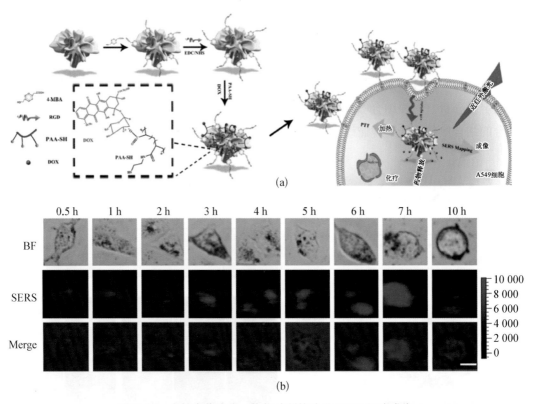

图 6-28 金纳米花诊疗一体化试剂构建及 SERS 细胞成像

(a) 金纳米花诊疗一体化试剂构建及细胞诊疗应用示意图;(b) SERS 影像跟踪纳米试剂进入细胞及其在胞内的分布和富集情况(图片修改自参考文献[63])

乏氧微环境是实体肿瘤的重要特征,实时监测肿瘤缺氧状态并在缺氧条件下实施良好的光动力治疗(photodynamic therapy, PDT),对于肿瘤监测及治疗具有重要意义。为此,Lv 等人[64]设计并合成了一系列亲水性、氧敏感的磷光铂(Ⅱ)卟啉类化合物,能够同时进行肿瘤缺氧成像和高效 PDT 的双功能治疗剂(见图 6-29)。他们使用 Pt(Ⅱ)卟啉作为功能核,阳离子低聚芴作为臂提供 3D 结构以防止 Pt(Ⅱ)卟啉的聚集,通过增加臂的长度来有效地提高氧敏感性和单线态氧生成能力。研究发现,Pt-3 表现出优异的氧传感性能和单线态氧产生能力。Pt-3 的深红色发射和长磷光寿命确保了肿瘤缺氧成像的准确性,有效消除了短寿命背景荧光的干扰。在 PDT 的应用中,因为具有单线态氧高量子产率,Pt-3 表现出优异的治疗效果,特别是在缺氧条件下,Pt-3 仍然比临床 PS HP 保持更高的 ROS 生成效率。体内 PDT 进一步证明 Pt-3 具有显著的 PDT 效应。研究结果表明,所设计制备的 Pt(Ⅱ)卟啉是肿瘤氧缺氧状态监测和 PDT 治疗的高效双功能治疗剂,有望用于癌症的早期诊断和治疗。

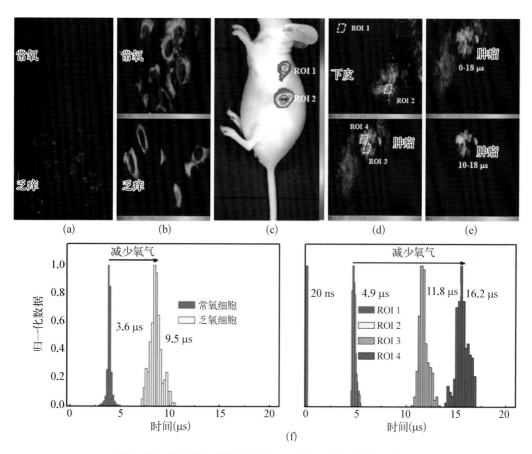

图 6-29　肿瘤缺氧成像和高效 PDT 的双功能治疗剂及应用

(图片修改自参考文献[64])

在癌症治疗中,单一的成像方式指导治疗往往会存在一些局限,将多模式的成像技术结合起来在成像灵敏度和空间分辨率方面会具有较大的优势,有助于准确定位、识别肿瘤的起源和大小。Huang[65]等人以 γFe_2O_3 为核利用迭代生长法在 γFe_2O_3 团簇外围包裹一层金壳,接着连上拉曼分子 4-MT 和 PEG,制成了 $\gamma Fe_2O_3@Au$-4MT SERS

(MG-NFs)纳米探针(见图6-30),探针由于其自身性质可以结合 SERS、PA 以及 MRI 等三种成像模式的优点,为指导肿瘤切除提供了精准的信息,此外颗粒还具有良好的光热性质,可以用于癌症细胞的光热治疗(photothermal therapy,PTT)。当纳米探针注射到老鼠体内后,在肿瘤部位和正常部位采集的拉曼光谱明显不同,因此可以大致判断肿瘤部位。接着利用 SERS 成像技术对肿瘤部位成像确定肿瘤的轮廓和边界,结合 PA 信号与 MR 成像,可以借助外科手术精准切除肿瘤(见图6-31)。樊春海小组[66]利用近红外荧光和 SPECT 技术,开发了用于双模体内成像的多臂 DNA 四面体纳米结构。如图6-32 所示,通过荧光与放射性元素的双模成像,他们对四面体 DNA 的药代动力学进行了讨论。研究表明 DNA 四面体并没有改变各官能团的体内生物分布模式,因此,DNA 四面体作为一种易于功能化修饰、具有良好刚性和稳定性的 3D DNA 结构,为癌细胞检测和体内无创成像提供了一个很有前途的平台。

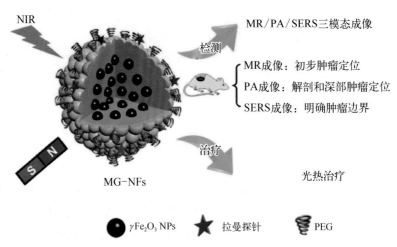

图6-30　MG-NFs 纳米探针用于肿瘤多模成像和光热治疗的原理示意图

(图片修改自参考文献[65])

近年来荧光分子影像技术开始在临床开展应用研究[67-69],如 Brouwer 等人[70]研究并报道了荧光分子影像技术在阴茎癌前哨淋巴结(SN)活组织检查方面的应用(见图6-33)。他们开发了结合放射引导和荧光成像优势的吲哚菁绿(indocyanine green,ICG)-99mTc-纳米胶体用于示踪 SN。在对 65 例阴茎鳞状细胞癌患者的研究中,他们在肿瘤周围注射 ICG-99mTc-纳米胶体后,使用淋巴闪烁扫描和 SPECT 辅以计算机断层扫描(SPECT/CT)进行术前 SN 成像。在手术期间,首先使用 γ 探针获取 SN 信息,然后使用 ICG-99mTc-纳米胶体实施荧光成像,并与常规使用的专有蓝染料进行对比。他们发现,注射 ICG-99mTc-纳米胶体后的术前成像能够在所有患者中进行 SN 鉴

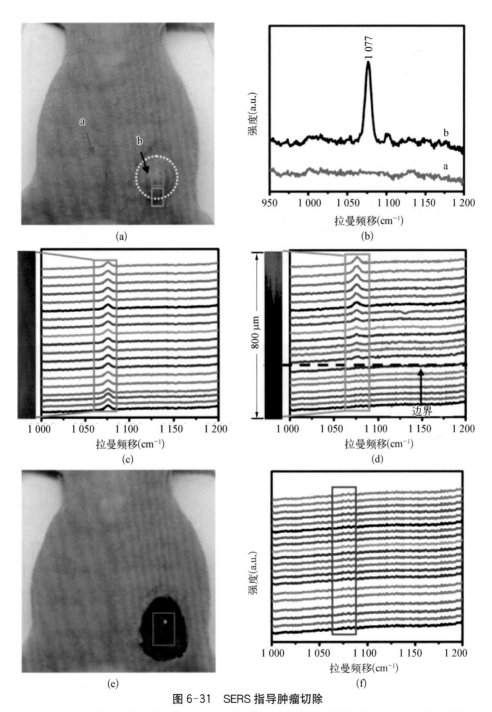

图 6-31 SERS 指导肿瘤切除

(a) 小鼠注射接种 4T1 肿瘤在注射 MG-NFs 后的照片，白色虚线指的是指肿瘤部位；(b) 是(A)图中 a,b 箭头所指区域的拉曼光谱；(c) 是(A)图中橙色线框区域以 4-MT 在 1 077 cm⁻¹ 拉曼谱带扫描得到的 SERS 图像；(d) 是(A)图中绿色线框区域(边界区域)的 SERS 图像，激光波长 785 nm；(e) 注射 MG-NFs 后切除肿瘤的小鼠的照片；(f) 是(e)中蓝色线框区域的 SERS 光谱(图片修改自参考文献 [65])

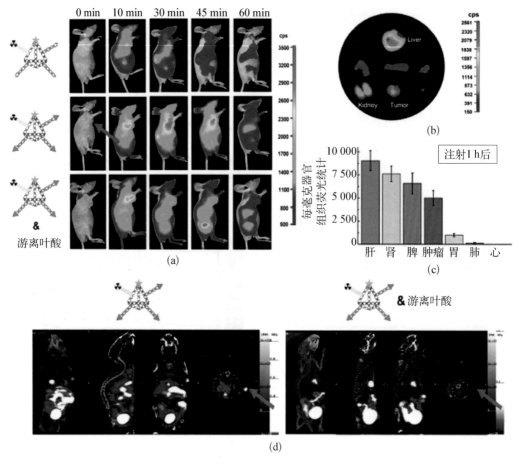

图 6-32　多臂 DNA 四面体探针双模成像

(a) 活体荧光成像；(b) 主要脏器与肿瘤部位荧光成像；(c) 探针在荷瘤小鼠体内的生物分布特征；
(d) 探针 SPECT-CT 成像(图片修改自参考文献[66])

定(共有 183 个 SN 分散在 119 个腹股沟)。在术中,通过术前 SN 成像鉴定的所有 SN 均使用放射性/荧光纳米胶体和蓝色染料指导进行了定位。荧光成像使 96.8% 的 SN 可视化,而蓝色染料染色只达到 55.7%。结果证实,ICG-99mTc-纳米胶体可以在阴茎癌患者中进行术前 SN 成像并联合放射及荧光影像实现 SN 活检,与蓝色染料相比,显著改善了光学 SN 的检测性能。结肠癌的预防目前依赖于结肠镜检查,使用白光来检测和去除息肉。但是当使用这种技术时,小而扁平的息肉难以检测并且经常被遗漏。利用对息肉生物标志物特异的荧光探针,将荧光和结肠镜检查结合,可以改善息肉检测。Burggraaf 等人[71]报道了一种水溶性探针 GE-137 试剂,该探针由 26 个氨基酸的环肽组成,并结合与荧光花青染料偶联的人酪氨酸激酶 c-Met。他们研究发现,静脉内施用 GE-137 能引起探针在小鼠中特异性地积累在表达 c-Met 的肿瘤中,并且在人体中是

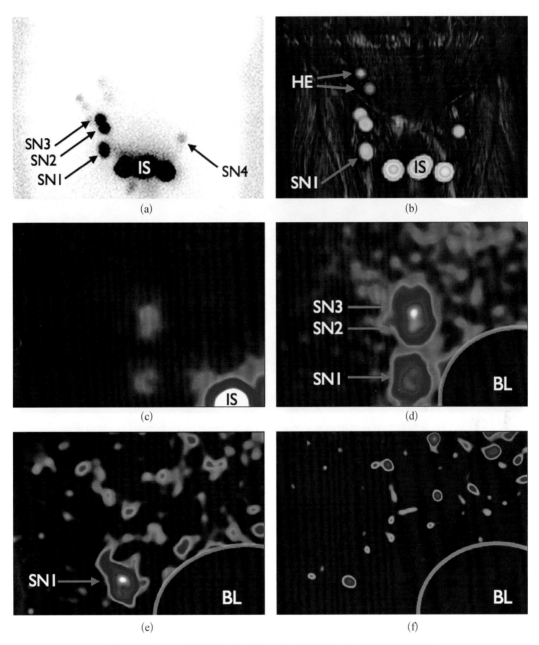

图 6-33　术中放射性和荧光引导的前哨淋巴结(SN)活组织检查

(a) ICG-99mTc-纳米胶体示踪剂的伽马探针放射性信号(黑色箭头)和便携式伽马照相机(橙色箭头)实现初始 SN 检测;(b) 便携式伽马相机提供 SN 的轮廓图像,其可用于验证手术后的完全 SN 切除(插图);(c) 当接近 SN 时,ICG-99mTc-纳米胶体示踪剂的荧光信号实现利用荧光照相机进行 SN 可视化;(d) 在一些患者中,SN(箭头)及其进入的淋巴管以及注射部位可以透过皮肤可视;(e,f) 使用荧光成像清楚地看到放射性非蓝色 SN;(G,H) 与蓝色染料相比,ICG-99mTc-纳米胶体荧光成像改善了光的组织穿透,使得 SN 及其边界更清晰可见(图片修改自参考文献[70])

安全且耐受良好的。对接受静脉注射 GE-137 的患者进行荧光结肠镜检查发现,可以观察到白光可见的所有肿瘤性息肉,以及另外 9 种白光不可见的息肉(见图 6-34)。这项首次人体试验研究表明,使用特异于 c-Met 的静脉注射荧光剂的分子成像是可行和安全的,并且它可以检测到其他技术检测遗漏的息肉。

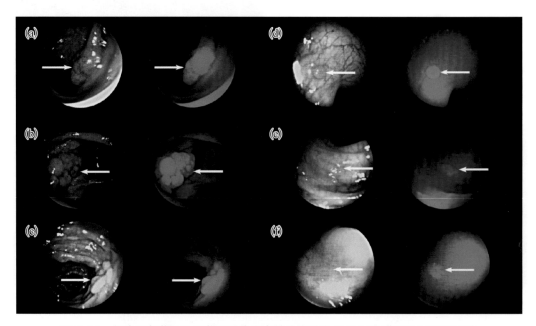

图 6-34　多种形态学和组织学亚型的代表性病变的白光(WL)和荧光(FL)同时成像

(a~c) 所显示的病变在 WL 中清晰可见,并且显示出明显增加的荧光;(d) 虽然在 WL 中可见但是在 FL 中具有增强的可见度的病变;(e,f) 代表仅在 FL 中可见的九个病变的图像,息肉用白色箭头表示(图片修改自参考文献[71])

6.5.3　光学分子影像在心血管和神经系统疾病方面的应用

心脑血管疾病严重威胁人类生命健康,具有高患病率、高致残率和高死亡率的特点。中国心血管病患病率处于持续上升阶段,推算心血管病现患人数 2.9 亿。2015 年心血管病死亡率仍居首位,高于肿瘤及其他疾病[72]。研究心血管发育机制,开展心血管疾病的诊疗,对于提高国民的生存质量具有重大意义。

开展小鼠胚胎发育机制研究,能为进一步了解人类正常发育和先天缺陷的遗传学基础提供重要的理论依据。早期和近期应用光学相干断层成像技术(OCT)进行活体胚胎成像的研究表明,OCT 是研究各种动物模型早期心血管发育的一种很有应用前景的方法。小鼠胚胎心血管动力学的高分辨率三维成像是研究哺乳动物先天性心脏缺陷的理想方法。Wang 等[73]使用 OCT 系统与 1.5 MHz 傅里叶域锁模扫描激光源,将超快 OCT 成像技术与活鼠胚胎培养技术相结合[见图 6-35(a)],在不需要任何同步算法的情况下,直接、连续地获取胚胎的三维体积,用于心脏动力学分析。他们提出了基于 4D 结构数据的心壁运动的时间分辨测量,报告了血管系统的 4D 散斑方差和多普勒成像,并量化了随时间变化的空间分辨血流速度。图 6-35(b)显示了一个完整的 E9.5 小鼠胚胎的三维图像,具有良好的可视化结构特征。E9.5 小鼠胚胎心脏动力学的超快 4D 成像显示在图 6-35(c)中。从 4D 数据可以清楚地看到心脏的结构和运动,包括心房、心室和

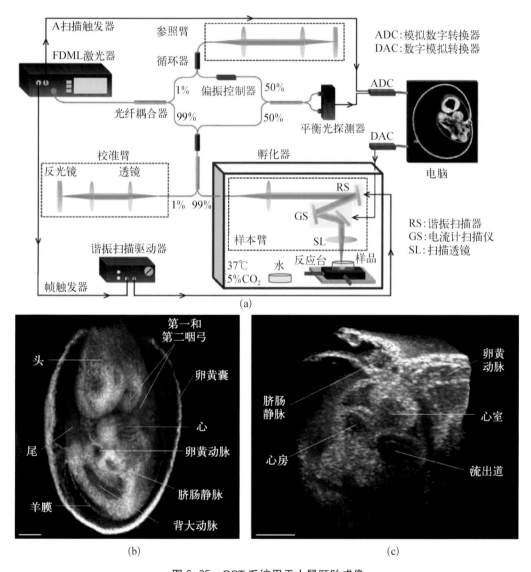

(a)

(b)　　　　　　　　　　　　(c)

图 6-35　OCT 系统用于小鼠胚胎成像

(a) OCT 系统及小鼠胚胎成像装置示意图;(b) 用慢电流计镜扫描获得 E9.5 小鼠胚胎大视野三维 OCT 图像;(c) E9.5 小鼠胚胎直接时间推移三维成像获得的 4D 心脏动力学,箭头表示血细胞(图片修改自参考文献[73])

OFT。血管系统中的血细胞[见图 6-35(b)中箭头表示]和它们的循环可以直接显示出来。这些结果表明,超高速 4D 成像技术可作为一种有效的小鼠胚胎心血管表型分析工具。

神经分子显像是一种无创、活体、可重复地在分子水平了解神经系统功能活动的技术,可用于研究脑损伤与修复的病理机制,神经系统疾病药物研发,以及神经受体显像等方面。脂肪酸酰胺水解酶(fatty acid amide hydrolase,FAAH)的过表达会诱导神经系统紊乱等不良症状,因此对活体内 FAAH 活性的长期监控具有重要意义,但目前生物发光方法对体内 FAAH 活性的监测限制在 5 小时以内。Liang 等人[74]设计了一种"智能"生物发光成像探针(D-Cys-Lys-CBT)$_2$,在细胞内还原自组装形成纳米颗粒(1-NPs),FAAH 的存在能控制纳米颗粒上环形 D-荧光素的解组装,这一机制可用于活体内 FAAH 活性的长时间监控成像[见图 6-36(a)]。相比于对照组的氨基荧光素甲基酰胺(AMA)、Lys-氨基-D-荧光素(Lys-Luc)和氨基-D-荧光素(NH$_2$-Luc),他们设计的(D-Cys-Lys-CBT)$_2$探针在静脉注射入小鼠体内后,前 16 h 荧光强度持续增加[见图 6-36(b)],在 24 h 时达到峰值,并且至少在 2.5 天内可持续检测到光信号。基于其持久性的优势,(D-Cys-Lys-CBT)$_2$生物发光成像探针可应用于筛选 FAAH 抑制剂药物以及相关神经系统疾病的诊断。

6.5.4　光学分子影像在其他方面的应用

6.5.4.1　体外/体内分子氧检测

分子氧对生命的正常维持过程来说至关重要,它在细胞呼吸过程中被消耗,参与体内氧化磷酸化过程中 ATP 的产生过程;对于健康器官、组织和细胞来说,其中氧含量需要保持在一定范围内。而乏氧和高氧分别指的是氧气供应不足和过量的状态,通常是与病理状况直接相关。前者是许多疾病最重要的特征之一,包括实体瘤、炎症性疾病和心肌缺血;而后者可导致活性氧和氮种类(RONS)物质水平升高和氧中毒综合征,进而导致肺、眼和中枢神经系统损伤。因此,准确检测生物环境中的氧含量对上述疾病的早期诊断具有重要意义。Zhao 的小组[75]将磷光铂(Ⅱ)卟啉(O$_2$ 敏感)引入基于芴的共轭聚电解质(O$_2$ 不敏感)中,制备了一种荧光/磷光双发光共轭聚电解质,并通过疏水骨架和亲水侧链的两亲结构引起自组装,形成超小的共轭聚合物点(FP-Pdots)。这些 FP-Pdots 能够对活细胞中的乏氧进行比率测量,并通过裸鼠中肿瘤乏氧的发光成像成功地进行了活体中的分子氧检测(见图 6-37)。2018 年,他们设计并合成了一系列含有氨基甲基取代的苯基吡啶配体的铱(Ⅲ)配合物,配合物中两个激发态之间的有限内部转换使得在单一波长激发下会产生两种不同激发态的双磷光[76]。配合物可控的结构使得双磷光性质、配合物对氧的光谱分布响应可调。通过控制两种发光状态之间的内部转换效率,在缓冲溶液环境下,他们在 N$_2$、空气和 O$_2$ 气体环境中分别获得了肉眼可辨的绿色、橙色和红色发光现象[见图 6-38(a)]。该复合物不仅可在乏氧环境下工作,而且可

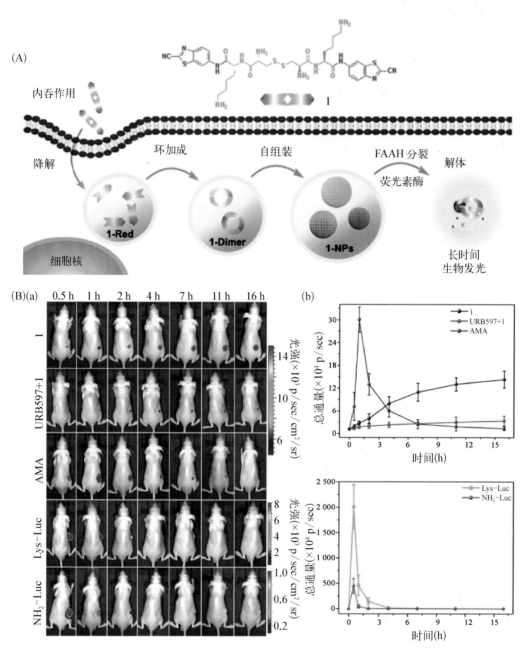

图 6-36 "智能"生物发光成像探针用于活体内 FAAH 活性成像

(A) (D-Cys-Lys-CBT)$_2$ 化学结构式和细胞内还原自组装和 FAAH 控制的基于环状 D-荧光素的 1-NPs 的解体的示意图;(B) 用于 FAAH 的持续生物发光成像(图片修改自参考文献[74])

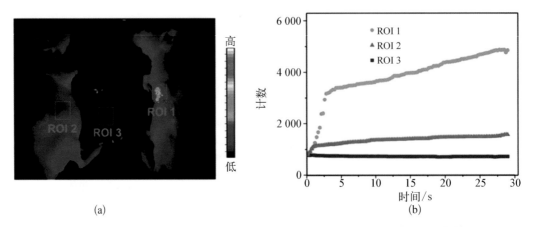

图 6-37　荧光/磷光双发光共轭聚合物点(FP-Pdots)探针实现活细胞中分子氧检测

(a) 注射 FP-Pdots 后,荷瘤小鼠(ROI 1)和对照裸鼠(ROI 2)的体内发光影像图;(b) FP-Pdots 注射裸鼠后,标记区域(ROI 1、ROI 2 和 ROI 3)不同时间的发光强度变化(图片修改自参考文献[75])

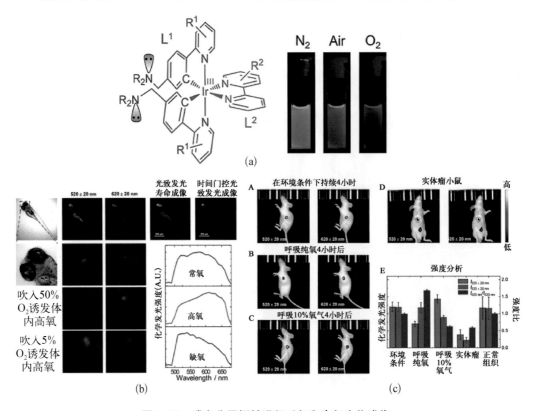

图 6-38　磷光分子探针进行乏氧和高氧生物成像

(a) 双磷光探针设计及在 N_2、空气和 O_2 气体环境中的绿色、橙色和红色发光现象;(b) 正常氧气状态、高氧和缺氧条件下斑马鱼的激光扫描发光显微图像、光致发光寿命图像和时间门控光致发光图像;(c) 小鼠体内含氧状态分子影像图(图片修改自参考文献[76])

用于常氧和高氧环境中的氧气传感检测,这是首次使用分子探针同时进行乏氧和高氧生物成像。利用该探针成功地实现了斑马鱼[见图 6-38(b)]和小鼠[见图 6-38(c)]体内的乏氧、高氧成像。

6.5.4.2 基于分子影像的细胞内温度成像

温度作为一个基本的物理参数,在各种物理和化学过程中发挥着关键作用,并且影响许多精细的生理活动,如酶反应、基因表达、细胞分裂和代谢。在病理学研究中,一些恶性细胞内的组织,由于异常代谢率而需要维持比健康细胞更高的温度。因此,活细胞内的温度和整个生物体内温度的实时、准确测量,对于理解生理活动、推动诊断和治疗的发展是至关重要的。传统的基于热电偶温度计的方法具有较低的空间分辨率,而且通常会导致生物体损伤。目前已开发的发光材料包括有机染料、聚合物、量子点、纳米团簇、上转换纳米粒子、贵金属纳米材料和蛋白质等。这些光学探针具有良好的温度变化响应性能,响应期间光物理性质发生显著的变化,为温度的传感检测,尤其是细胞内温度测定,提供了一种非侵入性、平行的检测方法。Chen 等人[77]利用 ICG 的独特温敏性质,以金纳米星(GNS)为载体合成了 GNS-ICG-BSA 纳米 SERS 探针。这个探针具有良好的光热性质,可以将其用于癌细胞的光热治疗,同时通过 SERS 监控 PTT 过程中细胞内温度的变化。光热过程中 ICG 的拉曼光谱会随着温度的变化发生不可逆的变化,依据 ICG SERS 特征谱峰强度对温度的变化,可以建立温度与强度的工作曲线。在PTT 治疗过程中,利用 SERS 对细胞成像,测定细胞内某个位置 SERS 的信号强度,可以得到细胞内微环境的温度,从而实现了亚细胞水平的温度检测(见图 6-39)。Zhao 的小组[78]设计并合成了两种磷光聚合物温度计(P1 和 P2)。将磷光铱(Ⅲ)配合物加入水溶性丙烯酰胺基热敏聚合物中,磷光聚合物 P1 和 P2 分别表现为橙色和青色发光,当温度从 16℃升高到 40℃,这些聚合物的发光显著增强。鉴于它们对周围环境的灵敏程度不同,两种配合物的发射强度比与温度相关。因此,将橙色和青色发射性铱(Ⅲ)络合物的聚合物作为波长比率计温度计。基于上述聚合物,可以通过比率发光成像实现体外和体内温度测定的传感应用。相比单信号强度传感方法,比率发光响应提高了细胞内温度传感的准确度。借助于聚合物的长寿命磷光,实现了斑马鱼体内的温度成像(见图6-40)。

6.5.4.3 在食品安全方面的应用

随着人们生活水平的提高,食品的质量和安全性越来越受到人们的关注。然而,传统的食品质量安全检测和评价方法烦琐、耗时、破坏性强,已不能满足需求。因此,寻求快速、无损、准确的检测技术对食品质量与安全监控具有重要的意义。近年来,无创的光学成像技术应运而生,在质量和安全性评价方面显示出巨大的潜力。蔬果表面的农药残留会对人体造成一定程度的伤害,发展简单、能够不破损水果的检测方法非常必要。利用 SERS 成像技术的优点,Chen[79]等人以常用的农药为对象,将苹果切开 1 cm²

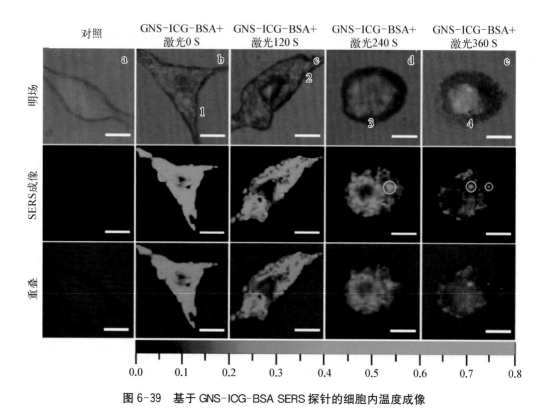

图 6-39　基于 GNS-ICG-BSA SERS 探针的细胞内温度成像

(图片修改自参考文献[77])

的表皮,将增强基底 Au 颗粒放入中心,然后对水果进行采谱,探究了药物残留浓度与 SERS 光谱指纹谱峰之间的关系,建立了药物残留浓度与 SERS 信号强度的工作曲线。最后利用 SERS 成像对药物残留区域进行采谱,通过采集的信号强度,分析了水果表面的药物残留浓度,同时通过 SERS 图像直观地观察到不同区域药物残留浓度的高低。肉类是人类不可或缺的食物,肉类的品质和安全对于人类健康至关重要,无创的光学成像技术在肉类检测中也表现出强大的性能。如 Cho 等人[80]开发了一种用于区分粪便污染的家禽肉的激光诱导荧光成像系统。他们首先获取 630 nm 处的荧光发射图像,然后利用阈值和图像腐蚀两种图像处理算法对粪便斑点进行识别,粪便物质的最终检测准确率为 96.6%。对于其他肉类物种,Kim 等人[81]开发了一套多光谱激光诱导荧光成像系统,用于检测猪肉中的粪便物质。Burfoot 等人[82]用荧光成像对受污染的牛肉和羔羊尸体进行分类。

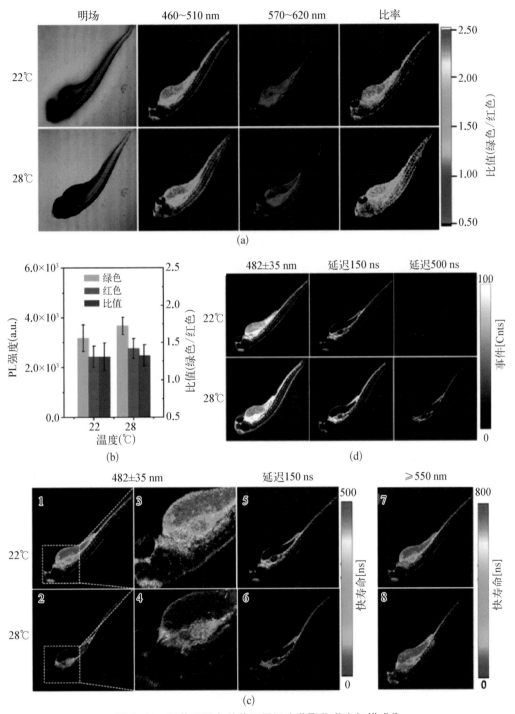

图 6-40　活体斑马鱼幼体不同温度共聚焦激光扫描成像

(图片修改自参考文献[78])

6.6 展望

光学技术,如生物发光、荧光/磷光、拉曼等,正在成为疾病诊断和治疗中分子成像的有力新模式。结合创新的分子生物学和材料化学,研究人员已经发展了用于成像体内各种细胞和分子过程的光学研究方法。此外,光学分子成像技术已成为研究小动物模型的基本工具,为疾病的发病机制、药物开发和疗效提高提供了独特的见解。光学成像已经对基础医学和转化医学研究产生了实质性影响。随着分子造影剂从临床前研究向患者应用转化,光学分子成像在临床诊疗中的潜在应用价值有望得到大大拓展。尽管当前光学分子影像技术及其应用取得可喜的进展,但仍有诸多方面限制了该技术在生物医学领域的广泛应用。首先,开发具有更优的生物相容性和高量子产率、易于标记、显示多种颜色并具有更好的穿透能力的光学分子影像探针至关重要。其次,理想状态下,人们希望仅通过一种成像方法便可同时获取组织结构、生理特征等多个层面的成像信息。然而,由于各个成像模态间拥有不同成像优势和成像缺点,多模态分子成像将两种或多种分子成像技术相整合,通过整合各模态的成像信息,为疾病诊断提供更为全面、更为确证和可靠的互补的成像信息。因此,应强调几种模式或方法的整合,使光学分子影像更具信息性。多模式分子影像的需求也对分子影像探针提出了更高的要求,需要探针同时具备多种信息互补的造影功能,纳米技术的发展为多功能造影试剂的制备提供了丰富的可能性。最后,开发和改进光学分子影像及其多模态成像仪器也相当重要,以便获得更好的时间、空间分辨率,以及更优的灵敏度和更为丰富的影像学信息。

参考文献

[1] Jones L, Richmond J, Evans K, et al. Bioluminescence imaging enhances analysis of drug responses in a patient-derived xenograft model of pediatric ALL [J]. Clin Cancer Res, 2017, 23 (14): 3744-3755.

[2] Li Z, Deng H, Zhou Y, et al. Bioluminescence imaging to track bacteroides fragilis inhibition of vibrio parahaemolyticus infection in mice [J]. Front Cell Infect Microbiol, 2017, 7: 170.

[3] Wu W, Li J, Chen L, et al. Bioluminescent probe for hydrogen peroxide imaging in vitro and in vivo [J]. Anal Chem, 2014, 86(19): 9800-9806.

[4] Chen P, Zheng Z, Zhu Y, et al. Bioluminescent turn-on probe for sensing hypochlorite in vitro and in tumors [J]. Anal Chem, 2017, 89(11): 5693-5696.

[5] Mezzanotte L, Van 'T Root M, Karatas H, et al. In vivo molecular bioluminescence imaging: New tools and applications [J]. Trends Biotechnol, 2017, 35(7): 640-652.

[6] 田捷,杨鑫,秦承虎. 光学分子影像技术及其应用[M].北京:科学出版社,2010.

[7] Hussain T, Nguyen Q T. Molecular imaging for cancer diagnosis and surgery [J]. Adv Drug

Delivery Rev，2014，66：90-100.

[8] White N S，Errington R J. Fluorescence techniques for drug delivery research：Theory and practice [J]. Adv Drug Delivery Rev，2005，57(1)：17-42.

[9] Berezin M Y，Achilefu S. Fluorescence lifetime measurements and biological imaging [J]. Chem Rev，2010，110(5)：2641-2684.

[10] Rao J，Dragulescu-Andrasi A，Yao H. Fluorescence imaging in vivo：Recent advances [J]. Curr Opin Biotechnol，2007，18(1)：17-25.

[11] 徐可欣,高峰,赵会娟. 生物医学光子学[M]. 北京：科学出版社,2011.

[12] Ntziachristos V，Ripoll J，Weissleder R. Would near-infrared fluorescence signals propagate through large human organs for clinical studies [J]. Opt Lett，2002，27(5)：333-335.

[13] Yang M，Baranov E，Li X M，et al. Whole-body and intravital optical imaging of angiogenesis in orthotopically implanted tumors [J]. Proc Natl Acad Sci U S A，2001，98(5)：2616-2621.

[14] Weissleder R. A clearer vision for in vivo imaging [J]. Nat Biotechnol，2001，19：316.

[15] Smith A M，Mancini M C，Nie S. Second window for in vivo imaging [J]. Nat Nanotechnol，2009，4：710.

[16] Darne C，Lu Y，Sevick-Muraca E M. Small animal fluorescence and bioluminescence tomography：A review of approaches，algorithms and technology update [J]. Phys Med Biol，2014，59(1)：R1-64.

[17] Huang D，Swanson E A，Lin CP，et al. Optical coherence tomography [J]. Science，1991，254(5035)：1178-1181.

[18] Zhang Z，Huang X，Meng X，et al. In vivo assessment of macula in eyes of healthy children 8 to 16 years old using optical coherence tomography angiography [J]. Sci Rep，2017，7(1)：8936.

[19] Boas D A，Brooks D H，Miller E L，et al. Imaging the body with diffuse optical tomography [J]. IEEE Signal Proccess Mag，2001，18(6)：57-75.

[20] Ntziachristos V，Yodh A，Schnall M，et al. Concurrent mri and diffuse optical tomography of breast after indocyanine green enhancement [J]. Proc Natl Acad Sci U S A，2000，97(6)：2767-2772.

[21] Ballou B，Ernst L A，Waggoner A S. Fluorescence imaging of tumors in vivo [J]. Curr Med Chem，2005，12(7)：795-805.

[22] Yao Z，Zhang B S，Prescher J A. Advances in bioluminescence imaging：New probes from old recipes [J]. Curr Opin Chem Biol，2018，45：148-156.

[23] Li J，Chen L，Wu W，et al. Discovery of bioluminogenic probes for aminopeptidase N imaging [J]. Anal Chem，2014，86(5)：2747-2751.

[24] Jones K A，Porterfield W B，Rathbun C M，et al. Orthogonal luciferase-luciferin pairs for biolumine scence imaging [J]. J Am Chem Soc，2017，139(6)：2351-2358.

[25] Iwano S，Sugiyama M，Hama H，et al. Single-cell bioluminescence imaging of deep tissue in freely moving animals [J]. Science，2018，359(6378)：935-939.

[26] Gandioso A，Bresoli-Obach R，Nin-Hill A，et al. Redesigning the coumarin scaffold into small bright fluorophores with far-red to near-infrared emission and large stokes shifts useful for cell imaging [J]. J Org Chem，2018，83(3)：1185-1195.

[27] Bao B，Ma M，Chen J，et al. Facile preparation of multicolor polymer nanoparticle bioconjugates with specific biorecognition [J]. ACS Appl Mater Interfaces，2014，6(14)：11129-11135.

[28] Tsien R Y. The green fluorescent protein [J]. Annu Rev Biochem，1998，67(1)：509-544.

[29] Hoffman R M. The multiple uses of fluorescent proteins to visualize cancer in vivo [J]. Nat Rev Cancer, 2005, 5: 796.

[30] Chalfie M, Tu Y, Euskirchen G, et al. Green fluorescent protein as a marker for gene expression [J]. Science, 1994, 263(5148): 802-805.

[31] Chan W C, Nie S. Quantum dot bioconjugates for ultrasensitive nonisotopic detection [J]. Science, 1998, 281(5385): 2016-2018.

[32] Medintz I L, Uyeda H T, Goldman E R, et al. Quantum dot bioconjugates for imaging, labelling and sensing [J]. Nat Mater, 2005, 4(6): 435-436.

[33] Bruchez M, Moronne M, Gin P, et al. Semiconductor nanocrystals as fluorescent biological labels [J]. Science, 1998, 281(5385): 2013-2016.

[34] Gao X, Cui Y, Levenson R M, et al. In vivo cancer targeting and imaging with semiconductor quantum dots [J]. Nat Biotechnol, 2004, 22: 969.

[35] He Y, Lu H, Su Y, et al. Ultra-photostable, non-cytotoxic, and highly fluorescent quantum nanospheres for long-term, high-specificity cell imaging [J]. Biomaterials, 2011, 32(8): 2133-2140.

[36] Chen L Y, Wang C W, Yuan Z, et al. Fluorescent gold nanoclusters: Recent advances in sensing and imaging [J]. Anal Chem, 2015, 87(1): 216-229.

[37] Chen S, Ingram R S, Hostetler M J, et al. Gold nanoelectrodes of varied size: Transition to molecule-like charging [J]. Science, 1998, 280(5372): 2098-2101.

[38] Wu X, He X, Wang K, et al. Ultrasmall near-infrared gold nanoclusters for tumor fluorescence imaging in vivo [J]. Nanoscale, 2010, 2(10): 2244-2249.

[39] Park Y I, Lee K T, Suh Y D, et al. Upconverting nanoparticles: A versatile platform for wide-field two-photon microscopy and multi-modal in vivo imaging [J]. Chem Soc Rev, 2015, 44(6): 1302-1317.

[40] Hu W, Lu X, Jiang R, et al. Water-soluble conjugated polyelectrolyte brush encapsulated rare-earth ion doped nanoparticles with dual-upconversion properties for multicolor cell imaging [J]. Chem Commun, 2013, 49(79): 9012-9014.

[41] Liang J, Tang B Z, Liu B. Specific light-up bioprobes based on AIEgen conjugates [J]. Chem Soc Rev, 2015, 44(10): 2798-2811.

[42] Yuan Y, Zhang C J, Kwok R T K, et al. Light-up probe based on AIEgens: dual signal turn-on for caspase cascade activation monitoring [J]. Chem Sci, 2017, 8(4): 2723-2728.

[43] Goodman R P, Schaap I A, Tardin C F, et al. Rapid chiral assembly of rigid DNA building blocks for molecular nanofabrication [J]. Science, 2005, 310(5754): 1661-1665.

[44] Pei H, Lu N, Wen Y, et al. A DNA nanostructure-based biomolecular probe carrier platform for electrochemical biosensing [J]. Adv Mater, 2010, 22(42): 4754-4758.

[45] Lipkowski J, Ross P N. Adsorption of Molecules at Metal Electrodes [M]. New York: VCH, 1992.

[46] Freudiger C W, Min W, Saar B G, et al. Label-free biomedical imaging with high sensitivity by stimulated Raman scattering microscopy [J]. Science, 2008, 322(5909): 1857-1861.

[47] Kneipp K, Wang Y, Kneipp H, et al. Single molecule detection using surface-enhanced Raman scattering (SERS) [J]. Phys Rev Lett, 1997, 78(9): 1667.

[48] Nie S, Emory S R. Probing single molecules and single nanoparticles by surface-enhanced Raman scattering [J]. Science, 1997, 275(5303): 1102-1106.

[49] 宋春元,陈文蕾,杨琰君,等. 基于SERS探针技术的细胞识别、成像与诊疗[J]. 化学进展,2015,27(1):91-102.

[50] 汪联辉,宋春元,张磊,等. 纳米等离子激元材料及其生物医学应用[M]. 北京:科学出版社,2017.

[51] Vendrell M, Maiti K K, Dhaliwal K, et al. Surface-enhanced Raman scattering in cancer detection and imaging [J]. Trends Biotechnol, 2013, 31(4):249-257.

[52] Song C, Yang B, Chen W, et al. Gold nanoflowers with tunable sheet-like petals: Facile synthesis, sers performances and cell imaging [J]. J Mater Chem B, 2016, 4(44):7112-7118.

[53] Tay C Y, Yuan L, Leong D T. Nature-inspired DNA nanosensor for real-time in situ detection of mRNA in living cells [J]. ACS Nano, 2015, 9(5):5609-5617.

[54] Li S, Xu L, Ma W, et al. Dual-mode ultrasensitive quantification of microRNA in living cells by chiroplasmonic nanopyramids self-assembled from gold and upconversion nanoparticles [J]. J Am Chem Soc, 2015, 138(1):306-312.

[55] Jiang R, Lu X, Yang M, et al. Monodispersed brush-like conjugated polyelectrolyte nanoparticles with efficient and visualized siRNA delivery for gene silencing [J]. Biomacromolecules, 2013, 14(10):3643-3652.

[56] Kono M, Conlon E G, Lux S Y, et al. Bioluminescence imaging of G protein-coupled receptor activation in living mice [J]. Nat Commun, 2017, 8(1):1163.

[57] Zhou W, Liang W, Li D, et al. Dual-color encoded DNAzyme nanostructures for multiplexed detection of intracellular metal ions in living cells [J]. Biosens Bioelectron, 2016, 85:573-579.

[58] Olson M T, Ly Q P, Mohs A M. Fluorescence guidance in surgical oncology: challenges, opportunities, and translation [J]. Mol Imaging Biol, 2019, 21(2):200-218.

[59] Buschhaus J M, Humphries B, Luker K E, et al. A caspase-3 reporter for fluorescence lifetime imaging of single-cell apoptosis [J]. Cells, 2018, 7(6). pii:E57.

[60] Huang Y, Song C, Li H, et al. Cationic conjugated polymer/hyaluronan-doxorubicin complex for sensitive fluorescence detection of hyaluronidase and tumor-targeting drug delivery and imaging [J]. ACS Appl Mater Interfaces, 2015, 7(38):21529-21537.

[61] Zhang Y, Xiu W, Sun Y, et al. RGD-QD-MoS$_2$ nanosheets for targeted fluorescent imaging and photothermal therapy of cancer [J]. Nanoscale, 2017, 9(41):15835-15845.

[62] Lee S, Chon H, Lee J, et al. Rapid and sensitive phenotypic marker detection on breast cancer cells using surface-enhanced Raman scattering (SERS) imaging [J]. Biosens Bioelectron, 2014, 51:238-243.

[63] Song C, Dou Y, Yuwen L, et al. A gold nanoflower-based traceable drug delivery system for intracellular SERS imaging-guided targeted chemo-phototherapy [J]. J Mater Chem B, 2018, 6(19):3030-3039.

[64] Lv Z, Zou L, Wei H J, et al. Phosphorescent starburst Pt(II) porphyrins as bifunctional therapeutic agents for tumor hypoxia imaging and photodynamic therapy [J]. ACS Appl Mater Interfaces, 2018, 10(23):19523-19533.

[65] Huang J, Guo M, Ke H, et al. Rational design and synthesis of γFe_2O_3 @ Au magnetic gold nanoflowers for efficient cancer theranostics [J]. Adv Mater, 2015, 27(34):5049-5056.

[66] Jiang D, Sun Y, Li J, et al. Multiple-armed tetrahedral DNA nanostructures for tumor-targeting, dual-modality in vivo imaging [J]. ACS Appl Mater Interfaces, 2016, 8(7):4378-4384.

[67] Buys T P, Cantor S B, Guillaud M, et al. Optical technologies and molecular imaging for cervical neoplasia: A program project update [J]. Gender Med, 2012, 9(1):S7-S24.

[68] Papoutsoglou G S, Balas C. Estimation of neoplasia-related biological parameters through modeling and sensitivity analysis of optical molecular imaging data [J]. IEEE Trans Biomed Eng, 2013, 60(5): 1241-1249.

[69] Shah N, Cerussi A E, Jakubowski D, et al. The role of diffuse optical spectroscopy in the clinical management of breast cancer [J]. Dis Markers, 2004, 19(2-3): 95-105.

[70] Brouwer O R, Van Den Berg N S, Mathéron H M, et al. A hybrid radioactive and fluorescent tracer for sentinel node biopsy in penile carcinoma as a potential replacement for blue dye [J]. Eur Urol, 2014, 65(3): 600-609.

[71] Burggraaf J, Kamerling I M, Gordon P B, et al. Detection of colorectal polyps in humans using an intravenously administered fluorescent peptide targeted against c-Met [J]. Nat Med, 2015, 21 (8): 955.

[72] 国家心血管病中心. 中国心血管病报告 2017[M]. 北京: 中国大百科全书出版社, 2017.

[73] Wang S, Singh M, Lopez A L, et al. Direct four-dimensional structural and functional imaging of cardiovascular dynamics in mouse embryos with 1.5 MHz optical coherence tomography [J]. Opt Lett, 2015, 40(20): 4791-4794.

[74] Yuan Y, Wang F, Tang W, et al. Intracellular self-assembly of cyclic D-luciferin nanoparticles for persistent bioluminescence imaging of fatty acid amide hydrolase [J]. ACS Nano, 2016, 10(7): 7147-7153.

[75] Zhao Q, Zhou X, Cao T, et al. Fluorescent/phosphorescent dual-emissive conjugated polymer dots for hypoxia bioimaging [J]. Chem Sci, 2015, 6(3): 1825-1831.

[76] Zhang K Y, Gao P, Sun G, et al. Dual-phosphorescent iridium(III) complexes extending oxygen sensing from hypoxia to hyperoxia [J]. J Am Chem Soc, 2018, 140(25): 7827-7834.

[77] Chen J, Sheng Z, Li P, et al. Indocyanine green-loaded gold nanostars for sensitive SERS imaging and subcellular monitoring of photothermal therapy [J]. Nanoscale, 2017, 9(33): 11888-11901.

[78] Chen Z, Zhang K Y, Tong X, et al. Phosphorescent polymeric thermometers for in vitro and in vivo temperature sensing with minimized background interference [J]. Adv Funct Mater, 2016, 26 (24): 4386-4396.

[79] Chen J, Dong D, Ye S. Detection of pesticide residue distribution on fruit surfaces using surface-enhanced Raman spectroscopy imaging [J]. RSC Adv, 2018, 8(9): 4726-4730.

[80] Cho B K, Kim M S, Chao K, et al. Detection of fecal residue on poultry carcasses by laser-induced fluorescence imaging [J]. J Food Sci, 2009, 74(3): E154-E159.

[81] Kim M S, Lefcourt A M, Chen Y R. Multispectral laser-induced fluorescence imaging system for large biological samples [J]. Appl Optics, 2003, 42(19): 3927-3934.

[82] Burfoot D, Tinker D, Thorn R, et al. Use of fluorescence imaging as a hygiene indicator for beef and lamb carcasses in uk slaughterhouses [J]. Biosyst Eng, 2011, 109(3): 175-185.

7

超声分子影像

    超声影像(UI)是利用超声实现诊断的影像,也是临床上第二常用的影像技术。超声影像具有非侵入、易获取、便携、成本相对较低、实时检测以及无电离辐射等优点,在临床上被广泛地用于人体内部的成像,包括肌腱组织、肌肉组织、关节组织、血管及其他器官。超声影像通过超声探头将超声波射入人体,利用组织对超声波反射的不同,通过记录回声信号实现组织成像。

    超声波是频率高于 20 kHz 的声波,这个频率人耳无法识别。早在 1880 年,法国物理学家 Pierre Curie 发现压电效应,使任意发生的超声波在工业水平上得以实现。随后在 1940 年,美国声物理学家 Floyd Firestone 发明了世界首台超声回声影像系统(supersonic reflectoscope),用以检测金属铸造时的内部缺陷。1941 年,澳大利亚神经学家 Karl Theo Dussik 首次将超声用于人脑的成像。1949 年,美国物理学家 John J Wild 将超声影像用于确定肠组织的厚度,随后将超声用于癌症诊断。由于其在医学超声影像及超声仪器领域的突出贡献,他被后人称为"医学超声之父"。随后,超声影像在欧美几个国家同时得到了快速发展。直到 1963 年,William Wright 和 Ralph Meyerdirk 开发了首台商业化手持关节臂复合接触 B 模式扫描仪,超声影像才真正在医学应用中得到普及。

    根据图像形成的原理不同,临床超声影像包含多种成像方式,可用于不同的临床应用。例如最著名的 B 模式图像可以提供组织二维横截面的声阻抗信息;其他模式图像可展示血液流动与血液位置、组织运动与组织硬度以及组织的三维解剖学信息等。与其他影像技术相同,超声影像也可以通过造影剂增强造影效果,利用微泡类造影剂实现造影增强超声(CEUS)影像。在分子影像学层面,近年来,靶向造影增强超声(TCEUS)即超声分子影像逐渐成为一种新兴的在分子层面对生物过程进行成像的影像技术。将超声造影剂与多种疾病过程中相关联的抗体、受体蛋白、多肽进行偶联,可实现超声造影剂的靶向。随着新型靶向超声造影剂的研发和超声换能器技术的不断进步,超声分子影像可实现高灵敏定量分析靶标分子的表达水平,进一步拓展了超声影像在早期疾病诊断(例如癌症、动脉粥样硬化等)及治疗后检测等领域中的应用。

本章节将首先从超声影像的基本原理与技术设备出发,通过介绍临床的超声造影剂引出新型超声分子影像探针的设计与应用,随后总结超声分子影像在各疾病诊疗领域中的应用,最终以此为基础对超声分子影像未来的发展与临床转化进行展望。

7.1 概述

临床上,超声影像常用来诊断人体内部器官的疼痛、肿胀和感染,也常用于检查孕妇体内胎儿(产科超声)、婴儿的大脑和婴儿臀部。除此之外,超声影像还可以帮助指导组织活检、诊断心脏疾病及心脏病发作后损伤评估。相对于其他临床非侵入影像技术,超声影像相对安全,无电离辐射,更容易被医生和患者所接受。顾名思义,超声影像是利用超声波获得人体内部图像的技术。超声波在穿透人体组织时衰减较弱,可以很好地对人体内的器官进行成像。相较于光学影像和磁共振影像,超声影像的分辨率较低,无法得到组织细微的结构信息。因此,如何利用超声影像深穿透的优点同时提高其空间分辨率一直是研究人员努力的方向。同时,在分子影像学得到飞速发展的当前,开发新型靶向的超声影像探针,实现高灵敏分子影像是超声影像领域的另一研究热点。深入了解超声影像的成像机制以及仪器设备,有助于我们开发新型成像系统和设计新型结合分子靶点的超声造影剂,为患者的高灵敏、个性化诊疗提出更精准合理的解决方案。

7.1.1 超声影像的基本原理

超声是频率高于人耳听力上限的声波,其物理性质与普通声波相同。人耳的听力声波频率上限因人而异,美国国家标准协会定义频率高于 20 kHz 的声波为超声,其在空气中的波长小于或等于 1.9 cm。医学超声仪器通常使用的声波频率在 1~20 MHz。

7.1.1.1 超声脉冲的产生

超声波通常是由封装在塑料外壳里的压电换能器(即超声探头)振动产生。压电换能器由多块压电晶体组成,在电流作用下发生振动,随后产生声波。1880 年法国物理学家 Pierre Curie 首次发现这种现象,并称之为压电效应。当时他将机械压力作用于小的片状石英,并在石英表面检测到电荷的产生。随后反向的压电效应也被证实,即将外加电流作用于石英会导致其发生机械振动。超声影像系统可施加强且短的电流脉冲,能够驱动压电换能器达到需要的振动频率。

7.1.1.2 超声在体内的传递

声波是一种压力、密度波动,是一种能量传递波(真空中没有声波传播)。压力高时密度大(密),反之密度低(疏)。因此,声波会以压缩(compression)稀疏(rarefaction)的方式传播而不是等距离转播。声波在组织中的传播同样如此,换能器产生的振动机械声波会在沿组织传递方向产生交替的压缩和稀疏区域。超声波是一种波,因此通常用频率(Hz)、波长(cm)和振幅(dB)来描述。

在诊断和病程检测中使用超声影像,如何选择合适的超声频率以得到最优的图像分辨率是极其重要的。医学超声仪器通常使用的超声波频率在1~20 MHz,高频率的超声波(短波长)可得到轴向分辨率高的图片,因为在给定距离内增加压缩稀疏波的数目可在声波传播方向的轴平面内更精确的区分两个独立的结构。然而在相同距离内,高频率的超声波相对低频率的超声波衰减更多(见图7-1)[1],即高频率超声波在组织中的穿透深度低于低频率超声波。因此高频超声波主要用于浅表层结构的成像。相反地,低频率的超声波(长波长)由于相对较低的衰减程度可用于较深层组织结构的成像,但这是以牺牲分辨率为代价的。

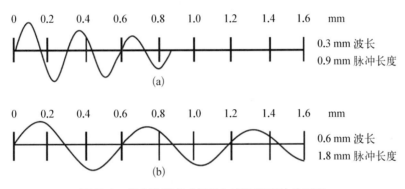

图 7-1　超声波的衰减及其与声波频率的关系图

(a) 高频率声波;(b) 低频率声波

与光学影像类似,超声影像的分辨率与穿透深度处于天平的两端,需要根据具体的应用去平衡选择。因此,当需要获得浅表层结构的图像时,例如肌肉、肌腱、睾丸、乳房、甲状腺和甲状旁腺、新生儿大脑等,最好使用高频率(通常7~18 MHz)的换能器,同时可获得较优的轴向和横向分辨率;当需要获得深层结构的图像时,例如肝脏、肾脏、腰椎神经轴结构等,则需要使用低频率(通常1~6 MHz)的换能器,牺牲分辨率以达到较好的穿透深度。非临床的实验室研究中使用更高频率的超声(高至50~100 MHz)来获取特定区域的图像[2]。不同频率的超声换能器其分辨率与穿透深度的对比图如图7-2所示[3, 4]。

7.1.1.3　超声与组织的相互作用

当超声波进入组织后会与组织发生相互作用,这些相互作用存在多种形式:一部分超声传向深层组织,一部分以回声的形式被反射回超声探头,一部分被组织散射,一部

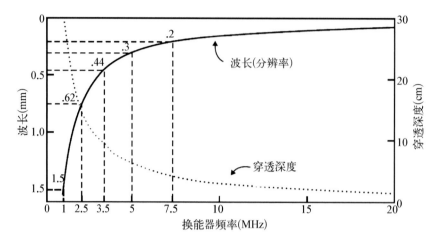

图 7-2　不同频率超声换能器的分辨率与穿透深度比较

（图片修改自参考文献[3]）

分转化为热量。从成像的角度，只有被反射回探头的超声波才能被检测到。以回声形式被反射回探头的超声（回波）的量和与其发生相互作用的组织界面的性质相关。组织反射超声波的性质被定义为声阻抗（acoustic impedance）。声阻抗是介质固有的物理性质，其定义为介质的密度乘以在其中传播的超声波的速度。不同组织的声阻抗不同，例如含有空气的器官（如肺等）由于其密度低，因此声阻抗也低；密度大的器官（如骨等）其声阻抗也高。表 7-1 列出了不同器官的声阻抗值。回波的强度与反射界面两侧介质声阻抗的差值成正比。反射界面两侧介质声阻抗相等，则不会产生回波。因此，若反射界面两侧介质声阻抗的差值越小，产生的回波强度越低；反之，两侧介质声阻抗差值越大，产生的回波强度越高。在实际的超声成像中，位于软组织中的界面因其两侧声阻抗相似，产生的回波强度通常较低，图像的亮度较弱；软组织与骨（密度大）或软组织与肺（富含空气）形成的界面由于较大的声阻抗梯度，产生的回波强度通常较高，在图像中呈现高亮区域[5]。

表 7-1　不同人体组织和器官的声阻抗值

人 体 组 织	声阻抗（10^6 Rayls）
空气	0.000 4
肺	0.18
脂肪	1.34
肝	1.65
血液	1.65

（续表）

人 体 组 织	声阻抗(10^6 Rayls)
肾	1.63
肌肉	1.71
骨	7.8

（表中数据来自参考文献[5]）

当入射超声波遇到位于具有不同声阻抗的人体组织之间大而平滑的界面时，声波的能量会被反射回超声探头。这种反射被称为镜面反射，产生回波的强度与界面两侧介质声阻抗梯度成正比（见图 7-3）。超声波的镜面反射与光的镜面反射十分类似。当一束超声波以垂直于界面的角度入射时，几乎所有的入射声波会以回声的形式反射回超声探头；而当一束超声波以与平面夹角小于 90 度的角度入射时，其反射角与入射角相同，产生的回声将不会返回超声探头，因而不会被检测到。

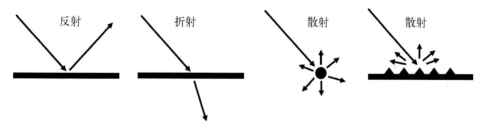

图 7-3　超声波与组织的不同作用形式

超声波在不同的组织中传播速度不同。当超声波作用于由具有不同声波传播速度的两种组织形成的界面时会发生方向的偏转，这种现象称为折射（见图 7-3）。在这种情况下，由于超声波的频率是固定的，当经过界面时超声波的波长会发生变化以适应两组织不同的声波传播速度。波长的改变会导致超声波方向的变化。声波的折射现象是导致超声影像中结构定位不准（折射伪像）的一个重要原因。例如声波在脂肪中的传播速度相对较低，约为 $1\,450\,\text{m} \cdot \text{s}^{-1}$；而在软组织中的传播速度相对较高，约为 $1\,540\,\text{m} \cdot \text{s}^{-1}$。因此折射伪像在脂肪-软组织界面尤为突出。超声影像中最常见的折射伪像出现在腹直肌-腹壁脂肪的连接处，最终会导致当超声探头沿腹部中线扫描时超声影像中出现双重深层的腹部及盆腔结构。如图 7-4 所示，腹部超声影像的横向中线视图中呈现出腹直肌超声折射造成的双重大动脉（A）影像[6]。脾（或肝）与相邻脂肪形成的界面同样存在超声波的折射现象，因此在扫描肾脏时也会产生双重伪像[6]。

如果超声波遇到的物体小于自身波长，或者作用对象为粗糙、不规则的组织界面，

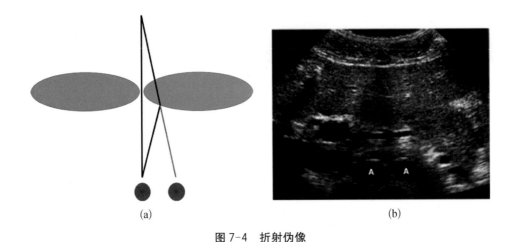

图 7-4　折射伪像

(a) 声波束折射导致双重伪像的示意图;(b) 腹部超声影像的横向中线视图(图片修改自参考文献[6])

超声波会发生散射(见图 7-3)。在这种情况下回声来自多角度方向的反射,因此造成返回超声探头的回声强度的降低。然而散射也会产生积极的一面,即无论超声波入射角度如何变化,总会有回声返回探头,从而被探头检测到。正因如此,超声成像时组织充满了微小的散射结构,大多数生物组织会出现在超声影像中。实际应用中,当一束超声脉冲作用于组织,会在入射区域内产生多个散射回声,即散斑信号。相邻散射回声界面处的信号强度与斑点处不同,因此某些组织(如肝脏和肌肉)在超声图像中呈现清晰可见的纹理[7]。

　　超声波在组织中传播会造成其强度的衰减。造成衰减的原因在于超声波的反射、散射作用以及摩擦损失。超声脉冲引起组织振动和运动,导致能量由机械能转化为热,造成超声波能量的损失。能量损失转化为局部热的这一过程称为组织对超声波的吸收作用,是造成超声衰减的最重要的因素。超声频率越高,传播路程越长,超声波衰减程度也越高;反之则衰减程度低。超声波衰减效应在不同组织内程度也不相同。衰减效应在骨中最强,在肌肉与实体组织中次之,在血液中最低。实际应用中,所有超声成像系统会根据预期平均衰减度通过提升增益(总的亮度或信号强度)来实现内部补偿,以消除深层组织对超声的衰减效应。内部补偿会导致一种非常普遍的伪像,称为"后方回声增强(posterior acoustic enhancement)",指在大的血管或囊肿后部出现相对较高的回波信号区域。如图 7-5 中箭头和虚线所指区域,股动脉深处呈现高回波信号[8]。含有流体的组织对超声的衰减远低于实体组织,因此穿过流体的超声强度要远高于等量的实体组织,可以认为对于含有流体的组织结构超声影像看得更深。

7.1.1.4　成像模式

根据不同的成像原理,超声影像可分为以下多种模式。

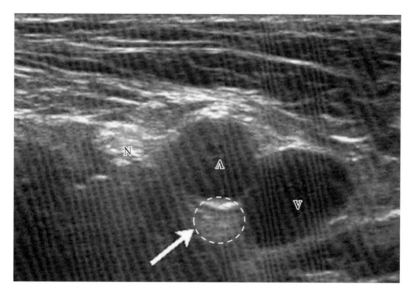

图 7-5 腹股沟区域股神经血管的超声影像图

N,股神经;A,股动脉;V,股静脉(图片修改自参考文献[8])

A 型超声(A-mode)也称为振幅模式,是最简单的一类超声成像模式。成像时使用单一换能器超声探头沿直线扫描人体,入射超声经人体反射后被探头接收,并将其转换为电信号。显示器图中纵坐标显示的是反射回波的振幅波形,横坐标代表回声发生处的深度。临床上根据回波出现的位置、振幅大小、波形及多少有无来确定被检体病变或解剖部位的相关信息。其优点在于高精度的厚度与距离测量,而缺点在于对某些病变缺乏特异性响应及解剖学信息。

B 型超声(B-mode)也称为二维模式或亮度模式,是临床上应用最广泛和最简便的一种超声成像方式。成像时使用线型换能器阵列组成的超声探头沿身体扫描,相当于扫描一个平面。B 型超声的扫描方式包括:手动扫描、机械扫描、线性电子扫描、相控阵电子扫描和动态频率扫描。手动扫描和机械扫描是指探头或声束的移动是靠手动操作或机械控制的,其扫描速度很慢,实时成像困难。随着电子技术的发展,在线型阵列式和面型阵列式探头研制成功后,电子扫描技术得到广泛应用,扫描速度大幅提高,实时成像得以实现。扫描时,换能器接收到回波后转为电信号,经过一系列数据图像处理后呈现出二维灰度图像。B 型超声的优点在于以相对简便、廉价、安全的方式获得深层组织实时二维断层图像。其缺点在于空间分辨率不足,不易发现微小的病变组织,同时对于气体含量高的脏器不易获得清晰的图像。

二维灰阶血流成像模式(B-flow)是数字化突出弱流动反射体(主要是血液中红细胞)的同时抑制周围静态组织信号的成像方式,是 B 型超声的一种。它可以对流动血液及周围静态组织进行同时成像。因此对于血流成像,B-flow 模式是多普勒超声

(Doppler ultrasonography)模式的替代或补充技术。

C 型超声(C-mode)也称额断切面超声。B 型超声二维图像是通过平行声束切入体内获得的画面,而不能取得垂直声束方位的图像。C 型超声图像形成在垂直于 B 型超声图像的平面中。成像时,先使用从 A 模式线扫描选择特定深度的数据的门,然后换能器在二维平面中移动,以在该固定深度处对整个区域进行扫描。当换能器以螺旋形方式穿过该区域时,可以在大约 10 秒内扫描 100 cm² 的区域。

M 型超声(M-mode)也称运动模式。在 M 型超声成像时,超声脉冲采用连续快速发射,并同时采集 A 型和 B 型超声图像。按照时间顺序将图像排列起来,类似于录制超声图像视频。由于产生超声反射的器官边界会相对于超声探头移动,该模式可用于确定特定器官结构的运动速度。例如在心脏血管疾病的诊断中,将超声探头固定扫描心脏特定部位,由于心脏规律性地收缩和舒张,心脏的各层组织和超声探头之间的距离发生变化,在显示器上将呈现出随心脏的搏动而上下摆动的一系列亮点。当扫描线从左到右匀速移动时,上下摆动的亮点便横向展开,呈现出心动周期中心脏各层组织结构的活动曲线,即 M 型超声心动图。

多普勒超声(Doppler mode)也称 D 型超声,是利用多普勒效应对血流进行测量和可视化的一种模式。多普勒效应即超声射束在运动体上反射回改变频率的超声,其所产生的频移可以由音响、曲线图表现出来。D 型超声包括彩色多普勒(color Doppler)、连续波多普勒(continuous wave Doppler,CWD)、脉冲波多普勒(pulsed wave Doppler,PWD)、多功能多普勒(duplex or triplex)等模式。彩色多普勒通过在 B 型超声图像上叠加彩色编码反映速度信息。连续波多普勒成像时沿着穿过身体的线对多普勒信息进行采样,在每个时间点检测速度并在图像中呈现速度随时间变化的信息。脉冲波多普勒是在二维图像范围内小的样本体积中采集多普勒信息,并将其记录、呈现在时间线上。多功能多普勒是将其他模式与多普勒模式联合使用,例如同时使用二维 B 型及脉冲波多普勒图像信息的模式称为双功能多普勒(duplex),既可观察欲检部位的形态,又可观测血流的方向和速度。如果在 duplex 的基础上同时使用彩色多普勒,该模式称为三功能多普勒(triplex)。D 型超声主要是成像运动的器官和流动的体液,如心脏、血管及其中流动的血液(包括胎儿心动),用以了解运动状态,测量血流速度及方向。

脉冲反转模式(pulse inversion mode,PIM)是一种多脉冲成像方式。该模式首先发射两束振幅相同、相位相反的超声脉冲,经组织反射回线性回波叠加后相互抵消,而经过微泡(造影剂)反射回的非线性回波叠加后无法抵消而显现出来。

谐波模式(harmonic mode)利用非线性声学特性,成像时将深穿透的基频超声波(基波)发射到人体,同时选择性接收谐波信号,这样由混响和像差引起的噪声和伪影大大减少。使用微泡造影剂时,由于微泡振动产生的非线性谐波强度远远大于组织振动产生的谐波,因此该模式有助于区分微泡灌注区域与周围组织,提高超声图像的信噪比。

7.1.2 超声影像系统简介

超声影像系统由超声发生系统和超声检测与成像系统构成(见图 7-6)。超声发生系统与临床使用的超声治疗系统类似,控制器控制发射波束形成器(transmit beam former,Tx-BF)产生波形,经发射放大器(transmit amplifier,TXA)转换成电流信号,随后传输给超声换能器。与治疗超声不同,超声影像系统中经 TXA 产生的电流信号先经过发送器/接收器开关(transmit/receive switch,T/R-S),随后传输给超声换能器。超声换能器将接收到的电信号转换为机械能并产生超声波入射到组织内部。以上为超声发生系统的构成与工作原理。超声经组织反射产生回波信号被超声换能器接收并转换为电信号,通过 T/R-S 进入低噪声放大器(low-noise amplifier,LNA)将微弱电流放大,通过增益(gain)调节增益大小,随后经过数模转换器(analog-to-digital converter,ADC)将电信号转换为数字信号,经接收波束形成器(Rx beam former,Rx-BF)还原波形,最后经过图像处理在显示屏上显示图像。

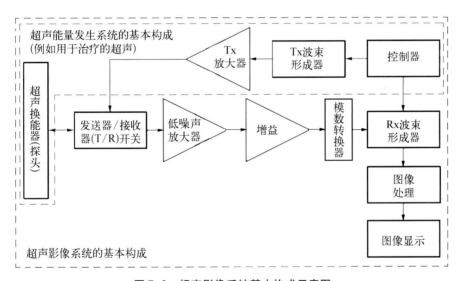

图 7-6 超声影像系统基本构成示意图

临床使用的超声影像系统包含床旁超声影像系统和便携超声影像系统(见图 7-7)。超声影像系统最大的生产商为美国的 GE 公司,拥有全球 26% 的市场份额,同时该公司可制造多种功能的超声探头;排名第二的为荷兰的 Philips/ATL 公司,其全球市场份额为 18%~20%;其他的主要生产商包括德国 Siemens/Acusion 公司(全球市场份额12%)、日本 Hitachi/Aloka 公司(全球市场份额 7%)和 Toshiba 公司(全球市场份额7%)。中国拥有多达 30 多家超声影像系统的生产商,例如 SIUI、Chinson、Sonoscape、

Landwind 等,但绝大多数厂商主要面对低端市场。超声探头的主要制造商(只生产超声探头)市场占有率排名第一的为美国 STI 公司,其次为日本的 Panasonic 公司以及法国的 Vermon 公司。

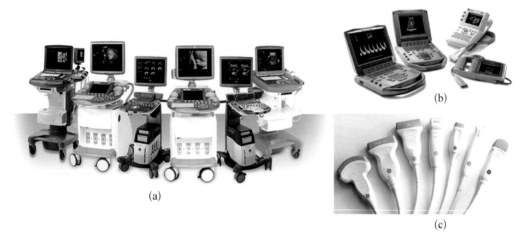

图 7-7　临床超声影像系统
(a) 床旁超声影像系统(GE Healthcare);(b) 便携超声影像系统(Sonosite);(c) 超声探头

7.2　超声分子影像探针

7.2.1　超声造影剂简介

造影增强超声(CEUS)是通过使用超声造影剂来提高传统医学超声影像对比度的技术。超声造影剂通过增强界面反射的回波信号实现影像增强,而回波的增强可以发生在微小气泡或更复杂结构的表面。临床使用的市售超声造影剂通常为气体微泡,通过静脉注射进入人体血液循环。微泡具有高的回音性(echogenicity),即反射超声波的能力更强,其回音性远高于体内柔软组织。如前文所述,对人体组织成像时,反射回声的强度由界面两侧介质的声阻抗差决定。人体血液中含有大小不同、类型各异的细胞,但其声阻抗差极小,因此反射回声强度低,超声影像对比度差。当血液中有微泡存在时,微泡与血液、组织等组分的声阻抗差值很大,其反射的超声波强度大,在图像中表现出更亮的信号。

微泡在声场中的响应如图 7-8 所示:在较低能量的超声作用下,微泡通常发生对称的、线性的振动,此时微泡振动过程中的膨胀和压缩与局部声压成反比。由于微泡膨胀引起的气体流入与微泡压缩引起的气体流出量相等,因此微泡可保持结构稳定。微泡振动时会产生基波、次谐波、二次谐波等复杂回波响应,构成了多种复杂的成像原理。

当超声频率达到气泡的共振频率(与气泡的直径相关)时,微泡的振动最为强烈。在较高能量的超声作用下,微泡会发生快速的、非线性的振动。此时微泡在低声压阶段快速膨胀,膨胀幅度逐渐增强直到大量涌入的流体惯性引起微泡破裂。这种现象被称为气泡的空化(cavitation)现象(也称惯性空化),气泡的破裂会导致微泡超声造影剂失去增强造影效果。然而空化现象在其他领域是有积极作用的,例如可用于超声可控药物释放。目前基于微泡的超声响应释药方法主要是利用微泡空化现象导致微泡破裂,从而将装载的药物释放。同时空化现象会产生较高能量、自由基和微流体,可对周围组织形成一定程度的破损,提高组织的通透性,从而提高药物的组织穿透深度。基于微泡空化现象的细胞基因转染技术被称为声孔化(sonoporation),即微泡空化产生作用力可暂时性破损细胞膜,提高细胞膜的通透性,并将基因载体递送到细胞内部。同时研究表明这种细胞膜暂时性的破损是可以被修复的。值得注意的是,尽管微泡的空化效应具有提高细胞和组织通透性的优点,但其对健康组织的损伤不可忽略。研究表明微泡的空化作用会损伤血管内皮。因此,如何利用超声影像时的超声能量(远低于空化效应需要的能量)激发微泡的稳定振动,在超声成像的同时,利用微泡振动释放药物,并通过微泡振动产生的微流体提高药物在组织的穿透深度将是超声诊疗一体化研究的热点之一。

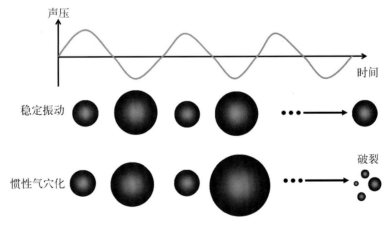

图 7-8 微泡在不同能量声场下的响应

超声造影剂可分为两大类:基于微泡的造影剂与非微泡型的造影剂(见图 7-9)[9]。微泡为液体中分散的微小气泡,由气核与壳层组成,其直径在 $1\sim10~\mu m$(见图 7-9)。气核提供高的回声性,而壳层用以防止内部气体的泄漏以及微泡彼此间的聚集。微泡的气核可以是空气或者高分子量的气体[全氟化碳(perfluorocarbon,PFC)、六氟化硫或氮气],壳层通常由蛋白质、半乳糖、脂质体或聚合物构成。与空气相比,高分子量气体通常水溶性差,溶于周围液体的速率低,因此相较于空气微泡,具有更长的有效寿命。为了防止微泡的聚集以及提高微泡血液中的循环时间,通常将聚乙二醇(PEG)修饰在微泡壳层的表面。由于微泡是微米级的尺寸,通常局限在血管空间内,并不会进入血管外空间。这也限制了微泡作为超声造影剂的应用范围。非微泡型的造影剂一般为亚微米或纳米尺寸的颗粒。这些颗粒由液态或固态的胶体组成,尺寸在 10～1 000 nm(见图 7-9)。较小的尺寸允许颗粒进入血管外空间,使血管外组织的超声增强造影成为可能。例如脂质体包裹的液态全氟化碳纳米液滴,其尺寸通常为 200～400 nm,通过超声产生的热量可像转变为气态,成为微米级的气泡后具有增强超声影像的效果(见图 7-9)。脂双层颗粒内部为溶液,而空气位于双层磷脂的疏水区域,其直径范围为20 nm～10 µm(见图 7-9)。聚乳酸(polylactic acid,PLA)纳米泡为 PLA 包裹的液态全氟化碳,其尺寸为 40～200 nm(见图 7-9)。其增强机制与 PFC 纳米液滴相同,与脂质体壳层相比,聚合物壳层更稳定。固体颗粒为非晶质,空气装载在其孔穴或裂缝中,尺寸约为 20～100 nm(见图 7-9)。

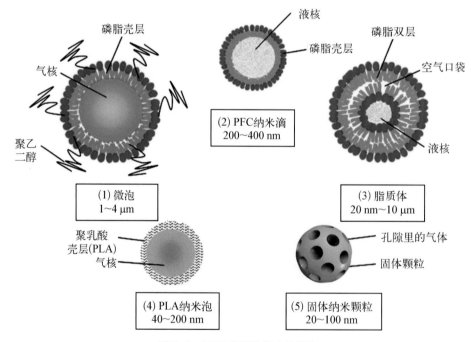

图 7-9 不同类型的超声造影剂

(图片修改自参考文献[9])

7.2.2 临床常用的微泡造影剂的分类与发展

1968 年,Gramiak 和 Shah 首次将微泡注入人体主动脉根部,用来增强主动脉瓣膜疾病的超声心动图造影效果。此后,制药公司制造了具有不同壳层和气核的微泡,而众多的研究工作也证实了微泡造影在诊断和治疗应用中的潜在优势。可以说微泡进入临床改善了多种疾病的诊断与治疗。随着技术进步以及不同壳层和气核所具有的独特性质,近年来商业化超声造影剂也在不断更新换代。表7-2列出了不同品牌商业化微泡的组成及性质[10-13]。

表7-2 商业化微泡超声造影剂

微 泡	公 司	壳 层	气 核	直径(μm)	表面电荷
Albunex	Mallinckrodt(美国)	白蛋白	空气	4.0	负电
Cardiosphere/ Bisphere	Point Biomedical(美国)	PLA/白蛋白	氮气	4.0	负电
AI-700	Acusphere(美国)	PLGA	全氟化碳	2.0	负电
Optison	Molecular Biosystems(美国)	白蛋白、N乙酰色氨酸、辛酸	八氟丙烷	2.0～4.5	负电
Definity	Bristol-Myers Squibb Medical Imaging(美国)	脂质体	八氟丙烷	1.1～3.3	负电
Imgent/ Imavist	Imcor Pharmaceuticals(美国)	脂质体	全氟己烷/氮气	6.0	中性
Sonovue	Bracco Diagnostics(意大利)	脂质体	六氟化硫	2.0～3.0	负电
Levovist	Shering AG(德国)	半乳糖/棕榈酸	空气	2.0～4.0	负电
Sonazoid	GE Healthcare(美国)	脂质体	全氟丁烷	2.4～3.6	负电
Sonovist	Shering AG(德国)	氰基丙烯酸酯	空气	1.0～2.0	—
Echovist	Shering AG(德国)	D-半乳糖	空气	—	—
BR14	Bracco Diagnostics(意大利)	脂质体	全氟丁烷	2.5～3.5	负电
EchoGen	Sonus Phamaceuticals(美国)	—	十二氟戊烷		负电

(表中数据来自参考文献[13])

第一代商业化超声造影剂(例如美国 Mallinckrodt 公司的 Albunex 和德国 Shering AG 公司的 Levovist)的气核为空气,表面壳层为表面活性剂、半乳糖或变性白蛋白。这类微泡的主要缺点包括较短的血液半衰期(几秒)以及破裂所需的较高机械指数(mechanical index,MI)。由于直径较大无法跨过肺血管床进入主动脉,因此这些微泡被限制在静脉系统。第二代商业化超声造影剂(例如美国 Molecular Biosystems 公司的 Optison 和意大利 Bracco Diagnostics 公司的 Sonovue)的气核为全氟化碳(八氟丙烷)或氟化硫(六氟化硫),外壳为脂质体或聚合物。高分子量的气体内核使这类微泡具有更长的血液半衰期(约 5 分钟),同时全氟化碳液滴的制备方法可将其尺寸缩小到纳米尺度,具备跨过肺血管床由静脉系统进入主动脉的能力。第三代商业化超声造影剂(例如美国 Sonus Pharmaceuticals 公司的 EchoGen 和意大利 Bracco Diagnostics 公司的 BR14)其气核高度压缩,在超声作用下其液态内核可发生像转变成为气态,在保留其通透能力的同时提高其回音性。由于高度压缩气核及壳层的稳定性,其血液半衰期进一步延长至 5 分钟以上。值得注意的是,像转变全氟化碳超声造影剂的应用依赖于对不同沸点全氟化碳的选择。低沸点的 PFC(例如八氟丙烷、十氟丁烷和十二氟戊烷)在体温下就自发转变为气态;而高沸点的 PFC(例如全氟己基溴,沸点为 97℃)难以发生相变,通常需要相对较高的超声能量。

7.2.3 超声分子影像探针的设计与应用

微泡作为超声造影剂本身并不具有特异性识别能力,因此为了满足超声分子影像的需求,需要设计具有靶向性的微泡作为超声影像探针。从合成的角度来说,非靶向与分子靶向的超声造影剂微泡并没有太大的不同。造影剂微泡的细胞或分子靶向作用可通过被动或主动的方式实现。

被动靶向是指微泡通过非特异性作用富集在靶点。例如 Lindner 等人发现激活白细胞可吞噬和吸收白蛋白或脂质体包裹的微泡[14]。在这项工作中,研究人员将带负电的磷脂酰丝氨酸(PS)结合到微泡的壳层中,可提高微泡与激活白细胞的结合作用,从而实现了微泡被动靶向白细胞。当将这种微泡注射到血液中,超声影像图中可观测到炎症部位增强的超声信号,可解释为微泡通过巨胞饮(phagocytosis)或黏附作用靶向到白细胞并停留在炎症部位[14]。在肿瘤治疗领域,纳米尺寸的药物载体具有被动靶向效应,即高渗透长滞留(EPR)效应。EPR 效应利用肿瘤新生血管的破损将循环的纳米药物富集在肿瘤内。当超声造影剂的尺寸在纳米尺度时,纳米微泡也同样具有 EPR 效应,可被动靶向到肿瘤处,实现靶向肿瘤的造影增强超声影像[15]。

主动靶向是指利用表面修饰将生物识别分子组装在微泡的壳层表面,可选择性结合到细胞表面的抗原表位或其他受体。微泡壳层的表面修饰可通过非共价或共价组装的方式实现。亲和素/链霉亲和素是最常用的非共价修饰试剂,可将生物素化的配体组装到超声造影剂微泡的壳层表面。该方法操作简单,组装效率高(解离常数 K_D 值为 10^{-15} mol)[16]。同时由于该方法适用于几乎任何生物素化的配体组装,在大量筛查微泡不同靶点的靶向效率时,不需要设计新的微泡结构而只需更换配体,因此该方法非常适用于临床前的研究实验。然而链霉亲和素会引起患者的免疫和过敏反应[17],同时会结合人体内源性的生物素(参与脂肪酸合成和糖元异生作用)[18],因此含有亲和素/链霉亲和素的微泡几乎不会被批准进入临床。共价修饰可根据不同的化学反应分为几种策略[19]。一种策略是利用羧基-氨基的共价反应,将活化的羧基引入微泡壳层表面,然后可将携带氨基基团的配体修饰到微泡表面[15]。由于需要加入过量的配体以产生合理的配体/微泡耦合比(大于 10^5),该反应得到的配体与微泡的偶联效率较低[16, 20]。另一种策略是将马来酰亚胺引入微泡壳层表面,然后通过与配体中的巯基基团反应生成稳定的硫醚键[21]。由于单巯基残基可通过诱变或直接合成的方式将其定点引入配体的非功能部分,因此该策略可实现微泡壳层表面配体的位点特异性修饰。第三种策略指将配体预先耦合到微泡的壳层成分中,例如将配体共价耦合到磷脂或聚合物单体上,随后利用这些修饰后的成分合成微泡,形成配体功能化的微泡壳层。该策略适用于设计合成临床使用的靶向超声造影剂微泡[22, 23]。

第一例临床级别的超声分子影像微泡探针由 Pochon 等人设计[22],并首次进入临床试验[24]。该探针被称为 BR55,由意大利 Bracco Diagnostics 公司生产。其微泡组成以全氟丁烷和氮气的混合气为气核,以磷脂为壳层,直径约为 1.5 μm[22, 25]。表面修饰的异二聚体肽结合配体可特异性靶向激酶插入区受体(kinase insert domain receptor, KDR),该受体是 2 型血管内皮生长因子受体(vascular endothelial gowth factor receptor 2, VEGFR2)的人类类似物。多种类型的肿瘤(例如前列腺癌、乳腺癌、卵巢癌、胰腺癌和结直肠癌等)新生血管都会过度表达 VEGFR2。因此该探针可协助超声分子影像用于多种癌症的早期诊断。

7.2.4 超声分子影像探针的成像与定量

超声分子影像的成像与定量的目标是将体内累积微泡的信号从周围组织的背景信号中分离出来。早期的超声影像系统是通过利用高能量超声脉冲破碎微泡来实现成像的,这种技术通常被称为相关性缺失(loss of correlation, LOC)。在连续成像超声脉冲的作用下,经历塌陷过程的微泡会产生不同的声学响应,这种去相关性可通过能量多普勒(Power Doppler)信号处理检测到。虽然该方法可以很容易地在现有的 Power Doppler 成像系统上实现,但是它不适用于超声分子影像,因为微泡信号在成像时立即被破坏。

正如前文所述,微泡具有高压缩性以及壳层弹性,当在超声的刺激下发生非线性振动时,会导致超声波的非线性散射,在基波的频率的一半(次谐波)、两倍(二次谐波)或以上(三次谐波、四次谐波等)出现谐波信号[26-28]。因此,大多数超声成像技术试图优先检测微泡振动的这种非线性能量,从而从组织成像信号中分离出微泡产生的信号[29]。随着声压的增加,组织也对超声波产生非线性响应,这会导致一些残留的非线性组织背景信号。通过使用低声压(低于约 500 kPa)可以显著减少组织背景信号,从而改善超声图像的造影剂与组织比(contrast to tissue ratio, CTR)。超声影像的谐波模式是为成像微泡的非线性散射信号而开发的,用来克服传统 LOC 技术 CTR 不足的缺陷[30]。通过在超声系统的模拟电子设备中加入频率滤波器,保留了特定的非线性频率组分(谐波)。此外,临床超声影像系统多使用多脉冲技术成像微泡造影剂,其中最为常用的为脉冲反转模式(pulse-inversion mode,PIM)、调幅模式(amplitude mode,AM)以及二者的联合的脉冲反转-调幅模式(pulse inversion amplitude modulation,PIAM)[31, 32]。

在超声分子影像中,声像图中的信号强度与使用的造影剂微泡的浓度(即数量)成正相关[33]。对于绝对定量,目标是量化目标位点处累积微泡的绝对数量。这需要对超声影像系统进行矫正,即在系统设置的特定组合(例如增益、动态范围和机械指数等)下,建立给定数量的微泡与检测到的超声信号的对应关系(例如,通过体外表征进行)。测得的超声信号也会受到多种因素的影响,例如超声在组织中衰减、超声能量的转换(例如转换为热)以及超声束的几何形状(随着深度的变化并不完全均一)等。因此,要实现绝对定量时,首先必须考虑这些因素。然而困难的是在活体研究中,这些因素并不总是明确可知的。此外,必须更好地理解微泡与血管内皮细胞之间的相互作用,以便计算每个细胞表面标志物与微泡数量的对应关系,用以推断标志物的表达量。最后,需要确定的表征通过非特异性附着在内皮细胞上的靶向微泡的影响。通过预设系统参数可以与衰减和超声波束几何形状的标准值(将单独测量)一起存储在超声系统上,并用于微泡的绝对定量。这些类型的校正已用于基于微泡的血液灌注成像,并且可潜在地应用于超声分子影像[34]。然而将上述因素全部考虑在内,需要大量的仔细测量和精巧的实验技术。因此,到目前为止用超声影像进行分子表达的绝对定量是罕见的,尤其是对于目前的商业超声系统尚未广泛使用。

相比之下,相对定量方法更实用。附着微泡数量的变化趋势与分子标志物表达水平的变化趋势存在定量关系。比较图像内区域之间的检测分子信号(M)可以给出分子表达量的相对值。例如相对定量的方法可区分器官内正常组织与病理组织。如果声像图中两个区域的信号分别为 M_1 和 M_2(M_x 为该区域内信号的均方根),则分子表达水平可用 M_1/M_2 来表示。假如检测区域在图像中处于相似的深度范围,那么由衰减和超声波束几何形状引起的影响可以忽略不计,因为它们将同等地影响 M_1 和 M_2 的值。与绝对定量不同,相对定量简单地将区域 1 中表达分子的信号对区域 2 中的信号作线性比率,可以表示为随时间的增加或减少(百分比)。这种方法非常简单,因此目前基于微泡的超声分子影响研究大多数使用线性超声信号水平的相对定量来推断分子的表达量。

7.2.5 超声分子影像探针的生物物理效应和并发症

微泡型超声分子影响探针经过静脉注射进入人体后,主要通过网状内皮系统(reticuloendothelial system,RES)清除。气核以气体形式通过呼吸作用排出体外,而脂质体壳层进入人体磷脂池。研究人员使用放射性[123]I 标记的充气血清白蛋白微泡对非靶向微泡的体内生物分布进行了研究,发现微泡中的气体可以几分钟内在呼出空气中被检测到[35]。分子靶向的微泡造影剂也会快速从血液中清除,在肿瘤小鼠模型中的血液半衰期为 3.5 分钟。研究表明,绝大多数微泡被肝脏和脾脏等 RES 清除,30 分钟后95％的微泡会从血池中被清除[36]。血液中自由循环的靶向微泡是背景信号的来源,其被人体快速清除的特性使得超声分子影像可在静脉注射造影剂后几分钟内进行。这一点要优于 PET,因其从注射造影剂到获取图像需要至少 1 小时的等待期(取决于使用核素的种类)[37]。这种独特的体内生物分布与快速清除也允许医生根据需要重复注射靶向微泡。如重复检查某特定区域或在相同的成像期内扩大检查的目标区域。

体内注射微泡经超声激发后对人体的作用影响包括细胞暂时性通透(声孔效应)、细胞永久性通透和细胞坏死[38, 39]。因使用微泡造影剂引起的并发症在文献报道中很少出现。但有些研究表明使用微泡造影剂可能会引起轻微的微血管损伤,可能导致患者产生局部出血、过敏反应、皮疹和低血压[40, 41]。

7.3 超声分子影像应用

7.3.1 血管栓塞性疾病的诊断与治疗

微泡造影剂由于自身尺寸的限制,主要用于血管内造影,需要血流才能实现可视化,因此栓塞的血管理论上可能会限制微泡造影剂的应用[42]。然而在实际应用中,通过使用可特异性靶向至栓块的微泡不仅能增强超声造影效果,甚至可以达到溶解栓块的功效[21, 43, 44]。通常在血管受到损伤后血小板会聚集在受损处并激活 GPⅡb(GlycoproteinⅡb)和 GPⅢa 等糖蛋白受体。随后这些糖蛋白受体会吸引更多的血小板和纤维蛋白原,导致血栓块的形成[45]。通过偶联靶向 GPⅡb 和 GPⅢa 的特异性配体可能会增加微泡对于凝血部位的亲和力。当靶向微泡结合到栓块处时可具有局部声波累积器的作用[46],既可增强超声影像的造影效果,又可以在施加高频超声时增加微泡的破裂性,利用微泡的空化效应起到溶解栓块的效果。依替巴肽(eptifibatide)是具有 6 个氨基酸和1 个巯基丙酰基(脱氨基半胱氨酰)残基的环状七肽,可作为靶向 GPⅡb 和 GPⅢa 的配体,当结合到人血小板受体 GPⅡb/Ⅲa 时,可抑制血小板的聚集[47]。近来,研究人员发现具有精氨酸-甘氨酸-天冬氨酸(RGD)的短肽序列也可以靶向 GPⅡb 和 GPⅢa[48]。因栓块中含有大量纤维蛋白,因此选择与之特异性结合的多肽和抗体作为靶向配体也可实现微泡的血栓靶向。对于动脉硬化斑块,可选择的靶标分子通常为细胞间黏附分子 1(intercellular adhesion molecule 1,ICAM-1)、血管细胞黏附分子 1(vascular cell adhesion molecule 1,VCAM-1)以及 von Willebrand factor,其特异性配体分别为 ICAM-1、VCAM-1 的抗体或多肽以及 GPⅠb[49, 50]。

Hagisawa 等人[50]将含有 RGD 序列的八肽 CGGDRGDF 通过巯基与马来酰亚胺的

反应共价修饰到脂质体包裹的全氟化碳微泡表面,所合成的靶向微泡最终直径约为200 nm。在对兔子髂动脉新生血栓的超声影像与治疗研究中,发现靶向微泡可累积在新生血栓处并显著增强超声造影的效果(如图 7-10)。当施加高强度超声(4.0 Wcm^{-2})引发微泡空化效应后,血栓逐渐被消解。90%的动脉(10 只兔子)在治疗后实现了再疏通,再疏通的时间为 16.7 ± 5.0 分钟,比临床传统 t-PA(组织型纤溶酶原激活剂)溶栓疗法耗时短(41.3 ± 14.4 分钟)[50]。

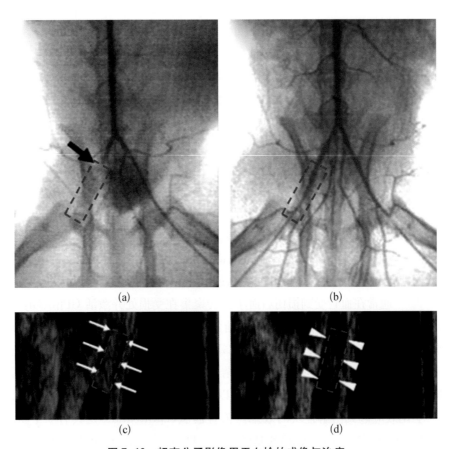

图 7-10　超声分子影像用于血栓的成像与治疗

(a) 兔子髂动脉血管造影图像,黑色箭头及红色虚线处为新生血栓;(b) 靶向微泡超声治疗后的血管造影图像;(c) 髂动脉血管超声影像图,白色箭头及红色虚线所指区域为靶向微泡产生的增强信号;(d) 治疗后的超声影像图,白色箭头所指区域超声信号减弱(图片修改自参考文献[50])

7.3.2　炎症的诊断与治疗

炎症是身体对众多刺激引起的生物反应的一部分,包括毒素、缺血、病原体等[51]。炎症会导致人体募集细胞(包括白细胞)进入发炎组织,这一过程是身体对这些外部刺激的细胞反应,同时也是炎症的标志之一。为了使白细胞从血液循环转移到发炎组织中,它们需要首先牢固地黏附在血管内皮细胞形成的血管壁上。这种白细胞外渗的过程是由在血管壁上表达的各种黏附分子受体介导的,包括选择蛋白(P-,E-和L-选择蛋白)和免疫球蛋白配体 ICAM1 和 VCAM1。白细胞在其细胞膜上表达与这些黏附分子相互作用的配体,从而允许它们首先滚动、然后牢固地附着到血管壁上[51]。这些黏附分子可作为炎症的生物标志物,通过设计靶向黏附分子的微泡可实现针对炎症部位的超声分子影像。炎症是多种疾病过程的关键步骤,炎症的超声分子影像已成功用于若干疾病过程的诊断,包括炎症性肠病、心肌缺血、关节硬化和心脏移植中的排斥反应。

Bettinger 等人[52]将可结合选择蛋白(P-和E-选择蛋白)的糖蛋白配体 1(PSGL1)共价偶联到脂质体微泡的壳层上,该造影剂可以在化学诱导的急性结肠炎小鼠模型中准确定量炎症(见图 7-11)。在一项不同方法学的比较实验中,双重选择蛋白靶向微泡

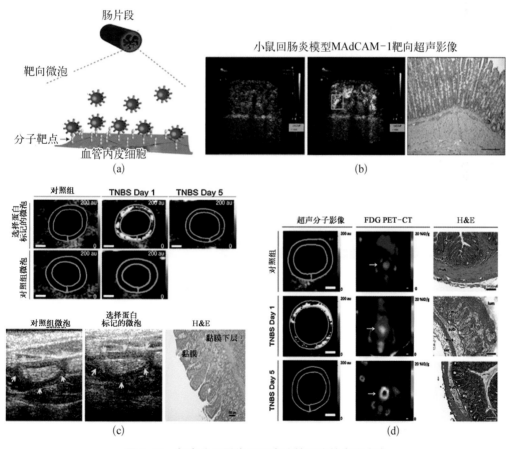

图 7-11　超声分子影像用于炎症性肠病的炎症成像

(a) 示意图显示分子靶向的微泡(蓝色)靶向肠片段中炎症部位的原理;(b) 小鼠自发性回肠炎模型的超声分子影像图与组织切片;(c) 小鼠急性肠炎模型靶向微泡的超声分子影像对比图(非靶向微泡);(d) 靶向微泡产生的超声分子影像信号与小鼠结肠炎 PET-CT 扫描中 FDG 摄取;(e) 猪急性末端回肠炎模型的超声分子影响对比图与组织切片图(图片修改自参考文献[4])

产生的超声分子影像信号与小鼠结肠炎 PET-CT 扫描中^{18}F-氟代脱氧葡萄糖（FDG）的摄取具有良好的相关性（见图 7-11）[53]。为了进一步的临床转化，Wang 等人[53]使用临床超声系统在猪急性末端回肠炎模型中使用这种新的造影剂，证明了超声分子影像在炎症诊断中的可行性和良好的可重复性。此外，在从正常到轻度、中度直到严重的炎症程度范围内，超声分子影像检测到的信号量级均与离体组织切片的分析结果具有相关性，表明双重选择蛋白靶向的超声分子影像在大型动物模型中可实现非侵入的、分子水平的组织炎症定量。为了评估该造影剂定量和监测人类患者炎症的可能性，进一步的临床开发以及临床试验十分必要[54]。

7.3.3　肿瘤的诊断与治疗

在肿瘤的诊断与治疗领域，超声分子影像可通过改善或提高肿瘤早期检测、肿瘤分子表达谱分析、局部病灶定性以及治疗过程监测等发挥重要的作用[55]。新血管生成，即从宿主周围组织形成和募集新血管，是癌症的标志之一，并且在肿瘤发展的早期发生。超声分子影像可利用这一时期肿瘤血管内皮细胞差异性表达的几种生物标志物实现对肿瘤的早期检测。目前已有部分研究工作对超声分子影像癌症早期诊断的可行性进行评估，不同类型癌症对应的生物标志物如表 7-3 所示。其中，研究人员使用最多的生物标志物包括血管内皮生长因子受体 2（VEGFR2）、$\alpha_v\beta_3$ 整联蛋白、内皮糖蛋白（endoglin）。靶向 VEGFR2 和内皮糖蛋白的微泡也成功用于监测抗血管生成药物和化疗药物对肿瘤抑制的效果[24,56]。

表 7-3　商业化微泡超声造影剂

分子靶点（生物标志物）	癌　症　类　型
VEGFR2	胰腺癌[57,58]、血管肉瘤[59]、卵巢癌[60-62]、前列腺癌[63,64]、乳腺癌[61,65,66]、结肠癌[67,68]、肝癌[69]、肾癌[70]
Integrin	胶质瘤[71]、卵巢癌[72,73]、乳腺癌[74-76]
Endoglin/CD105	胰腺癌[57]、卵巢癌[61]、黑色素瘤[56]
Thy1/CD90	胰腺癌[77]
B7-H3/CD276	卵巢癌[78]
PSMA	前列腺癌[79,80]

第一例临床级别的超声分子影像探针 BR55 可靶向人 VEGFR2，已被设计用于癌症成像，并且在包括乳腺癌、结肠癌、前列腺癌和肝癌在内的多种癌症的临床前小鼠模型（皮下异种移植和原位模型）中显示令人满意的结果。最近，该临床级造影剂在

研究中能够评估各种转基因小鼠模型(类似患者的肿瘤进展)中的肿瘤进展。除了像 VEGFR2 这样的新生血管生成标志物之外,研究人员还通过 DNA 微阵列分析、质谱、蛋白质组学分析等技术发现了各种癌症类型新生血管上差异表达的癌症特异性分子标志物,随后通过人体组织免疫组织化学分析进行了验证。胸腺细胞分化抗原 1 (Thy1)和 B7-H3(CD276,B7 家族的免疫调节剂)是两种新型标记物,最近被鉴定并验证在胰腺癌、卵巢癌和乳腺癌中特异性差异表达,是超声生分子影像潜在的血管靶标。

在大量临床前动物实验验证以及毒性研究的基础上,BR55 在欧洲和美国获准进行癌症超声分子影像的早期临床研究。在阿姆斯特丹大学医院,研究人员评估了 BR55 的人类安全性,并首次证明 BR55 可以在前列腺癌患者中达到与 VEGFR2 结合的可检测水平的超声影像对比度(ClinicalTrials.gov identifier:NCT01253213)。如图 7-12 所示,在两名前列腺癌患者的超声分子影像实例中,相较于未处理的图像(左,信号产生于自由微泡和附着微泡),经处理后的图像(中)可明显显示出靶向 VEGFR2 并附着于血管壁的静置微泡的信号(圈中彩色区域),表明该区域肿瘤的存在。与经根治性前列腺切除术后前列腺的切片肿瘤分析图进行对比(红色区域为肿瘤区域),超声分子影像诊断的结果与切片分析具有很高的吻合度。

BR55用于前列腺癌患者的超声分子影像

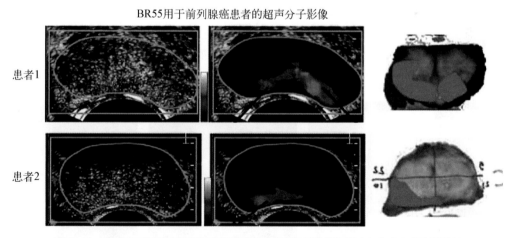

图 7-12 靶向 BR55 造影的前列腺癌患者超声直肠横断图像(左和中)以及根治性
　　　　前列腺切除术后前列腺切片图(右)

(图片修改自参考文献[4])

超声影像已经成为乳腺、卵巢、肝脏和胰腺等器官(具有适当声学窗口的患者)的临床一线成像模式之一。因此整合基于超声的分子影像技术,用于临床上对这些癌症的早期诊断和治疗监测的设想最终有望得以实现。

7.3.4 基因诊断与治疗

目前尚无直接利用超声分子影像非侵入的检测体内基因表达水平的研究报道,主要因为超声影像在分辨率上的不足以及缺少合适的基因探针。将超声影像与生物发光成像相结合,可实现实时监测动物体内基因治疗载体的体内分布与基因表达[81]。在基因疗法的分子影像中,超声分子影像可用于治疗后生理变化的成像,例如治疗性血管基因输送后血管的再疏通情况[82]。超声分子影像还可用于评估转基因小鼠以及影像介导的基因递送[83]。除此之外,由于超声造影剂微泡的空化现象,其对细胞具有声孔效应,可增强体外和体内基因转染效率。尽管病毒载体具有更高的转染效率,但其潜在的致癌性和免疫性也限制了其在临床的使用。基于微泡的非病毒转染技术旨在提高细胞对质粒 DNA 的摄取。

Shapiro 等人[84]在小鼠模型中评估了超声微泡技术中各条件对报告基因荧光素酶转染效率的影响(见图 7-13)。研究发现当注射 $50~\mu g$ 质粒 DNA 和 5×10^5 个微泡的

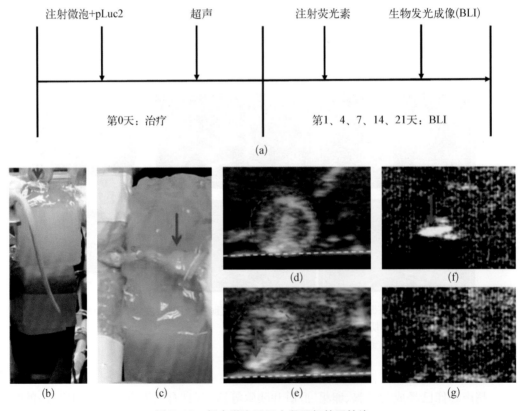

图 7-13 超声微泡用于小鼠腿部基因转染

(a) 实验方案;(b)和(c) 小鼠腿部超声凝胶耦合图片;(d) 小鼠腿部的超声影像图;(e) 注射器插入腿部的超声影像图;(f) 治疗中的超声增强影像;(g) 治疗结束后的超声增强影像(图片修改自参考文献[84])

混合溶液到小鼠体内,并使用 1.4 MHz、200 kPa、100 循环脉冲长度以及 540 Hz 的脉冲重复频率的超声作用于小鼠 2 分钟,可实现最优的基因转染效率,即第四天时荧光素酶的生物发光比其他对照组提高了 100 倍[84]。

7.3.5 基于纳米技术的超声诊疗一体化

诊疗一体化是指疾病诊断和治疗的结合,包含多种策略。例如首先利用诊断型的放射性核素标记的抗体研究患者靶点探针的累计情况,随后用相同的抗体偶联治疗型核素进行放射免疫治疗。也可以是将造影剂与治疗剂结合在同一个微米或纳米的药物配方上[85]。理论上,微泡具有应用于诊疗一体化的巨大潜力,因其本身就是天然的超声造影剂,同时能够促进药物跨过生理障碍而提高药物递送效率,并且可以在其壳层内部或表面上装载药物分子。

Leong-Poi 等人[86]发表了微泡用于诊疗一体化领域的一项开创性的研究。他们使用带正电荷的微泡携载 VEGF 编码的质粒 DNA,用以治疗慢性缺血性骨骼肌。研究发现,这些治疗性微泡能够增强大鼠缺血后肢 VEGF 的表达,增加微血管密度,从而改善微血管血流量。尽管在这项工作中单次注射的微泡仅仅用于质粒 DNA 的递送而无法用于治疗效果的成像(递送后微泡破裂),但可以推断的是,在后续多次注射治疗微泡时(在超声协助递送之前)可以直接通过超声影像观察到上一次注射的疗效。

Wang 等人[87]将构象特异性抗 GPⅡb/Ⅲa 单链抗体(single chain variable fragment,scFVs)与重组单链尿激酶纤溶酶原激活剂(scuPA)共同偶联到微泡(VisualSonics公司)上。scFVs 作为靶向配体可将微泡靶向附着在血栓处,而 scuPA 是一种尿激酶型纤溶酶原激活物,具有溶栓活性。在小鼠颈动脉血栓模型中,诊疗一体化的靶向微泡可通过超声分子影像提供高灵敏可信的体内血栓检测,并能实时观察血栓尺寸的变化(见图 7-14)。此外,通过靶向微泡递送的 scuPA 能够有效地溶解形成的血栓,其溶栓效果与临床使用的 uPA 相当,但不具有 uPA 引起的长时间出血的缺点[87]。

最近,使用纳米颗粒来包裹微泡作为壳层引起了人们的关注。Gao 等人[88]利用磁性纳米颗粒包裹空气制备了具有磁场响应的磁性微泡(见图 7-15)。磁性微泡由表面活性剂包裹的空气核以及自组装在表面的磁性纳米粒子壳层组成。氧化铁磁性纳米颗粒(30 nm)由于疏水作用和磁性作用自组装形成多层的结构,紧密的包裹住表面活性剂封装的空气核[89]。该磁性微泡具有极好的稳定性及生物兼容性,可作为超声和磁共振造影剂。此外,通过合成过程中加入其他无机或聚合物纳米载体,可将药物载体掺杂入微泡表面的磁性纳米颗粒壳层中,从而实现了药物的有效装载。同时在药物释放方面,该课题组开发了基于微泡稳定振动的释放方式。这种方式与传统的微泡由空化现象发生破裂不同,采用能量较低的超声引起微泡的稳定振动,在不发生破裂的情况下,使最外层表面的纳米颗粒脱离壳层,在微流体的引导下进入周围组织。稳定振动的微泡产生的局部能量远小于空化现象,既可以提高药物在组织中的穿透深度,又可以降低对周围健康组织的损伤。实验证明超声后释放的荧光纳米颗粒可以进入斑马鱼心脏组织,心脏内荧光信号提高可达 18 倍;而脑皮层中,超声后释放的荧光纳米颗粒穿透深度比自由扩散提高了 13 倍。小鼠肿瘤模型中,该释药方式可显著提高药物在肿瘤的富集以及提高药物在组织中的渗透[88]。同时,基于该方法的超声可控溶栓药物递送可显著提高体外溶栓速率和溶栓效果,对于治疗血管阻塞类疾病具有潜在应用价值。

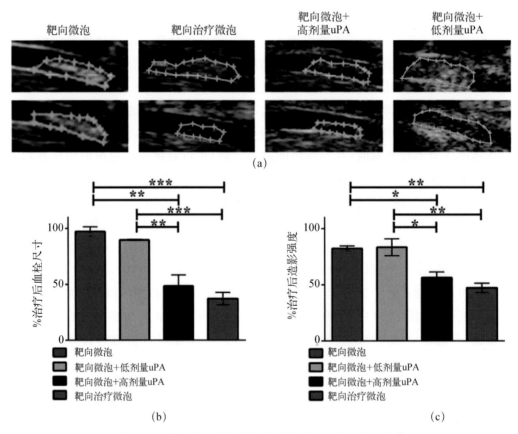

图 7-14 靶向超声微泡用于小鼠颈动脉血栓诊疗一体化

(a) 不同治疗组治疗前后血栓的超声分子影像图;(b) 不同治疗组治疗后血栓尺寸;(c) 不同治疗组治疗后血栓部位造影强度(图片修改自参考文献[87])

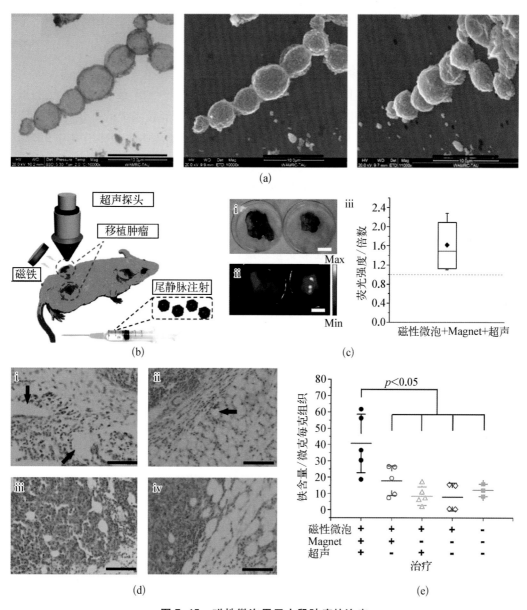

图 7-15 磁性微泡用于小鼠肿瘤的治疗

(a) 磁性微泡的环境扫描电子显微镜图;(b) 磁性微泡小鼠肿瘤模型治疗示意图;(c) 阿霉素肿瘤富集浓度荧光图与定量图;(d) 纳米颗粒跨过肿瘤血管壁的组织切片图;(e) 肿瘤内铁元素富集浓度图(图片修改自参考文献[88,89])

7.4　展望

基于超声的分子影像系统与治疗系统的完美兼容性,使得基于微泡的增强影像、药物递送及超声辅助治疗一体化设计符合当今精准医学的发展趋势,极具临床转化前景。然而,由于目前靶向微泡的组成、设计以及超声成像方法学等技术上的不足,其临床转化也受到诸多挑战。作者认为,超声分子影像发展面临的挑战与未来研究热点包含以下几个方面:

(1) 如何设计稳定、高效的多功能靶向微泡并应用于临床前动物实验研究。微泡的稳定性取决于壳层的组成。相较于柔性的脂质体,聚合物形成的壳层更有利于维持微泡的稳定性。然而,由于结构变得刚性改变了微泡在声场下的响应振动,使得聚合物包裹的微泡作为超声造影剂时造影效果变差。最近,使用纳米颗粒来包裹微泡作为壳层引起了人们的关注[90]。纳米颗粒在气液界面自组装形成稳定的壳层包裹住气核,当在超声的作用下体积发生膨胀时,纳米颗粒的排列变得稀疏,相反地体积压缩时而变得排列紧密。更重要的是,由不同功能纳米颗粒组成的壳层赋予了微泡特殊的功能,可用于药物输送以及多模态成像[90]。

(2) 尽管超声分子影像具有极大的临床应用前景,但是其临床转化依然面临众多挑战。与任何其他分子造影剂一样,临床超声分子影像的主要挑战之一是时间成本和昂贵的开发成本,因为分子造影剂被监管机构归为任何其他药物类。对于 PET 分子造影剂,因其使用量极低,在美国可通过探索性研究新药申请(eIND)途径申请临床试验,对临床前动物试验的要求较低,可加速早期的第一次人体零期临床试验,并且有机会使决策者更快地做出决定[91, 92]。这种途径目前还不存在于其他类型造影剂例如微泡。然而可以想象,如果监管机构更了解和熟悉某种特定组成的靶向微泡造影剂,在此基础上仅仅改变分子靶向的结合配体,则可加速不同应用领域靶向微泡的临床转化。

(3) 临床前超声分子影像通常为二维(2D)模式,仅允许对小解剖区域进行采样。因此三维(3D)超声分子影像技术亟须开发和应用[67]。最近,在临床前人类结肠癌异种移植模型中评估了一种新的临床矩阵阵列换能器,其中包含 9 212 个带有集成微波束形成器的元件,用于监测体外超声分子影像的抗血管生成肿瘤治疗[67]。换能器以电子方式操纵超声波束在整个肿瘤上进行扫描,允许在整个成像体积中以相对高的空间分辨率和几乎恒定的体素分辨率(voxel resolution)成像,并定量超声分子影像信号。肿瘤由于出血、坏死、新血管的生成以及空间变化的血管分布,造成了肿瘤的异质性结构,导致在二维成像模式中可能会有采样误差。实际上,与人类结肠癌移植瘤的 3D 超声分子影像相比,2D 超声影像中的抗血管生成治疗效果被高估了 73%[67]。因此,具有 3D 成像能力的超声分子影像技术亟待开发。

（4）基于微泡的超声诊疗一体化设计，探索精准医疗的新思路。基于微泡的超声增强造影剂本身可以作为药物载体，同时具有超声响应释药和组织穿透深度增强的优势，因此非常适合作为诊疗一体化试剂。在材料设计方面，如何使用生物相容性好的材料在微泡上组装靶向配体、装载药物是当前研究的热点。在超声成像时，诊疗一体化试剂需不能改变原有微泡的超声响应性，即不能牺牲超声造影对比度。在治疗时，如何利用微泡在超声下与组织的相互作用，控制能量的强度，以适应不同的疾病治疗是具有挑战性的难点。同时，诊断与治疗的相互耦合是能否实现诊疗一体化的关键一步。例如当前载药靶向微泡到达靶点后可先进行超声影像诊断，随后进行超声药物释放治疗。然而当药物释放后微泡随之溶解消失，不再具有超声造影剂的功能，也就不能继续监测治疗效果。因此，使用微泡的稳定振动引起释药的方式可实现释药后微泡依然保持其造影功能，是解决上述问题的一种思路。

参考文献

[1] Chan V W S, Abbas S, Brull R, et al. Ultrasound Imaging for Regional Anesthesia: A Practical Guide [M]. Toronto: Toronto Printing Company, 2010.

[2] Biswas J, Bhende M P, Mondkar S V. Ultrasound biomicroscopy in anterior segment inflammatory disorders [J]. Ann Ophthalmol, 2000, 32(4): 301-306.

[3] Otto C. Textbook of Clinical Echocardiography [M]. Philadelphia: WB Saunders, 2000.

[4] Abou-Elkacem L, Bachawal S V, Willmann J K. Ultrasound molecular imaging: Moving toward clinical translation [J]. Eur J Radiol, 2015, 84(9): 1685-1693.

[5] Kossoff G. Basic physics and imaging characteristics of ultrasound [J]. World J Surg, 2000, 24(2): 134-142.

[6] Kurtz A B, Hertzberg B S. Ultrasound: the Requisites [M]. St. Louis: Mosby Incorporated, 2004.

[7] Hangiandreou N J. AAPM/RSNA physics tutorial for residents: topics in US: B-mode US: basic concepts and new technology [J]. Radiographics, 2003, 23(4): 1019-1033.

[8] Narouze S N. Atlas of Ultrasound-Guided Procedures in Interventional Pain Management [M]. New York: Springer-Verlag, 2011, 13-19.

[9] Deshpande N, Needles A, Willmann J K. Molecular ultrasound imaging: current status and future directions [J]. Clin Radiol, 2010, 65(7): 567-581.

[10] Lindner J R. Microbubbles in medical imaging: current applications and future directions [J]. Nat Rev Drug Discov, 2004, 3: 527.

[11] Postema M, Schmitz G. Bubble dynamics involved in ultrasonic imaging [J]. Expert Rev Mol Diagn, 2006, 6(3): 493-502.

[12] Feinstein S B. The powerful microbubble: from bench to bedside, from intravascular indicator to therapeutic delivery system, and beyond [J]. Am J Physiol Heart Circ Physiol, 2004, 287(2): H450-457.

[13] Alzaraa A, Gravante G, Chung W Y, et al. Targeted microbubbles in the experimental and clinical

setting [J]. Am J Surg, 2012, 204(3): 355-366.

[14] Lindner J R, Dayton P A, Coggins M P, et al. Noninvasive imaging of inflammation by ultrasound detection of phagocytosed microbubbles [J]. Circulation, 2000, 102(5): 531-538.

[15] Cai W B, Yang H L, Zhang J, et al. The Optimized fabrication of nanobubbles as ultrasound contrast agents for tumor imaging [J]. Sci Rep, 2015, 5: 13725.

[16] Klibanov A L. Ligand-carrying gas-filled microbubbles: ultrasound contrast agents for targeted molecular imaging [J]. Bioconjug Chem, 2005, 16(1): 9-17.

[17] Marshall D, Pedley R B, Boden J A, et al. Polyethylene glycol modification of a galactosylated streptavidin clearing agent: effects on immunogenicity and clearance of a biotinylated anti-tumour antibody [J]. Br J Cancer, 1996, 73(5): 565-572.

[18] Kaufmann B A. Ultrasound molecular imaging of atherosclerosis [J]. Cardiovasc Res, 2009, 83 (4): 617-625.

[19] Klibanov A L. Preparation of targeted microbubbles: ultrasound contrast agents for molecular imaging [J]. Med Biol Eng Comput, 2009, 47(8): 875-882.

[20] Villanueva F S, Jankowski R J, Klibanov S, et al. Microbubbles targeted to intercellular adhesion molecule-1 bind to activated coronary artery endothelial cells [J]. Circulation, 1998, 98(1): 1-5.

[21] Alonso A, Della Martina A, Stroick M, et al. Molecular imaging of human thrombus with novel abciximab immunobubbles and ultrasound [J]. Stroke, 2007, 38(5): 1508-1514.

[22] Pochon S, Tardy I, Bussat P, et al. BR55: a lipopeptide-based VEGFR2-targeted ultrasound contrast agent for molecular imaging of angiogenesis [J]. Invest Radiol, 2010, 45(2): 89-95.

[23] Pysz M A, Foygel K, Rosenberg J, et al. Antiangiogenic cancer therapy: monitoring with molecular US and a clinically translatable contrast agent (BR55) [J]. Radiology, 2010, 256(2): 519-527.

[24] Kaneko O F, Willmann J K. Ultrasound for molecular imaging and therapy in cancer [J]. Quant Imaging Med Surg, 2012, 2(2): 87-97.

[25] Wu J, Nyborg W L. Ultrasound, cavitation bubbles and their interaction with cells [J]. Adv Drug Deliv Rev, 2008, 60(10): 1103-1116.

[26] Bouakaz A, Frigstad S, Ten Cate FJ, et al. Super harmonic imaging: a new imaging technique for improved contrast detection [J]. Ultrasound Med Biol, 2002, 28(1): 59-68.

[27] Forsberg F, Shi W T, Goldberg B B. Subharmonic imaging of contrast agents [J]. Ultrasonics, 2000, 38(1-8): 93-98.

[28] Deng C X, Lizzi F L. A review of physical phenomena associated with ultrasonic contrast agents and illustrative clinical applications [J]. Ultrasound Med Biol, 2002, 28(3): 277-286.

[29] Burns P N, Powers J E, Simpson D H, et al. Harmonic power mode Doppler using microbubble contrast agents: an improved method for small vessel flow imaging [J]. IEEE Int Ultrason Symp, 1994, 3: 1547-1550.

[30] De Jong N, Frinking P J, Bouakaz A, et al. Detection procedures of ultrasound contrast agents [J]. Ultrasonics, 2000, 38(1-8): 87-92.

[31] Eckersley R J, Chin C T, Burns P N. Optimising phase and amplitude modulation schemes for imaging microbubble contrast agents at low acoustic power [J]. Ultrasound Med Biol, 2005, 31 (2): 213-219.

[32] De Jong N, Hoff L. Ultrasound scattering properties of Albunex microspheres [J]. Ultrasonics, 1993, 31(3): 175-181.

[33] Arditi M, Frinking P J A, Xiang Z, et al. A new formalism for the quantification of tissue perfusion by the destruction-replenishment method in contrast ultrasound imaging [J]. IEEE Trans Ultrason Ferroelectr Freq Control, 2006, 53(6): 1118-1129.

[34] Walday P, Tolleshaug H, Gjøen T, et al. Biodistributions of air-filled albumin microspheres in rats and pigs [J]. Biochem J, 1994, 299(Pt 2): 437-443.

[35] Willmann J K, Cheng Z, Davis C, et al. Targeted microbubbles for imaging tumor angiogenesis: assessment of whole-body biodistribution with dynamic micro-PET in mice [J]. Radiology, 2008, 249(1): 212-219.

[36] Kircher M F, Willmann J K. Molecular body imaging: MR imaging, CT, and US. part I. principles [J]. Radiology, 2012, 263(3): 633-643.

[37] Miller D L, Dou C. Induction of apoptosis in sonoporation and ultrasonic gene transfer [J]. Ultrasound Med Biol, 2009, 35(1): 144-154.

[38] Kooiman K, Foppen-Harteveld M, De Jong N. Ultrasound-mediated targeted microbubble sonoporation of endothelial cells [J]. J Control Release, 2010, 148(1): e62-63.

[39] Cosgrove D, Harvey C. Clinical uses of microbubbles in diagnosis and treatment [J]. Med Biol Eng Comput, 2009, 47(8): 813-826.

[40] Cosgrove D. Ultrasound contrast agents: an overview [J]. Eur J Radiol, 2006, 60(3): 324-330.

[41] Alonso A, Dempfle C E, Della Martina A, et al. In vivo clot lysis of human thrombus with intravenous abciximab immunobubbles and ultrasound [J]. Thromb Res, 2009, 124(1): 70-74.

[42] Martin M J, Chung E M, Goodall A H, et al. Enhanced detection of thromboemboli with the use of targeted microbubbles [J]. Stroke, 2007, 38(10): 2726-2732.

[43] Culp W C, Porter T R, Lowery J, et al. Intracranial clot lysis with intravenous microbubbles and transcranial ultrasound in swine [J]. Stroke, 2004, 35(10): 2407-2411.

[44] Schumann P A, Christiansen J P, Quigley R M, et al. Targeted-microbubble binding selectively to GPIIb IIIa receptors of platelet thrombi [J]. Invest Radiol, 2002, 37(11): 587-593.

[45] Xie F, Lof J, Matsunaga T, et al. Diagnostic ultrasound combined with glycoprotein IIb/IIIa-targeted microbubbles improves microvascular recovery after acute coronary thrombotic occlusions [J]. Circulation, 2009, 119(10): 1378-1385.

[46] Ueland T, Aukrust P, Omdal T R, et al. Effect of eptifibatide on platelet-mediated inflammation in acute coronary syndromes [J]. Int J Cardiol, 2011, 151(3): 385-387.

[47] Hagisawa K, Nishioka T, Suzuki R, et al. Enhancement of ultrasonic thrombus imaging using novel liposomal bubbles targeting activated platelet glycoprotein IIb/IIIa complex — in vitro and in vivo study [J]. Int J Cardiol, 2011, 152(2): 202-206.

[48] Lindner J R. Molecular imaging of myocardial and vascular disorders with ultrasound [J]. JACC Cardiovasc Imaging, 2010, 3(2): 204-211.

[49] Mccarty O J, Conley R B, Shentu W, et al. Molecular imaging of activated von Willebrand factor to detect high-risk atherosclerotic phenotype [J]. JACC Cardiovasc Imaging, 2010, 3(9): 947-955.

[50] Hagisawa K, Nishioka T, Suzuki R, et al. Thrombus-targeted perfluorocarbon-containing liposomal bubbles for enhancement of ultrasonic thrombolysis: in vitro and in vivo study [J]. J Thromb Haemost, 2013, 11(8): 1565-1573.

[51] Bettinger T, Bussat P, Tardy I, et al. Ultrasound molecular imaging contrast agent binding to both E- and P-selectin in different species [J]. Invest Radiol, 2012, 47(9): 516-523.

［52］ Wang H，Machtaler S，Bettinger T，et al. Molecular imaging of inflammation in inflammatory bowel disease with a clinically translatable dual-selectin-targeted US contrast agent：comparison with FDG PET/CT in a mouse model ［J］. Radiology，2013，267(3)：818-829.

［53］ Wei K，Main M L，Lang R M，et al. The effect of definity on systemic and pulmonary hemodynamics in patients ［J］. J Am Soc Echocardiogr，2012，25(5)：584-588.

［54］ Deshpande N，Pysz M A，Willmann J K. Molecular ultrasound assessment of tumor angiogenesis ［J］. Angiogenesis，2010，13(2)：175-188.

［55］ Pysz M A，Foygel K，Rosenberg J，et al. Antiangiogenic cancer therapy：monitoring with molecular US and a clinically translatable contrast agent (BR55) ［J］. Radiology，2010，256(2)：519-527.

［56］ Leguerney I，Scoazec J Y，Gadot N，et al. Molecular ultrasound imaging using contrast agents targeting endoglin，vascular endothelial growth factor receptor 2 and integrin ［J］. Ultrasound Med Biol，2015，41(1)：197-207.

［57］ Korpanty G，Carbon J G，Grayburn P A，et al. Monitoring response to anticancer therapy by targeting microbubbles to tumor vasculature ［J］. Clin Cancer Res，2007，13(1)：323-330.

［58］ Pysz M A，Machtaler S B，Seeley E S，et al. Vascular endothelial growth factor receptor type 2-targeted contrast-enhanced US of pancreatic cancer neovasculature in a genetically engineered mouse model：potential for earlier detection ［J］. Radiology，2015，274(3)：790-799.

［59］ Willmann J K，Paulmurugan R，Chen K，et al. US imaging of tumor angiogenesis with microbubbles targeted to vascular endothelial growth factor receptor type 2 in mice ［J］. Radiology，2008，246(2)：508-518.

［60］ Willmann J K，Lutz A M，Paulmurugan R，et al. Dual-targeted contrast agent for US assessment of tumor angiogenesis in vivo ［J］. Radiology，2008，248(3)：936-944.

［61］ Deshpande N，Ren Y，Foygel K，et al. Tumor angiogenic marker expression levels during tumor growth：longitudinal assessment with molecularly targeted microbubbles and US imaging ［J］. Radiology，2011，258(3)：804-811.

［62］ Barua A，Yellapa A，Bahr J M，et al. VEGFR2-targeted ultrasound imaging agent enhances the detection of ovarian tumors at early stage in laying hens，a preclinical model of spontaneous ovarian cancer ［J］. Ultrason Imaging，2015，37(3)：224-237.

［63］ Frinking P J，Tardy I，Theraulaz M，et al. Effects of acoustic radiation force on the binding efficiency of BR55，a VEGFR2-specific ultrasound contrast agent ［J］. Ultrasound Med Biol，2012，38(8)：1460-1469.

［64］ Tardy I，Pochon S，Theraulaz M，et al. Ultrasound molecular imaging of VEGFR2 in a rat prostate tumor model using BR55 ［J］. Invest Radiol，2010，45(10)：573-578.

［65］ Bzyl J，Lederle W，Rix A，et al. Molecular and functional ultrasound imaging in differently aggressive breast cancer xenografts using two novel ultrasound contrast agents (BR55 and BR38) ［J］. Eur Radiol，2011，21(9)：1988-1995.

［66］ Bachawal S V，Jensen K C，Lutz A M，et al. Earlier detection of breast cancer with ultrasound molecular imaging in a transgenic mouse model ［J］. Cancer Res，2013，73(6)：1689-1698.

［67］ Wang H，Kaneko O F，Tian L，et al. Three-dimensional ultrasound molecular imaging of angiogenesis in colon cancer using a clinical matrix array ultrasound transducer ［J］. Invest Radiol，2015，50(5)：322-329.

［68］ Pysz M A，Guracar I，Tian L，et al. Fast microbubble dwell-time based ultrasonic molecular imaging approach for quantification and monitoring of angiogenesis in cancer [J]. Quant Imaging Med Surg, 2012, 2(2): 68-80.

[69] Sugimoto K, Moriyasu F, Negishi Y, et al. Quantification in molecular ultrasound imaging: a comparative study in mice between healthy liver and a human hepatocellular carcinoma xenograft [J]. J Ultrasound Med, 2012, 31(12): 1909-1916.

[70] Wei S, Fu N, Sun Y, et al. Targeted contrast-enhanced ultrasound imaging of angiogenesis in an orthotopic mouse tumor model of renal carcinoma [J]. Ultrasound Med Biol, 2014, 40(6): 1250-1259.

[71] Ellegala D B, Leong-Poi H, Carpenter J E, et al. Imaging tumor angiogenesis with contrast ultrasound and microbubbles targeted to alpha(v)beta3 [J]. Circulation, 2003, 108(3): 336-341.

[72] Barua A, Yellapa A, Bahr J M, et al. Enhancement of ovarian tumor detection with alphavbeta3 integrin-targeted ultrasound molecular imaging agent in laying hens: a preclinical model of spontaneous ovarian cancer [J]. Int J Gynecol Cancer, 2014, 24(1): 19-28.

[73] Willmann J K, Kimura R H, Deshpande N, et al. Targeted contrast-enhanced ultrasound imaging of tumor angiogenesis with contrast microbubbles conjugated to integrin-binding knottin peptides [J]. J Nucl Med, 2010, 51(3): 433-440.

[74] Anderson C R, Hu X, Zhang H, et al. Ultrasound molecular imaging of tumor angiogenesis with an integrin targeted microbubble contrast agent [J]. Invest Radiol, 2011, 46(4): 215-224.

[75] Warram J M, Sorace A G, Saini R, et al. A triple-targeted ultrasound contrast agent provides improved localization to tumor vasculature [J]. J Ultrasound Med, 2011, 30(7): 921-931.

[76] Sorace A G, Saini R, Mahoney M, et al. Molecular ultrasound imaging using a targeted contrast agent for assessing early tumor response to antiangiogenic therapy [J]. J Ultrasound Med, 2012, 31(10): 1543-1550.

[77] Foygel K, Wang H, Machtaler S, et al. Detection of pancreatic ductal adenocarcinoma in mice by ultrasound imaging of thymocyte differentiation antigen 1 [J]. Gastroenterology, 2013, 145(4): 885-894.

[78] Lutz A M, Bachawal S V, Drescher C W, et al. Ultrasound molecular imaging in a human CD276 expression-modulated murine ovarian cancer model [J]. Clin Cancer Res, 2014, 20 (5): 1313-1322.

[79] Sanna V, Pintus G, Bandiera P, et al. Development of polymeric microbubbles targeted to prostate-specific membrane antigen as prototype of novel ultrasound contrast agents [J]. Mol Pharm, 2011, 8(3): 748-757.

[80] Wang L, Li L, Guo Y, et al. Construction and in vitro/in vivo targeting of PSMA-targeted nanoscale microbubbles in prostate cancer [J]. Prostate, 2013, 73(11): 1147-1158.

[81] Ingram N, Macnab S A, Marston G, et al. The use of high-frequency ultrasound imaging and biofluorescence for in vivo evaluation of gene therapy vectors [J]. BMC Med Imaging, 2013, 13: 35-35.

[82] Rissanen T T, Korpisalo P, Markkanen J E, et al. Blood flow remodels growing vasculature during vascular endothelial growth factor gene therapy and determines between capillary arterialization and sprouting angiogenesis [J]. Circulation, 2005, 112(25): 3937-3946.

[83] Gaiano N, Kohtz J D, Turnbull D H, et al. A method for rapid gain-of-function studies in the mouse embryonic nervous system [J]. Nat Neurosci, 1999, 2(9): 812-819.

[84] Shapiro G, Wong A W, Bez M, et al. Multiparameter evaluation of in vivo gene delivery using

ultrasound-guided, microbubble-enhanced sonoporation [J]. J Control Release, 2016, 223: 157-164.

[85] Lammers T, Aime S, Hennink W E, et al. Theranostic nanomedicine [J]. Acc Chem Res, 2011, 44(10): 1029-1038.

[86] Leong-Poi H, Kuliszewski M A, Lekas M, et al. Therapeutic arteriogenesis by ultrasound-mediated VEGF165 plasmid gene delivery to chronically ischemic skeletal muscle [J]. Circ Res, 2007, 101(3): 295-303.

[87] Wang X, Gkanatsas Y, Palasubramaniam J, et al. Thrombus-targeted theranostic microbubbles: A new technology towards concurrent rapid ultrasound diagnosis and bleeding-free fibrinolytic treatment of thrombosis [J]. Theranostics, 2016, 6(5): 726-738.

[88] Gao Y, Chan C U, Gu Q, et al. Controlled nanoparticle release from stable magnetic microbubble oscillations [J]. NPG Asia Mater, 2016, 8(4): e260.

[89] Barkay Z, Gao Y, Xu C, et al. ESEM Study of Magnetic bubbles-surface morphological and fluidic aspects [J]. Microsc Microanal, 2015, 21(S3): 193-194.

[90] Tay L M, Xu C. Coating microbubbles with nanoparticles for medical imaging and drug delivery [J]. Nanomedicine (Lond), 2017, 12(2): 91-94.

[91] Mosessian S, Duarte-Vogel S M, Stout D B, et al. INDs for PET molecular imaging probes-approach by an academic institution [J]. Mol Imaging Biol, 2014, 16(4): 441-448.

[92] Kircher M F, Willmann J K. Molecular body imaging: MR imaging, CT, and US. Part II. Applications [J]. Radiology, 2012, 264(2): 349-368.

8

光声分子影像

光声分子影像是基于光声效应的生物医学影像技术,是研究生物模型和医学临床的重要工具。光声分子影像技术结合了光学成像(OI)与超声成像(UI)的优点,同时兼具特异性分子识别功能,在疾病的发病机制研究、肿瘤诊断治疗、新药研发等方面显示明显的优势。在本章中主要阐述了光声分子影像的概念、基本原理、成像模式、成像设备和技术、光声分子影像造影剂及光声分子探针,并着重介绍了光声分子影像技术在生物学、药学和肿瘤学中的应用。

8.1 概述

随着新技术的发展,生物医学成像正在不断进步,涌现了一些先进的医学成像工具,比如放射性核素成像、电子计算机断层扫描成像、磁共振成像、超声成像、光学成像等,这些分子影像手段为临床疾病的诊断和治疗提供了更多的便利。近十年来,一种新的成像技术——光声成像正在不断发展,逐渐从实验室研究走向了临床应用。光声技术的研究始于 1880 年 A. G. Bell 发现光声效应。20 世纪 60 年代激光器的发展促进了光声技术在科学领域的应用研究,至 20 世纪末光声技术被应用于生物医学成像。光声分子影像作为基于激光产生声波的新型生物医学成像模式,其成像质量不仅跟生物组织的机械弹性有关,还跟生物组织的光学性质特别是光学吸收相关联。随着材料学和分析技术的迅速发展,许多具有优越光声性能的有机染料和纳米材料已被用作光声造影剂,而且一些先进的分析手段也跟光声技术相结合(如内窥镜技术和光声成像的结合等),这极大地提高了光声成像的质量、拓展了光声成像在生物医学领域的应用。由于光声成像具有光学成像的高对比度和超声成像的高空间分辨率的特点,其在检测血红蛋白、脂质和其他光吸收物质方面比超声成像更具有特异性,在生物组织成像中比依赖弹道光子的光学成像具备更好的组织穿透深度。在生物组织表面进行光声成像可以反映生物组织的内在结构和功能,可提供脉管系统、血流动力学、氧代谢、生物标志物、基因表达以及药物治疗相关的生物信息，这些独特的优势使得光声成像在血管生物学、肿瘤学、神经学、眼科学、皮肤病学、肠胃病学、心脏病学、药物学中成为潜在的应用研究工具。

8.2　光声分子影像技术

光声分子影像是以光声转换为基础的一种无损生物医学成像技术。生物组织吸收脉冲激光后产生超声波信号，超声波信号被接收后，利用成像算法反演出生物组织光吸收结构的可视化图像。光声分子影像具有以下优点：① 具有高的成像对比度，无须进行标记；② 比光学成像（如荧光成像、拉曼成像、光学相干断层成像、扩散光学层析成像等）具有更好的穿透深度；③ 与超声成像不同，光声成像没有斑点伪影；④ 与磁成像、放射性核素成像和计算机 X 射线断层成像相比，光声成像比较简单、快速和廉价；⑤ 通过使用多波长，光声成像可以同时提供结构和功能的信息；⑥ 光声成像的成像相对灵敏度是共聚焦显微镜成像和光学相干断层成像的两个数量级，可以对细胞和组织结构进行多尺度、多对比度的成像。光声分子影像技术由于结合了光学和超声成像的优点以及分子识别的特性，在生物医学诊断治疗领域展示了广泛的应用前景[1-6]。

8.2.1　光声分子影像基本原理

光声分子影像是基于光声效应的成像技术。光声效应是指材料吸收光能后，发生热弹性膨胀进而产生超声波的一种现象，如图 8-1 所示。均匀介质中的一维平面波传播的光声效应可用下面的方程（1）表示：

$$p_0 = (bV_s^2\mu_a F_0 e^{-\mu eff})/C_p \tag{1}$$

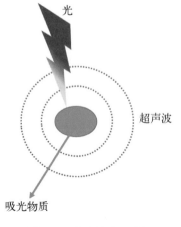

图 8-1　光声效应示意图

方程中，p_0——吸光物质吸收光能后发生热膨胀的初始压力；b——体热膨胀系数；V_s——在组织中的声波传播速率；C_p——组织在一定压力下的比热容；μ_a——吸光物质的吸光系数；F_0——在组织深度 $z=0$ 条件下的激光能量密度；G——格林乃森（Gruneisen）参数；μ_{eff}——组织的有效消光系数。式中，$\mu_{eff}=3^{1/2}\mu_a^{1/2}(\mu_a+\mu_s)^{1/2}$，$\mu_s$ 是受到辐射的组织内部的光散射系数。在实际应用中，组织的光学非均质性以及其他效应的影响会使这个表示光声效应的方程变得更加复杂。

图中标注：光、超声波、吸光物质

典型的光声成像系统含有两个部分：激光和超声成像系统,如图 8-2 所示[7]。所采用的激光通常为可调、纳秒脉冲激光。光声成像系统大部分采用超声的图像处理技术,包括一些超声成像的先进技术,如超声成像的延迟波束形成技术和计算层析成像技术。光声成像的空间分辨率可通过光束和超声束的重叠来确定。对于深穿透光声成像,超声换能器的参数是最重要的,纵向分辨率与超声换能器的带宽成反比,横向分辨率与超声换能器的数值孔径和载频成反比。因此,采用具有高载频、高带宽、大的数值孔径的超声换能器,对取得高分辨率的光声成像图像及其重要。光声成像的穿透深度受限于所采用的激光的波长。组织内源性生色团在光学窗口 600～1 100 nm 的光学吸收少,因此采用 600～1 100 nm 激光可取得较大穿透深度。通过使用低于美国国家皮肤标准协会允许的最大辐射曝光量,目前光声成像的深度可高达 5～6 cm。美国国家皮肤标准协会允许在不同激光波长的最大辐射曝光量如下：20 mJ/cm^2($400 < \lambda < 700$ nm);$20 \times 10^{0.002(\lambda-700)}$ mJ/cm^2($700 < \lambda < 1 050$ nm);100 mJ/cm^2($1 050 < \lambda < 1 500$ nm)。光声成像的分辨率和成像深度与换能器频率相关。换能器频率越小,光声成像分辨率越高、成像深度越大(如表 8-1 所示)。当换能器频率相同时,成像深度增大,频率相关衰减则会减少超声波的带宽和载频,导致成像分辨率的降低。

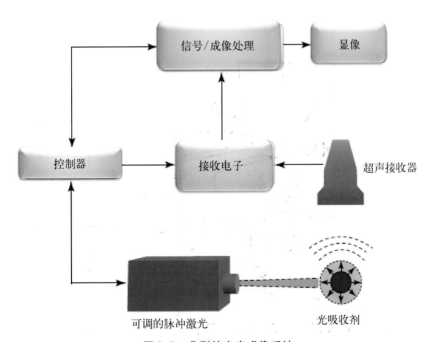

图 8-2　典型的光声成像系统

(图片修改自参考文献[7])

表 8-1　光声成像的换能器频率与成像分辨率和成像深度的关系

参　　数	换能器频率 (Hz)	纵向分辨率 (mm)	横向分辨率 (mm)	成像深度 (mm)
宏观光声成像	5 M	150	300	40
微观光声成像	50 M	15	50	3
光学分辨率光声成像	75 M	15	5	0.7

（表中数据来自参考文献[7]）

8.2.2　光声分子影像模式

光声分子影像模式目前可以归类为以下几种：① 光声显微成像；② 光声黏弹成像；③ 光声内窥成像；④ 光声多模态联合成像技术[6]。

1）光声显微成像

光声显微成像作为光声分子影像技术的重要组成部分，从原理上避开了光散射的影响，可以提供高分辨率和高对比度的组织成像。光声显微成像系统如图 8-3 所示[8]，激光束强度经周期性调整后，通过透镜聚焦于样品表面，在样品表面附近或内部激发声波，利用置于样品表面附近的超声换能器接收声信号，经放大器放大、计算机接收处理输出图像。与常用的纯光学高分辨显微成像技术相比，光声显微成像分辨率可达到微米甚至亚微米，成像深度达到 1～2 mm，成像深度/分辨率达到 100 以上[6]。通常，光声

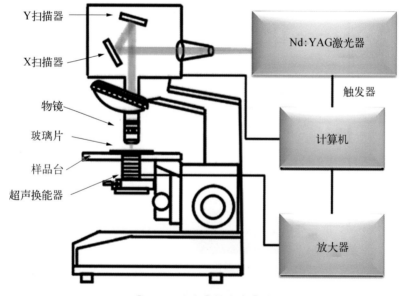

图 8-3　光声显微成像系统

（图片修改自参考文献[8]）

显微成像系统只能实现单功能分辨率（超声或光学分辨率）的光声成像，使用光学纤维束来传送激光可以实现双分辨率（超声和光学分辨率）的光声成像。基于光学纤维束的双分辨率的光声显微成像系统如图 8-4 所示[9]。

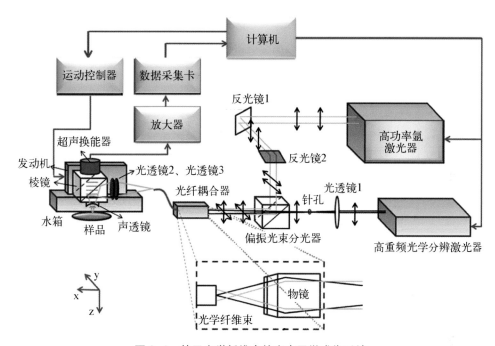

图 8-4　基于光学纤维束的光声显微成像系统

（图片修改自参考文献[9]）

2）光声黏弹成像

光声黏弹成像作为一种新的光声影像模式，是通过检测光声激发与光声信号产生过程中的相位延迟来获取有关组织的黏弹性信息进行成像[6]。它是以相位作为对比度，反应的是力学特性信息。光声黏弹成像系统如图 8-5 所示[10]，808 nm 激光作为激发源，激光强度通过电光调制器调整到频率在 50 kHz 时 90％ 的调制深度，样品表面的激光功率密度限制为 200 mW/cm²；应用到电压放大器的调制信号经从函数生成器连接到调制器，调至与超声换能器的中心频率相等；使用锁相放大器检测声波的主频、计算主频声波与参考信号之间的相位滞后。传统的光声成像反映的是生物组织的结构形态信息，光声黏弹成像弥补了传统的光声成像不能提供组织黏弹特性的不足。由于生物组织的黏弹性在很大程度上依赖于组织的分子构成及其在宏观、微观上的组织形式，研究组织的黏弹性可以得到生物组织的有用信息。例如，癌细胞以及药物作用的癌细胞的黏弹性系数与正常细胞不同，通过光声黏弹成像可在医学上检测癌细胞或跟踪监测药物作用的癌细胞的变化。光声黏弹成像与传统的光声成像结合可以提高光声影像

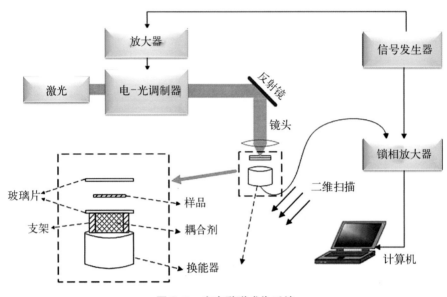

图 8-5　光声黏弹成像系统

(图片修改自参考文献[10])

技术在医学检测应用中的准确性和完整性。

　　3）光声内窥成像

　　内窥镜是常用的一种医疗器械,内窥镜的探头部分经过人体自身的孔道或者经手术做的切口插入到人体的体内,可对体内的组织进行成像观察。传统的内窥镜在成像深度和功能成像方面存在不足,无法准确地可视化内脏器官的疾病部位,常规的光学成像容易发生图像畸变,从而导致误诊情况发生。光声内窥成像技术是结合光声成像与内窥镜技术,用于检测腔道内组织的一种新型光声影像技术,它提供了高空间分辨率及高组织对比度成像,融合了内窥声学和光学的优势。光声内窥系统将光纤、超声换能器、反射镜及微透镜集成到内窥镜前端探头中,通过旋转光声内窥探头扫描,实现圆周或螺旋激发与采集,其简示图如图 8-6 所示[11]。光声内窥成像技术是集中了光学、人体工程学、精密机械、现代电子、数学、软件等一体化的监测仪器,是光声成像与内窥技术的结合,能够在体内提供原位生物组织的结构和功能信息,在生物医学领域表现出了巨大的应用前景[12]。

　　4）光声多模态联合成像技术

　　多模态联合成像是未来生物医学成像的重要发展方向。由于每一种成像模态(如超声成像、磁成像、X 射线成像、拉曼成像、光声成像等)都是基于特定物质波与生物组织的相互作用,反映的生物组织的信息不完全相同,因此整合多种成像技术构建光声多模态联合成像平台,可同时进行结构和功能成像(见图 8-7),提高肿瘤诊断过程中生理

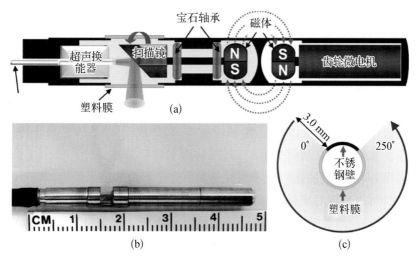

图 8-6 光声内窥系统简示图

(a) 光声内窥探头系统图示;(b) 光声内窥探头外观图片;(c) 扫描镜、不锈钢壁和塑料膜的视场图(图片修改自参考文献[11])

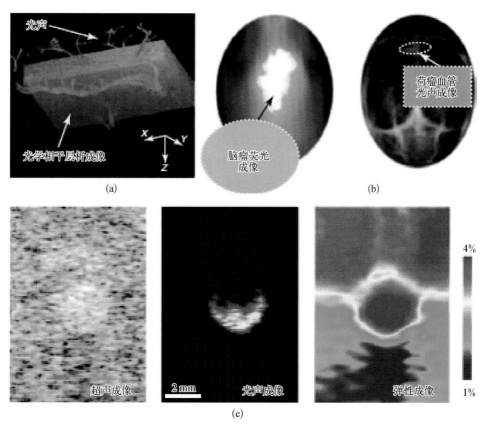

图 8-7 多模态联合成像

(a) 光声与光学相干层析成像;(b) 光声与荧光成像;(c) 光声与超声弹性成像(图片修改自参考文献[15])

和病理检测的灵敏度和特异性。例如,光声成像与光学成像技术(荧光、拉曼、等离子共振等)整合在一起可构建一套集组织结构和蛋白质分子功能成像于一体的高分辨深度层析成像系统,这种多模态成像技术对更准确地进行癌症诊断与治疗非常重要[13-22]。

光声分子影像是指光声成像与分子标记相结合的新技术,是光声成像的发展新方向。靶向性光声分子探针是光声分子影像的技术核心。光声分子影像探针主要是在光声造影剂表面连接特异性抗体或配体,通过抗原-抗体或配体-受体之间的特异性结合,使光声分子影像探针结合到病变组织部位,从而实现特异性的光声分子成像。构建高光声转化效率、高特异性的光声分子探针是光声分子影像的技术关键,具有优异性能的光声分子探针可以实现对成像目标的选择性激发,可提高光声成像的对比度和分辨率,从而实现高选择性、高灵敏度的光声分子成像。光声分子影像是一种非侵入性诊断疾病的方法,可直接观测体内的基因和分子水平特征以及其异常变化,从而诊断疾病的发生和发展。在生物医学中可实现活体内分子水平的病理成像,光声分子影像技术已成为分子影像技术发展的全新补充,有望在分子水平对重大疾病如肿瘤的演变进行观察和分析,从而得到精确的诊疗信息。

8.3　光声分子影像造影剂

光声分子影像造影剂需具备以下性质:① 高摩尔吸光系数、光稳定性、低量子产率、在近红外区具有吸收峰;② 尺寸小至可以穿过循环系统进入组织细胞,具有与肿瘤细胞特异性结合的能力、低毒性和低免疫原性;③ 易被机体代谢并从循环系统中清除。按来源分类,光声分子影像造影剂可分为内源性和外源性光声造影剂两大类。内源性光声造影剂是指生物组织内含的具有生色团的生物分子,外源性造影剂是指人工合成的具备光声转换性能的材料。基于光声造影剂的光声分子影像探针可检测到相应肿瘤分子标志物,对实现细胞/组织功能成像具有重要的临床意义。

8.3.1　内源性光声造影剂

具有特殊光学吸收的内源性物质,如黑色素、血红蛋白、脂质等可以作为生物医学应用(如解剖学、功能和代谢研究等)的内源光声造影剂(见图 8-8)。黑色素是一种存在于大部分生物体的头发、皮肤、眼睛虹膜的天然色素,在紫外可见和近红外区域具有很强的光学吸收,是经典的内源性光声造影剂。血红蛋白是红细胞中运输氧的含铁金属蛋白质。根据氧合血红蛋白和脱氧血红蛋白的不同光吸收光谱,通过光声成像可以测得血红蛋白总体浓度和血氧饱和度。通过内源性光声造影剂(如黑色素、血红蛋白等)进行光声检测癌症是研究的热点。例如,由于肿瘤中含有高浓度的黑色素,相比周围正常组织具有明显的光声对比度,因此光声技术可以检测生长超过两周的黑素肿瘤或皮肤黑色素瘤。图 8-9(a)是 584 nm 和 764 nm 激光照射下光声拍照的黑色素瘤及其周围的脉管系统[23]。图 8-9(b)是乳腺浸润性导管癌的 X 射线、超声以及光声成像对比图[24]。X 射线和超声成像只能给出肿瘤的大体特征,无法提供功能信息,而光声成像可以得到黑色素瘤中心以及周围具体的血管信息。这些研究表明,光声技术在高分辨率识别、可视化跟踪肿瘤和其脉管系统中具有很大的潜力。

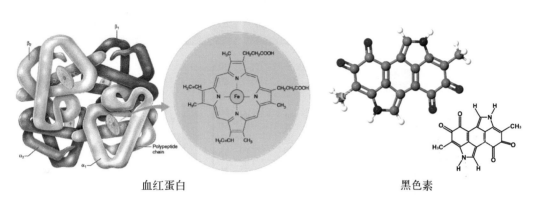

血红蛋白   黑色素

图 8-8　血红蛋白和黑色素的分子结构

　　恶性肿瘤相比正常组织具有更加密集和杂乱的血管,高密度的血管的光声成像对比度较深,可用于肿瘤检测。特纳光声显微镜检测乳腺癌就是基于此原理。光声还可以提供血管再生和变化的信息,光声监测肿瘤演化的不同阶段的血管变化可以确定肿瘤是否恶化。如图 8-9(c),通过光声成像监测胰腺肿瘤细胞种植于小鼠后腿后产生的肿瘤区域的血管演化过程,可跟踪判断肿瘤的变化情况[25]。与其他的血管成像技术(动力学加强磁成像、CT 灌注成像、功能化 PET 成像)相比,光声检测血管不使用外源性光声造影剂也可以有更好的分辨率。

　　除了黑色素和血管成像,利用光声检测血液中的含氧量可以研究肿瘤的缺氧情况。缺氧经常同肿瘤恶化相关联,通过比较氧合血红蛋白和脱氧血红蛋白的光声信号可以估算血氧饱和度。图 8-9(d)是小鼠长有恶性胶质瘤的脑部光声成像图,蓝色缺氧区域是脑中肿瘤部位,结果显示肿瘤比周围正常组织具有较低的血氧饱和度[见图 8-9(e)][26]。肿瘤的转移扩散常导致患者死亡,高灵敏检测循环肿瘤细胞可大大加强患者的治疗存活率。光声检测血流中的循环肿瘤细胞用以监测肿瘤的转移扩散。光声检测体内血管中无标记循环肿瘤细胞比活体外血小板检测循环肿瘤细胞灵敏度高 100 倍,使用光声造影剂靶向标记定位循环肿瘤细胞可以进一步提高检测灵敏度。此外,基因编码探针通过表达近红外吸收蛋白也可以作为很好的光声造影剂,赋予光声成像对基因表达进行检测和成像的能力。

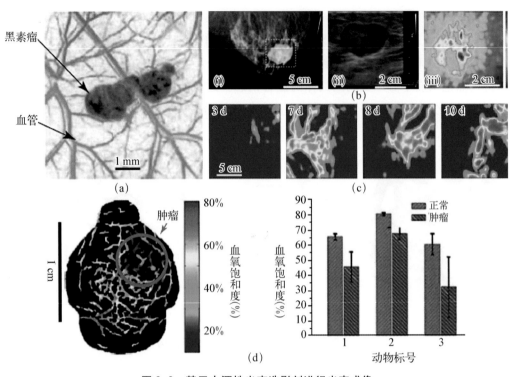

图 8-9　基于内源性光声造影剂进行光声成像

(a) 584 nm 和 764 nm 激光照射下光声拍照的黑色素瘤及其周围的脉管系统；(b) 乳腺浸润性导管癌的 (i) X 射线成像图，(ii) 超声成像图，(iii) 1 064 nm 波长处的光声成像图；(c) 光声成像监测胰腺肿瘤细胞种植小鼠后腿后产生的肿瘤区域的演化过程；(d) 光声功能化成像检测患有异种胶质母细胞瘤的鼠脑的缺氧情况(图中蓝色代表含氧量低，红色代表含氧量高)；(e) 正常脑血管和脑瘤的血管中的血氧饱和度对比(图片修改自参考文献[23]、[24]、[25]、[26])

8.3.2　外源性光声造影剂

　　内源性光声造影剂虽然可在生物组织的直接光声成像中应用，但其光声转换效率较低，难以满足高质量光声成像的要求。而很多外源性的光声造影剂由于它们突出的光声性能引起了研究者的重视。外源性光声分子影像造影剂按材料种类可划分为有机光声造影剂和无机光声造影剂。有机光声造影剂含有机染料小分子、有机多聚物以及聚合物颗粒等。无机光声造影剂含各种具有光声信号的无机纳米材料，如贵金属纳米颗粒、金属氧化物、金属硫化物、碳纳米材料等。

8.3.2.1　有机光声造影剂

1) 有机小分子染料

　　具有高度共轭结构的有机小分子染料由于共轭体系电子离域化使其在近红外区域产生特征性的吸收峰，可广泛应用于动物体光声成像。有机小分子染料在吸收激光发射的能量后，大部分能量会以荧光发射的形式传递出去，导致吸收的光能量无效损耗，大量的能量没法被用于产生热膨胀,使得光热转换效率下降。因此,通过降低有机染料小分子的荧光量子产率,可以提高材料的光声转换效率。作为外源性光声造影剂,有机小分子染料的优点是毒性低、生物相容性好,能快速彻底地从循环中清除,易于功能化修饰;缺点是摩尔吸光系数低、在血液循环中的时间短、不易被运送或停留在靶标位点上、光稳定性差、易光漂白。常用作光声造影剂的小分子染料包括花菁类染料、偶氮染料(亚甲基蓝、伊文氏蓝)、苝酰亚胺(perylene diimide,PDI)衍生物、卟啉、BODIPY、Alexa Fluor、Atto、BHQ系列染料等。其中吲哚菁绿(ICG)、亚甲基蓝已被美国食品药品监督管理局批准应用于人体,其分子结构如图8-10所示。ICG作为一种荧光量子效率低、近红外(780 nm)光吸收强的有机染料分子在光声成像领域表现出巨大的潜力,然而ICG的稳定性问题极大地限制了其生物应用,对ICG进行改性或开发稳定性好的花菁类染料并拓展其应用成为科研工作者的研究课题。例如,一些新型的具有优异光声信号和稳定性的花菁类染料分子(IR-820和IR-825)已被开发应用。IR-820和IR-825有机分子分别对820 nm和825 nm近红外光具有很强的吸收(如图8-11),这两种染料分子在光声生物成像中展示了优异的非线性光声信号,成像对比度比传统的线性光声成像强3倍[27]。

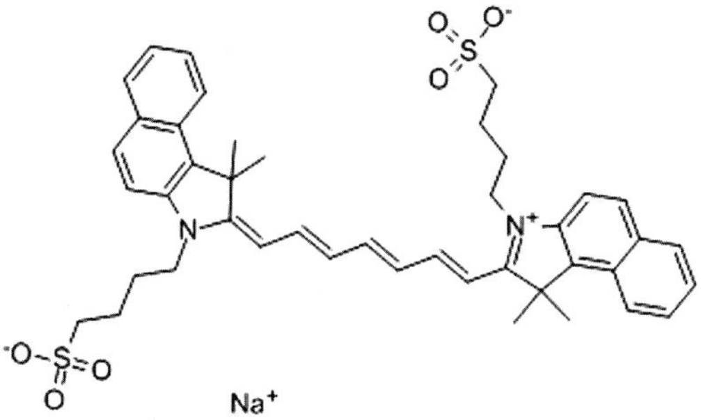

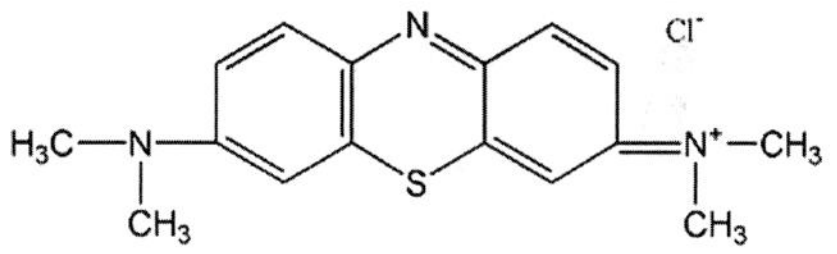

图8-10 吲哚菁绿和亚甲基蓝的分子结构图

PDI是一类光热稳定性好、易于化学修饰、价格便宜的有机小分子。虽然PDI本身不具有近红外吸收特性,但通过将叔胺官能团作为供电子基团引入二酰亚胺形成一个推拉电子构型的有机小分子,可实现其近红外吸收。南京邮电大学范曲立和黄维团队[28]将疏水的改性PDI分子与两亲性二硬脂酰磷脂酰乙醇胺-聚乙二醇(PEG)共混,通过纳米共沉淀的方法制备了具有近红外吸收的PDI纳米颗粒光声造影剂(见图8-12)。该PDI类有机光声造影剂在700 nm处具有很强的光吸收,其摩尔消光系数为10^8 $M^{-1} \cdot cm^{-1}$,比ICG在700 nm的光照下具有更加优异的光稳定性。

卟啉染料既可以作为光敏剂在近红外光照射下产生单线态氧以实现光动力学治

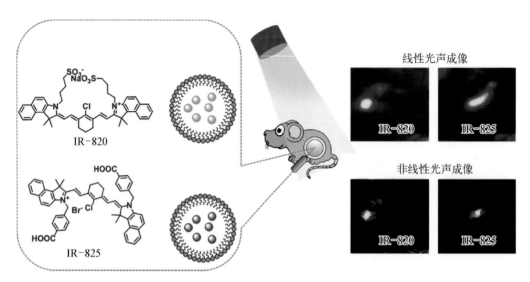

图 8-11　近红外吸收的有机染料分子 IR-820 和 IR-825 的线性和非线性光声成像图

IR-820 和 IR-825 是两种花菁类染料的简称(图片修改自参考文献[27])

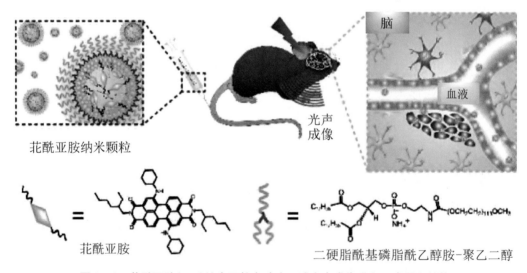

图 8-12　苝酰亚胺(PDI)纳米颗粒在肿瘤区域光声成像进程示意图和结构

(图片修改自参考文献[28])

疗,同时由于其荧光量子产率低,在近红外区具有很强的光吸收,使其在光声造影剂方面备受关注。通过卟啉或卟啉衍生物自组装形成卟啉囊泡或卟啉纳米颗粒,可用来开发新型卟啉光声造影剂。例如,将卟啉衍生物和脂质结合形成的单层卟啉纳米囊泡结构在近红外区(680~760 nm)表现出良好的光声信号[见图 8-13(a)][29];鲍光过敏素-脂质形成的卟啉类纳米颗粒[见图 8-13(b)]和低频超声制备的细菌叶绿素-脂质包裹全氟丙烷的卟啉纳米颗粒[见图 8-13(c)]具有类似于光学活性的无机纳米颗粒的较大、可调的消光系数,展示了独特的纳米尺寸的光学性质,可适用于多模式成像和治疗应用[30,31]。

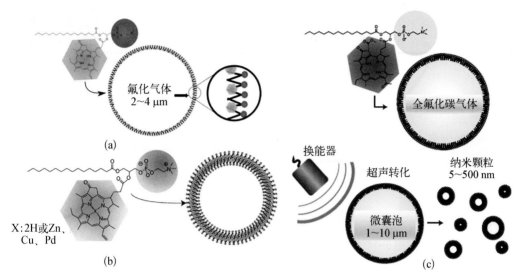

图 8-13　卟啉类光声造影剂

(a) 卟啉-脂质层包裹氟化气体的多孔微泡示意图(图片修改自参考文献[29]);(b) 鲍光过敏素-脂质形成的卟啉纳米颗粒示意图(图中红色是脂质,蓝色是卟啉)(图片修改自参考文献[30]);(c) 高占空比低频超声转化卟啉微囊泡成卟啉颗粒示意图(图片修改自参考文献[31])

2) 有机聚合物及其纳米颗粒

水溶性有机共轭聚合物(如杂环共轭型导电聚合物聚吡咯等)由于具有较强的近红外吸收、高光热转化效率、良好的生物相容性和光稳定性,以及实时响应等特点在光声生物成像方面受到广泛的关注,该类材料在光声成像领域表现出巨大的应用前景。例如,通过乳液聚合法制备的聚吡咯纳米颗粒(见图 8-14),在波长 808 nm 激光下对小鼠大脑皮层成像,能够获得清晰的脑血管图像[32]。

具有 π 电子离域主链的半导体 π 共轭聚合物由于优异的光电性质已在电子器件、传感器、组织工程等领域得到应用。近年来,由半导体聚合物转成的半导体聚合物纳米颗粒作为一种新型的光学稳定的纳米材料获得越来越多的关注。半导体聚合物纳米颗粒可通过破坏半导体聚合物的疏水性聚合物链、降低其疏水性来制备。半导体聚合物纳米颗粒具有光学性质可调、尺寸可控、高吸光系数、高光稳定性等优点。由于体积较小、易被肿瘤及淋巴结摄取,因此具有良好的生物应用前景。例如,通过沉淀法制备的环戊二烯-苯并噻二唑共聚物和苊并噻吩吡啶-苯并二噻吩共聚物纳米颗粒具有结构柔性、窄的光声光谱剖面、不易光降解和光氧化,在近红外区域(700 nm)显示很强的光声信号(见图 8-15),可作为一种近红外一区(650~950 nm)的光声造影剂用于活体内活性

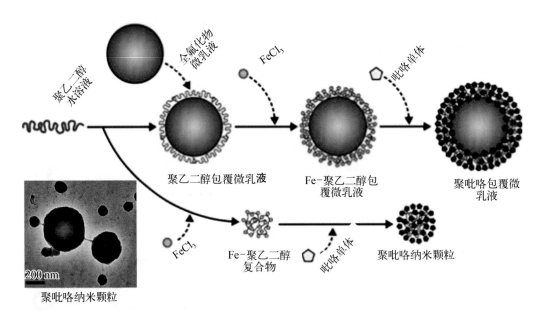

图 8-14　聚吡咯纳米颗粒及聚吡咯包覆的微乳液的合成

(图片修改自参考文献[32])

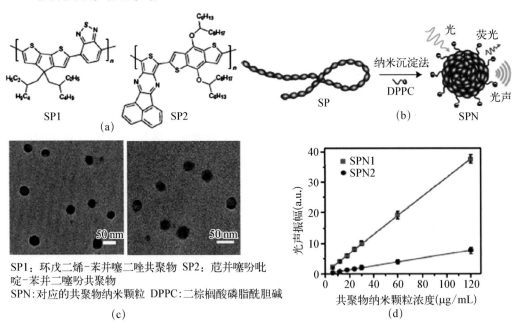

SP1：环戊二烯-苯并噻二唑共聚物　SP2：苊并噻吩吡
啶-苯并二噻吩共聚物
SPN：对应的共聚物纳米颗粒　DPPC：二棕榈酸磷脂酰胆碱

(c)

(d)

图 8-15　环戊二烯-苯并噻二唑共聚物和苊并噻吩吡啶-苯并二噻吩共聚物

纳米颗粒光声造影剂

(a) 环戊二烯-苯并噻二唑共聚物和苊并噻吩吡啶-苯并二噻吩共聚物的分子结构;(b) 纳米沉淀法制备环戊二烯-苯并噻二唑共聚物和苊并噻吩吡啶-苯并二噻吩共聚物纳米颗粒示意图;(c) 环戊二烯-苯并噻二唑共聚物和苊并噻吩吡啶-苯并二噻吩共聚物纳米颗粒的透射电镜图;(d) 环戊二烯-苯并噻二唑共聚物和苊并噻吩吡啶-苯并二噻吩共聚物纳米颗粒在琼脂体模中随质量浓度变化的光声振幅(图片修改自参考文献[33])

态氧实时光声成像[33]。

目前的光声成像主要使用 650~950 nm 的近红外光,由于缺乏近红外Ⅱ区(1 000~1 700 nm)的光声造影剂,很少有研究通过近红外Ⅱ区窗口进行光声成像。近红外Ⅱ区作为成像窗口可以更有效地减少生物组织内的光子散射和组织背景干扰,形成更强的成像保真度。考虑到近红外Ⅱ区激光光源的低价以及更低的光子能量,可以想象近红外Ⅱ区光声成像能够取得更好的成像效果。例如,吡咯并吡咯二酮-噻二唑喹喔啉共聚物半导体聚合物纳米颗粒可以吸收近红外Ⅰ区和Ⅱ区的光,可用于 750 nm 和 1 064 nm 光照下的光声成像(见图 8-16)。由于在近红外Ⅱ区窗口生物组织的光声背景信号比较弱,吡咯并吡咯二酮-噻二唑喹喔啉共聚物纳米颗粒在近红外Ⅱ区的光声成像在成像深度 3 cm 的信噪比是其在近红外Ⅰ区成像的 1.4 倍[34]。这说明近红外Ⅱ区的光声成像相比近红外Ⅰ区具有比较明显的优势。

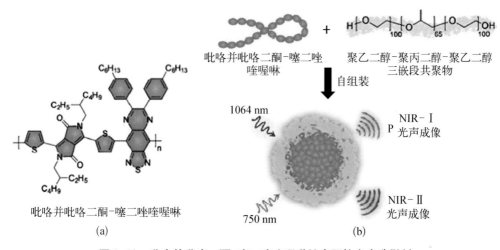

图 8-16　吡咯并吡咯二酮-噻二唑喹喔啉纳米颗粒光声造影剂

(a) 吡咯并吡咯二酮-噻二唑喹喔啉的化学结构;(b) 纳米沉淀法合成吡咯并吡咯二酮-噻二唑喹喔啉共聚物纳米颗粒(图片修改自参考文献[34])

8.3.2.2　无机光声造影剂

1) 无机染料分子

近年来,一些无机染料分子被发现具有很强的光声信号,可用于光声造影剂。例如,普鲁士蓝作为一种古老的油画染料,是铁的混合价态的配合物,具有立方结构、良好的热稳定性,已被美国食品与药物管理局批准用于临床放射性治疗。由于其最大吸收波长在 680 nm,具有很高的光热转化效率,可用于光热治疗和光声成像[35, 36]。Teng 等人[37, 38]用介孔硅包覆的普鲁士蓝作为光声造影,其在乳腺癌 MCF-7 肿瘤和小鼠脑胶质瘤 U87MG 的光声成像中显示出良好的光声成像效果(如图 8-17)。

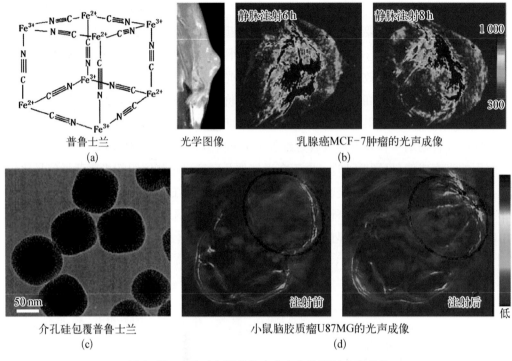

图 8-17　介孔硅包覆普鲁士蓝光声造影剂光声成像

(a) 普鲁士蓝的分子结构;(b) 介孔硅包覆的普鲁士蓝作为光声造影剂用于乳腺癌 MCF-7 肿瘤的光声
成像;(c) 介孔硅包覆普鲁士蓝的透射电镜图;(d) 介孔硅包覆普鲁士蓝作为光声造影剂用于小鼠脑胶
质瘤 U87MG 的光声成像(图片修改自参考文献[38])

2) 金属纳米结构

金属纳米结构的光声性能来源于其局域表面的等离子共振效应。金属纳米结构吸收适当波长的光,其表面的导电电子在阳离子晶格的共振频率下的相互振荡能够大部分转换成光声成像所检测的热能。目前研究的金属光声造影剂主要是贵金属(Au、Ag)以及铋金属纳米结构等。贵金属纳米结构的摩尔吸光系数一般比传统的有机小分子染料高多个数量级,具有高光声转化效率,是近红外区域最高摩尔吸光系数的光声造影剂。贵金属光声造影剂主要包括金和银的特殊纳米结构。由于金和银的局域表面等离子共振效应与它们的尺寸、形貌和结构是相关的,因此其光声性质可以通过改变纳米结构的形态和结构进行调节。贵金属纳米结构作为光声造影剂其优点是摩尔吸光系数高,具有高光声转换效率,表面易化学修饰;缺点是长时间光照易发生形变影响光声成像,而且贵金属纳米结构存在潜在的细胞毒性,被生物内部组织吸收后不能完全从体内清除,即存在长期毒性和体内生物相容性问题。

金纳米结构由于源自其表面等离子效应的、可调的、很强的光学吸收,近年来被广泛应用于光声造影剂。当金纳米结构表面的自由电荷与电磁场共振时产生表面等离子效应,导致其大于有机染料几个数量级的光学吸收。金纳米结构的表面等离子效应随其尺寸和形貌而改变,调节金纳米结构的尺寸和形貌使其吸收波长范围落在高度可见的"生物窗口"(650~1 100 nm),这对发展基于金纳米结构的高效光声造影剂用于生物组织深度成像非常重要。目前金纳米结构的合成研究已经能够精确控制其尺寸、形态。不同形态的金纳米结构,如金纳米球、纳米棒、纳米壳、纳米笼、纳米盘、纳米星、纳米囊、金多面体以及金银合金结构等已被合成用于癌症肿瘤的光声成像[27]。例如,40 nm 大小的中空金纳米球在 800 nm 处显示出很强的共振吸收,表面修饰巯基化 PEG 后用于脑血管光声成像。小鼠实验表明,该巯基化 PEG 修饰的金中空纳米球对小鼠的肺、脾、肾没有明显毒性,具有较高的光声成像灵敏度和空间分辨率[39]。低 pH 插入肽修饰的金纳米星的最大光吸收在 808 nm 左右,且具有良好的生物相容性和光靶向性,在乳腺癌 MCF-7 肿瘤的 CT 和光声成像中展现优异的应用性能(如图 8-18)[40]。金纳米棒(Au Nanorods,AuNRs)的吸收波长可通过控制其长度和宽度进行调节,三种不同吸收波长(661 nm、698 nm 和 756 nm)的 AuNRs 被可控合成用于光声和拉曼成像。结果表明,756 nm 吸收的 AuNRs 在其最大吸收波长激发下的光声信号强度最强[39]。三种 AuNRs 的长度、宽度、光学吸收和光声信号如表 8-2 所示。

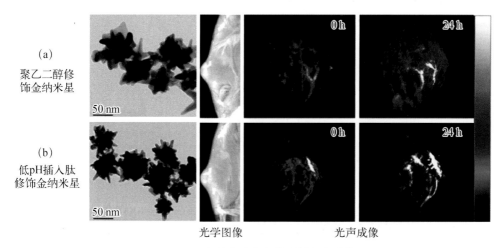

图 8-18　金纳米星光声造影剂光声成像

(a) 聚乙二醇(PEG)修饰的金纳米星和(b) 低 pH 插入肽修饰的金纳米星的透射电镜图及其作为光声造影剂用于乳腺癌 MCF-7 肿瘤的光声成像图(图片修改自参考文献[40])

金属纳米材料的光声信号产生依赖于光热转换效率、光热向环境的转移、产生的压力瞬时状态等。通过在 AuNRs 表面包裹硅壳,虽然其消光吸收截面没有明显变化,但是 AuNRs 与溶剂的界面热变电阻减少了,这导致了硅包裹的 AuNRs 比未包裹硅壳的 AuNRs 光声信号提高了 3 倍多。图 8-19 是不同厚度硅包裹的 AuNRs 向周围环境热

表 8-2 不同尺寸的 AuNRs 的光学吸收及其光声信号(单位: nm)

AuNRs 长度	AuNRs 宽度	AuNRs 吸收波长	AuNRs 光声测定激光波长	AuNRs 光声信号
43.6±6.0	18.0±2.1	661	680	56.6
44.5±3.6	15.4±1.7	698	698	99.2
41.4±3.7	12.0±1.7	756	756	115.9

注: AuNRs,金纳米棒
(表中数据来自参考文献[41])

转移导致的表面温度廓线以及光声信号振幅。未包裹硅壳的 AuNRs 由于界面电阻大,在光照条件下热向周围环境转移较慢,其表面温度廓线的峰较宽;包裹较薄层硅壳后,由于界面热变电阻减小,表面温度廓线的峰变得尖锐,而光声信号增强;当包裹的硅壳较厚时,纳米材料表面的热变温度降低而且表面温度廓线变宽,光声信号虽然依旧比裸 AuNRs 强,但相比薄层硅包裹的 AuNRs 减弱明显[42]。

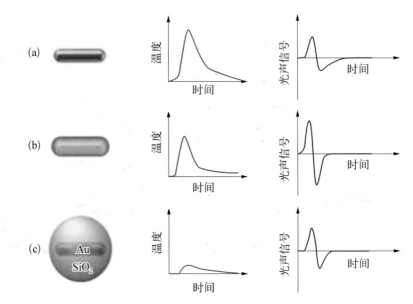

图 8-19 金纳米棒(AuNRs)和硅包裹 AuNRs 的表面温度廓线以及光声信号振幅图
(a) 裸 AuNRs;(b) 薄层硅包裹的 AuNRs;(c) 厚硅层包裹的 AuNRs(图片修改自参考文献[42])

除了典型的金纳米材料之外,一些其他的金属纳米材料(如银、铋等)以及金纳米合金也被合成研究作为光声造影剂。银具有抗菌性和表面等离子共振特性。通过控制合成的银纳米结构的形貌可以在可见至近红外区域调节其光学吸收,使其在光声成像及生物医学方面得以应用。例如,通过控制合成银纳米盘的边缘长度和厚度可以得到表面等离子体共振峰分别在 550 nm、720 nm、900 nm 和 1 080 nm 的银纳米盘(如表 8-3 所示),制备的银纳米盘经过巯基化 PEG 修饰后显示良好的生物稳定性,动物光声实验表明其可作为灵敏的光声造影剂应用于生物医学成像和传感[43]。LyP-1 多肽标记的铋量子点在肿瘤区域具有很高的富集率,能够吸收电离辐射和近红外 II 区光照射,实现计算机断层扫描和光声双模式成像以及对肿瘤的近红外 II 区光热/电离协同治疗(见图 8-20)[44]。而且,LyP-1 多肽标记的铋量子点 30 天后可通过肾脏代谢和粪便完全清除。这种具备热疗功能的光声造影剂的多功能性以及可以快速清除和低毒性,展示了其在未来生物医药中的应用潜力。

表 8-3 银纳米盘的边缘长度、厚度和光吸收峰波长(nm)

银纳米盘边缘长度	银纳米盘厚度	银纳米盘吸收波长
25.3±5.5	10.4±1.6	550
60.9±10.1	12.5±1.9	720
128.0±25.9	18.0±2.7	900
218.6±35.6	25.6±6.6	1 080

(表中数据来自参考文献[43])

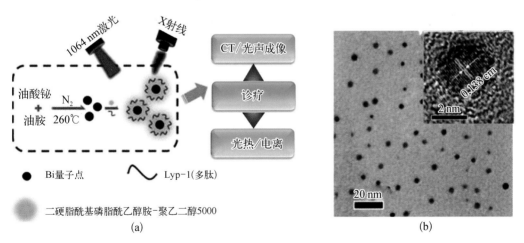

图 8-20 铋量子点光声造影剂

(a) LyP-1 多肽标记的铋量子点的多功能成像和治疗简示图;(b) 铋量子点的透射电镜和高分辨透射电镜图(图片修改自参考文献[44])

多功能的光声造影剂是未来的一个重要发展方向。除了优异的光声成像性能之外,未来的光声造影剂还需具备其他的功能,以实现多模式成像或光声成像/光学治疗兼备的应用。在一些稳定性稍差的金属纳米颗粒表面包裹金纳米层构建金的纳米合金结构,不仅可以调节金属纳米合金的光学吸收,而且还可以提高其稳定性、赋予其多功能的特性。例如,通过在钴纳米颗粒表面包裹金纳米层制备 Co@Au 合金结构,该合金结构比钴纳米颗粒更不易被氧化,具有较宽的波长范围吸收,而且具备钴的铁磁性,可以实现光声/磁共振双模式成像[45]。通过在 AuNRs 表面包裹银壳,当外层银壳被氧化后释放出银离子,由于银离子对革兰氏阳性菌(金黄色葡萄球菌)和革兰氏阴性菌(大肠杆菌)的抗菌性和 AuNRs 的光声性能,可以实现对细菌感染的光声成像及同步治疗(见图 8-21)[46]。

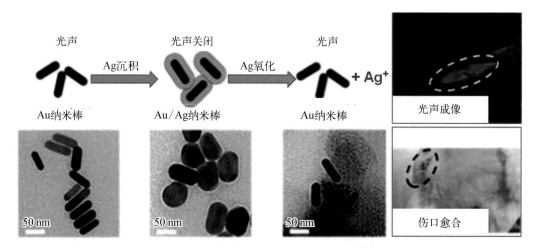

图 8-21 Au@Ag 复合纳米颗粒作为细菌感染的治疗和光声成像

(图片修改自参考文献[46])

3)碳纳米材料

自富勒烯(1985 年)、碳纳米管(1991 年)、石墨烯(2004 年)发现以来,碳纳米材料由于其特殊的光电性能使其在生物医学成像和治疗领域的应用研究引起了广泛的兴趣(见图 8-22)。由于在可见/近红外窗口具有高光密度,碳纳米管、石墨烯、碳量子点、石墨炔能够作为光声造影剂在医学成像和治疗中得以应用研究[47]。

单壁碳纳米管是最先被广泛使用于体内光声成像的碳纳米材料[48]。单壁碳纳米管在 690 nm 波长处光学吸收很强,导致其在 690 nm 激光照射下能有效地产生比血红蛋白高的光声信号,产生的光声信号与单壁碳纳米管的浓度成正比,可以最小化活体内血红蛋白的光声转化的背景干扰。通过对单壁碳纳米管表面修饰精氨酸-甘氨酸-天冬氨酸(RGD),可实现活体内 $\alpha_v\beta_3$ 整合素阳性 U87MG 肿瘤的靶向光声成像(见图 8-23)。该功能化单壁碳纳米管相比常规的量子点荧光成像具有更低的声波散射,因此具有更深的组织穿透性和图像清晰度。自从单壁碳纳米管用以活体内的光声成像报道以来,

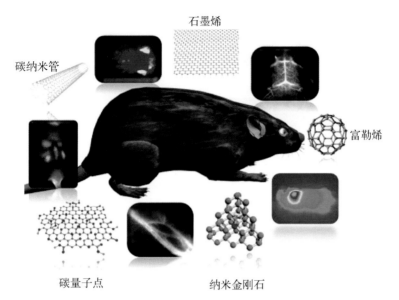

图 8-22　碳纳米材料(富勒烯、碳纳米管、石墨烯、碳量子点、纳米金刚石等)
　　　　　应用于生物医学成像和治疗简示图

(图片修改自参考文献[47])

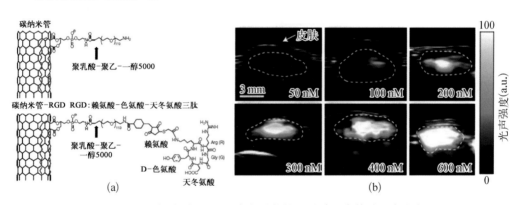

图 8-23　赖氨酸-色氨酸-天冬氨酸修饰单壁碳纳米管的光声成像

(a) 赖氨酸-色氨酸-天冬氨酸修饰单壁碳纳米管；(b) 不同浓度的赖氨酸-色氨酸-天冬氨酸修饰单壁碳纳米管在活鼠体内的光声成像(图片修改自参考文献[48])

通过增强单壁碳纳米管在近红外区域的吸收来提高光声成像的灵敏度引起了研究者的重视。在单壁碳纳米管外面包覆薄层金壳在近红外区域的吸收几乎增强了 100 倍,这导致金壳/单壁碳纳米管的光声信号有了显著提高,在很低的激光水平(微焦耳/平方厘米)就可以实现淋巴管成像(见图 8-24)[49]。通过 π-π 堆积作用,在单壁碳纳米管表面结合对 780 nm 光具有很强吸收的 ICG 分子,对活体组织的光声检测信号增强了 300 多倍,对癌细胞的检测限低至纳摩尔级别,比单壁碳纳米管检测癌细胞的检测限低 20 倍(见图 8-25)[50]。

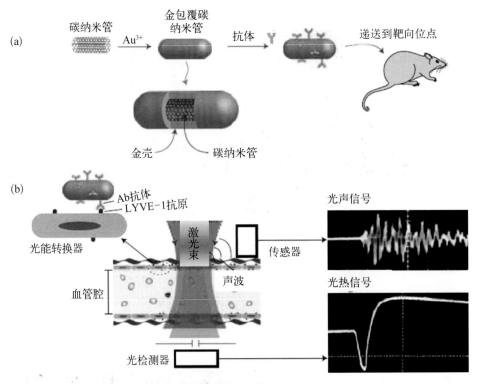

图 8-24　金包裹单壁碳纳米管的合成及其生物应用

（a）金包裹单壁碳纳米管的合成以及靶向传递；（b）抗体修饰金包裹单壁碳纳米管与内皮细胞
LYVE-1 受体的靶向作用原理以及其光声和光热检测示意图(图片修改自参考文献[49])

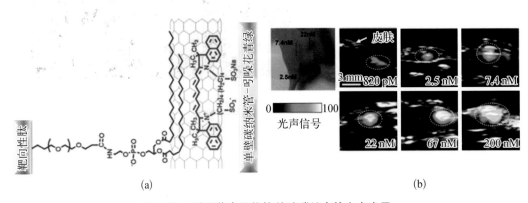

图 8-25　吲哚花青绿修饰单壁碳纳米管光声应用

（a）吲哚菁绿分子(红色)通过非共价的 π-π 堆积作用结合到单壁碳纳米管表面,聚乙二醇 5 000(蓝色)
一端结合靶向多肽,另一端通过磷脂结合到单壁碳纳米管表面；（b）吲哚菁绿修饰单壁碳纳米管在活鼠
体内光声检测(图片修改自参考文献[50])

　　氧化石墨烯(graphene oxide，GO)和还原石墨烯(reduced graphene oxide，rGO)
具有特殊的从可见至近红外区光谱可调的特性,这使其具备高效的光声转换效率,已被

认为是可以提高生物医学成像特别是光声成像的重要材料。例如,氧化石墨烯纳米带在生物介质中具有良好的分散性,其在 755 nm 光照下的光声信号相比血液增强了 5～10 倍[51]。通过化学还原氧化石墨烯并同步修饰牛血清白蛋白,合成了牛血清白蛋白修饰的还原石墨烯,该牛血清白蛋白修饰的纳米尺寸还原石墨烯展示了高稳定性和低毒性,并具有光声成像和光热治疗双功能性,还原石墨烯在 808 nm 光照条件下的光声信号是氧化石墨烯的 3 倍,在肿瘤光声成像和光热治疗中具有巨大潜力(见图 8-26)[52]。

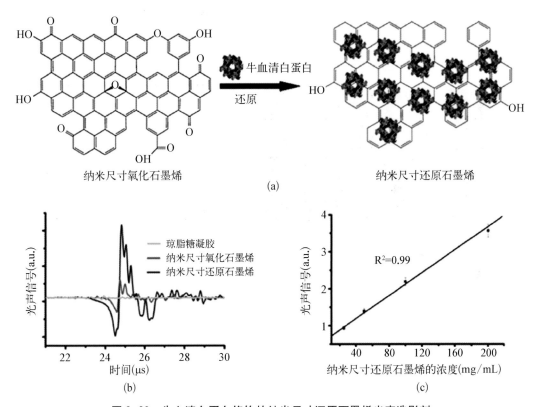

图 8-26 牛血清白蛋白修饰的纳米尺寸还原石墨烯光声造影剂

(a) 化学还原法制备牛血清白蛋白修饰的纳米尺寸还原石墨烯;(b) 纳米尺寸的氧化石墨烯和还原石墨烯、琼脂糖凝胶的光声信号;(c) 不同质量浓度的纳米尺寸还原石墨烯的光声信号(图片修改自参考文献[52])

石墨烯独特的光学传感性能使其比其他的近红外吸光材料更加优越,在生物医学领域能够作为高效光声造影剂使用。在化学氧化石墨剥离制备石墨烯的过程中,由于石墨烯表面的氧化造成其在近红外区域吸收减弱和电子特性衰减,通过还原或偶联其他近红外光吸收剂可以克服其近红外光吸收缺失,加强复合材料的光声性能,构建石墨烯基光声多功能造影剂。例如,在 AuNRs 表面静电吸附氧化石墨烯[见图 8-27(a)、8-27(b)],然后进一步化学还原可制备还原石墨烯包裹的 AuNRs,展现优异的近红外

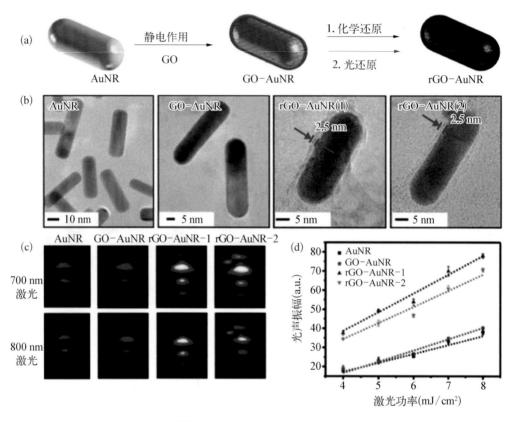

图 8-27　氧化石墨烯包裹 AuNRs、还原石墨烯包裹 AuNRs 光声造影剂

(a) 氧化石墨烯包裹 AuNRs、还原石墨烯包裹 AuNRs 的合成示意图；(b) AuNRs、氧化石墨烯包裹 AuNRs、还原石墨烯包裹 AuNRs 的高分辨透射电镜图；(c) AuNRs、氧化石墨烯包裹 AuNRs、还原石墨烯包裹 AuNRs 在 700 nm 和 800 nm 激光下的光声成像图；(d) AuNRs、氧化石墨烯包裹 AuNRs、还原石墨烯包裹 AuNRs 的光声信号随浓度变化图(图片修改自参考文献[53])

光吸收性能以及高效光热转换能力[48]。该还原石墨烯包裹的 AuNRs 复合材料具有卓越的光热稳定性，显示了无论在体内或体外都比 AuNRs、硅包裹 AuNRs、氧化石墨烯包裹 AuNRs 更高的光声信号［见图 8-27(c)、8-27(d)］[53]。由于其很强的光热效应，还原石墨烯包裹的 AuNRs 可作为高灵敏的肿瘤光声成像和光热治疗的生物探针。

　　除了碳纳米管、石墨烯等传统的碳材料，近年来一些新型的碳纳米材料(如石墨炔、碳纳米点等)由于特殊的结构和光学特性，使它们在光声造影剂中的应用研究引起了科学家们的广泛关注。

　　石墨炔是继富勒烯、碳纳米管、石墨烯之后于 2010 年被合成出来的新型二维石墨化碳纳米材料，它是由二炔键将 6 个苯环共轭连接形成的具有二维平面网络结构的全碳分子，是由 sp 和 sp² 杂化形成的一种新型碳的同素异形体。由于石墨炔具有均一的孔状结构、宽的光学吸收、可调的光电性能，使其在光电器件、催化、能源储存、生物医药领域展示潜在的应用。石墨炔片在 680～980 nm 近红外区域具有明显的吸收。瘤内和静脉注射 PEG 修饰石墨炔后的活体肿瘤的三维光声成像实验表明,PEG 修饰石墨炔在肿瘤内具有很好的生物分散性,能够均匀分布在肿瘤区域,并展现与其浓度呈线性相关的强光声信号,而且在激光的长久照射下非常稳定(见图 8-28)[54]。

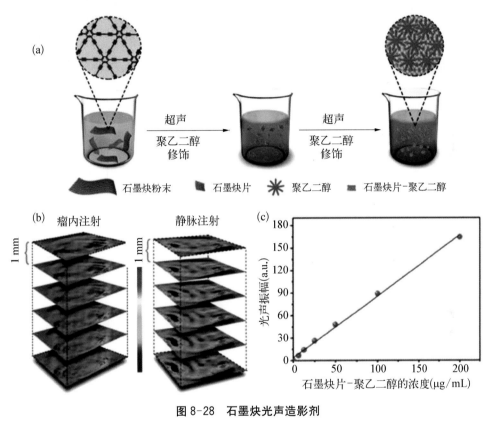

图 8-28 石墨炔光声造影剂

(a) 聚乙二醇(PEG)修饰石墨炔的合成示意图;(b) 瘤内和静脉注射 PEG 修饰石墨炔后的活体内肿瘤的三维光声成像;(c) PEG 修饰石墨炔在琼脂体模中的光声随质量浓度变化(图片修改自参考文献[54])

荧光碳点由于其水溶性、表面易修饰、低毒性、良好的生物相容性以及高光稳定性吸引了研究者的大量关注。荧光碳点不仅具有特殊的荧光性能,而且还可以作为光声造影剂。通过聚邻苯二甲酰胺碳化可以制备荧光发射峰在 640 nm 的红色荧光碳点,该制备的碳点具有宽的光学吸收(400～750 nm),在 671 nm 激光照射下光声信号随着碳点浓度的增加而加强,在碳点浓度 0～200 μg/mL 范围内光声信号与碳点浓度呈线性相关,而且在不同的缓冲液中显示很好的光稳定性,这些特性使得该合成的红光碳点可以实现肿瘤的荧光/光声双模式成像以及在近红外区实现光热治疗的目的(见图 8-29)[55]。

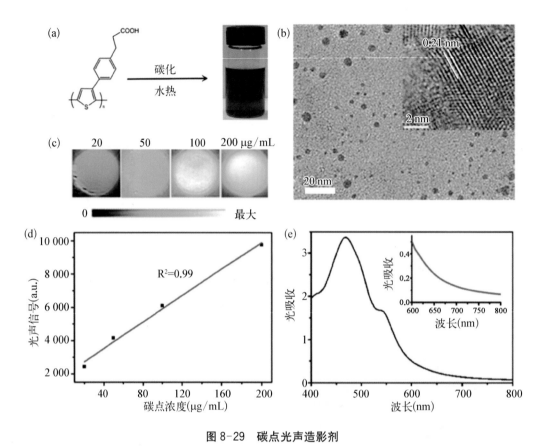

图 8-29　碳点光声造影剂

（a）碳化聚邻苯二甲酰胺合成碳点；（b）碳点的高分辨透射电镜图；（c）不同浓度碳点的光声成像；（d）碳点的光声强度和浓度的线性关系；（e）碳点水悬浮液的吸收光谱（图片修改自参考文献[55]）

4）金属硫化物和氧化物

一些金属硫化物和氧化物半导体（如 MoS_2[56]、WS_2[57]、TiS_2[58]、CuS[59, 60]、Cu_2S[61]、Ag_2S[62]、Bi_2Se_3[63]、MoO_{3-x}[64]、$\gamma\text{-}Fe_2O_3$[65]等）在可见和近红外光区具有光吸收，这使它们具有光热转化和光声成像性能。例如，通过扫描不同层数 MoS_2 在 655～685 nm 激光照射的光声光谱，结果发现单层 MoS_2 在 675 nm 激光下的光声信号远大于几层或多层 MoS_2 的光声信号，这可归因于相同浓度的单层 MoS_2 对 675 nm 激光的吸光量明显高于几层或多层 MoS_2 的吸光量，而且由于单层 MoS_2 比几层或多层 MoS_2 弹性更大，单层 MoS_2 在激光照射下可产生更强的机械振动，导致更高的光声振幅（见图 8-30）[56]。丁基锂插层剥离制备的硫辛酸-PEG 修饰的 WS_2 纳米片具有宽的近红外吸收（700～1 000 nm），在 808 nm 波长处的消光系数为 23.8 $L \cdot g^{-1} \cdot cm^{-1}$。通过向小鼠 4T1 肿瘤内注射硫辛酸-PEG 修饰的 WS_2 纳米片进行光声成像研究表明，WS_2 纳米片在 700 nm 激光下展现了很强的光声成像对比度，成像结果显示硫辛酸-PEG 修饰的 WS_2 纳米片在肿瘤区域具有很高的富集率（见图 8-31）[57]。

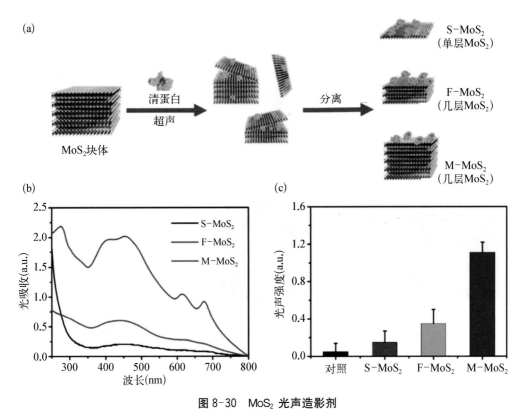

图 8-30 MoS₂ 光声造影剂

(a) 单层、几层、多层 MoS₂ 的制备;(b) 单层、几层、多层 MoS₂ 的吸收光谱;(c) 单层、几层、多层 MoS₂ 的光声信号(图片修改自参考文献[56])

将光声成像应用到临床要求激光能够有效地穿透生物组织以及造影剂的光学吸收峰跟激光光源的波长相近。目前使用的最可靠和廉价的激光器是 Q 开关的 Nd：YAG 固体激光器,其发射激光在 1 064 nm。肿瘤细胞对 1 064 nm 波长的激光基本没有吸收,因此无法跟正常细胞区分。硫化铜半导体吸收波长可调至 990 nm,可作为优异的外源光声造影剂用于深层组织光声成像[59]。Teng 等人[60]制备了负载有超小 CuS 和 ^{64}Cu 的中空介孔硅纳米颗粒,可同时实现正电子发射断层显像和光声成像(见图 8-32)。硫化亚铜半导体颗粒在近红外区有很宽的吸收,吸收峰在 1 250 nm 附近,相比血液(含血红蛋白)在近红外区具有更高的吸收系数,这使其在近红外激光照射下更有利于作为光声造影剂。PEG 修饰的硫化亚铜颗粒在近红外区的光声灵敏度测试结果表明,PEG 修饰的硫化亚铜颗粒在 680～970 nm 激光照射下都有较强的光声信号,在 900 nm 激光照射下的光声信号最强,因此使用 PEG 修饰的硫化亚铜颗粒作为光声成像造影剂可以选用性价比较高的激光光源[61]。

MoO$_{3-x}$ 中空纳米球[64]、γ-Fe$_2$O$_3$ 纳米颗粒[65]等在光声转换方面也展示了优异的

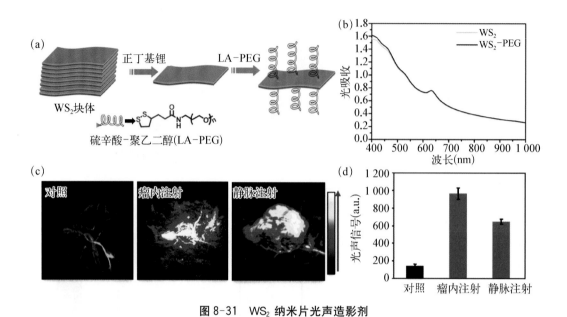

图 8-31　WS₂ 纳米片光声造影剂

(a) 丁基锂插层剥离制备硫辛酸-聚乙二醇修饰的 WS₂ 纳米片;(b) 硫辛酸-聚乙二醇(PEG)修饰的 WS₂ 纳米片的吸收光谱;(c) 瘤内和瘤外注射硫辛酸-PEG 修饰的 WS₂ 纳米片后的小鼠肿瘤的光声成像;(d) 瘤内和瘤外注射硫辛酸-PEG 修饰的 WS₂ 纳米片后的小鼠肿瘤的光声信号(图片修改自参考文献[57])

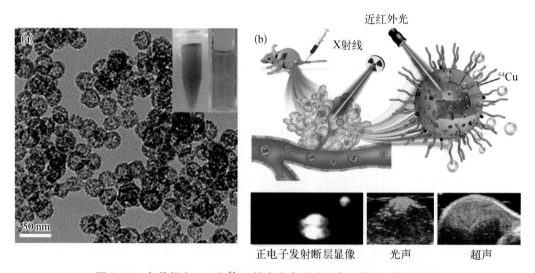

图 8-32　负载超小 CuS 和 ⁶⁴Cu 的中空介孔硅纳米颗粒的多模式成像

(a) 负载超小 CuS 和 ⁶⁴Cu 的中空介孔硅纳米颗粒的透射电镜图;(b) 负载超小 CuS 和 ⁶⁴Cu 的中空介孔硅纳米颗粒用于正电子发射断层/光声/超声多模式成像的示意图(图片修改自参考文献[60])

性能。由于它们的低毒性,使它们在光声造影剂中的应用吸引了研究者们的注意。例如,通过水热法合成的 PEG 修饰的等离子体 MoO_{3-x} 中空纳米球不仅具有良好的生物相容性,而且在近红外区域显示了明显的等离子体吸收。由于其内在的多孔性和在 808 nm 激光下的高效光热转化效率,PEG 修饰的等离子体 MoO_{3-x} 中空纳米球可负载药物实现光声成像介导下的 pH 和近红外光双响应的肿瘤药物和光热多模式治疗。

新型的纳米材料和先进的纳米技术促进了高效的肿瘤诊断和治疗试剂的发展。综合精确诊断和高效治疗的多功能纳米材料被应用于疾病治疗特别是癌症治疗的纳米医药显示了重大的优势和巨大的前景。基于纳米材料独特的光、磁、放射性性能的不同诊断和治疗技术可以通过设计多功能的纳米结构整合成综合性的纳米诊疗平台。例如,在 PEG 修饰的 MoS_2 片上生长 $Cu_{1.8}S$ 纳米颗粒合成的 $MoS_2/Cu_{1.8}S$ 金属硫化物异质结构具有荧光、光声和光热成像的功能,MoS_2 片和 $Cu_{1.8}S$ 纳米颗粒的协同作用使 $MoS_2/Cu_{1.8}S$ 拥有极好的光热转化效率,该异质结构还可以作为抗癌药物阿霉素(DOX)的纳米载药平台,在近红外激光作用下可以实现化学药物和光热的双模式肿瘤治疗目的[66]。通过溶剂热方法合成的 MoS_2/Bi_2S_3 异质结构中的 Bi_2S_3 纳米颗粒具有 X 射线衰减特性和放射增敏作用,这使其在肿瘤的放射治疗中可以兼有计算机断层扫描成像功能和放射增强效应,而且 MoS_2/Bi_2S_3 异质结构中的 MoS_2 纳米片赋予了其突出的光热转化效率和光声成像功能,这个独特的二维纳米异质结构由于它的多功能性和生物相容性,使得它在未来的生物医药应用中展示了巨大的潜力[67]。此外,研究发现一种新型金属硫化物异质结构 CuInS/ZnS 量子点具有光声/荧光生物成像和光热/光动力学治疗的多模式光学成像治疗功能(见图 8-33)。光声和荧光活体成像结果表明,越小的 CuInS/ZnS 量子点在肿瘤中的滞留时间越长、越易被肿瘤摄入、对生物组织的穿透力越强;对肿瘤的光学治疗结果表明,CuInS/ZnS 量子点在 660 nm 激光照射下同时具有光热和光动力学治疗效果,对肿瘤具有很高的治疗效能[68]。这种"多合一"的多功能纳米医药不但具有卓越的光声成像功能,而且还兼具其他分子影像性能以及医学治疗作用,是未来先进的光声造影剂的发展趋势。

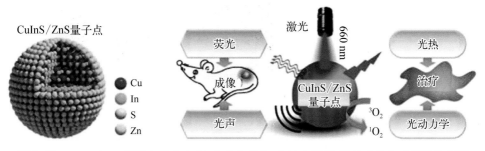

图 8-33　CuInS/ZnS 量子点的荧光/光声生物成像、光动力学/光热治疗的多功能性示意图

(图片修改自参考文献[68])

8.3.3 光声分子影像探针

光声分子影像探针对成像靶点作用的基础是分子探针对靶点环境的自发响应或对靶点的分子识别。分子识别是指分子与分子之间选择性地相互结合和作用的过程,主要包括受体与配体、抗原与抗体、酶与底物、蛋白质与核酸分子、特异蛋白之间、核苷酸链之间的分子识别。例如,凝血酶的结合适配体和荧光近红外染料 800CW(发光团)标记的 DNA 以及近红外染料 QC-1(作为近红外染料 800CW 的荧光猝灭剂)标记的单链DNA 进行杂交,形成 DNA 双螺旋结构的成像探针[69](见图 8-34)。当分子成像探针与靶向组织中的凝血酶结合,引发荧光近红外染料 800CW 标记的 DNA 释放,导致分子探针在 780/725 nm 的光声信号发生变化。如果靶向组织中没有凝血酶存在,荧光近红外染料 800CW 与猝灭剂 QC-1 靠得较近,致使其荧光和光声信号较低。基于凝血酶的结合适配体的光声成像分子探针在活体内显示了对凝血酶的高度特异的光声信号加强。由于凝血酶与肿瘤细胞的生长、侵袭、转移密切相关,这类基于 DNA 技术的分子成像光声探针可实现对肿瘤的高特异性的光声成像研究。

理想的光声分子影像的分子探针具备以下优点:① 生物特异性;② 在近红外窗口有最大的吸收以利于活体内的深层组织成像;③ 低荧光量子效率;④ 对细胞无毒;

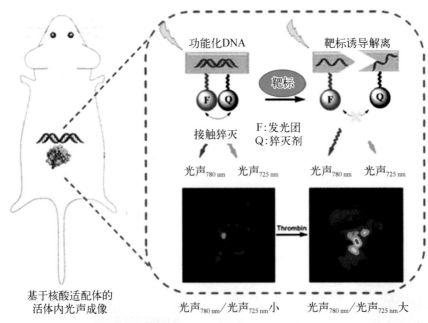

图 8-34 基于凝血酶结合适配体的光声成像分子探针构建及其在 780/725 nm 激光下对活体的光声成像示意图

(图片修改自参考文献[69])

⑤ 不易光漂白。目前为止,构建光声特异性分子探针主要考虑以下三种策略:① 实现光声分子成像的组织穿透深度的最大化。这个主要着眼于发展在近红外区域具有很强吸收且荧光量子效率低的光声造影剂,以实现体内深层组织的高分辨率成像。如对Nd:YAG固体激光器发射的波长为1 064 nm的激光具有很强吸收的磷酞菁和硫化铜纳米颗粒等。② 能够抑制血液的背景荧光,提高光声检测的灵敏度。实现该目标的主要途径还是集中于开发光学吸收对成像部位的内外环境变化具有响应性的光声造影剂。例如,合成的近红外染料(HyP-1)对缺氧有响应,进入乳腺肿瘤后,由于肿瘤的缺氧环境导致其吸收波长从670 nm变到760 nm,通过采用光声比率测量法实现对缺氧组织肿瘤的选择性成像[70,71][见图8-35(a)]。③ 具备成像和治疗的多功能性,开发不仅

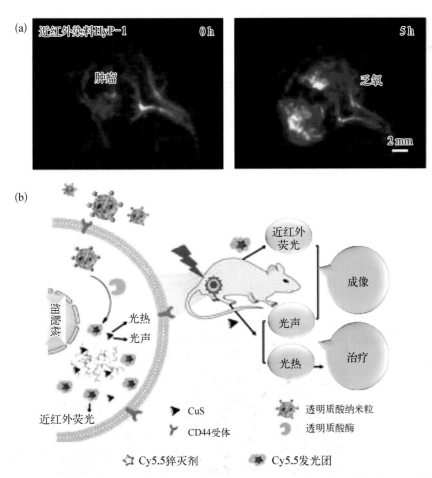

图8-35 对成像部位的内外环境变化具有响应的光声造影剂:近红外染料(HyP-1)和透明质酸-Cy5.5-CuS分子探针

(a) 缺氧响应的近红外染料(HyP-1)由于乳腺肿瘤的乏氧环境而导致的吸收波长从670 nm变到760 nm,(b) 透明质酸-Cy5.5-CuS分子探针用于肿瘤的光声和荧光双模式成像和光热治疗(图片修改自参考文献[72])

具有光声成像,而且还具备光热、光动力学和药物传递功能的诊疗一体化分子探针。例如,开发的透明质酸-Cy5.5-CuS分子探针可用于肿瘤的靶向光声/荧光双模式成像和光热治疗[见图 8-35(b)]。透明质酸-Cy5.5-CuS分子探针进入肿瘤内后,肿瘤内的透明质酸酶降解透明质酸-Cy5.5-CuS分子探针中的透明质酸,导致Cy5.5和CuS纳米颗粒释放,以此实现分子探针对肿瘤的靶向光声/荧光双模式成像和光热治疗[72]。随着光声分子影像技术在生物领域越来越受到关注,越来越多的分子探针被设计合成用于光声分子影像。这些光声分子影像探针已被逐步用于基础研究领域,如生物学、肿瘤学、药学等。

8.4 光声分子影像应用

8.4.1 光声分子影像在生物学中的应用

光声分子影像由于能够实现深层组织的高对比度特异性成像,以及对不同组织的高分辨率图像的成功重建,在临床医学上已被寄予厚望。光声分子影像可对细胞器、细胞、组织和器官进行实时成像(见图 8-36)[73],提供生物体的各种生物学信息,对生物学的深入研究具有重要意义。例如,利用多波长光声显微成像技术可直接观测黑色素瘤、黑色素瘤周围的血管形态和血管中的血氧饱和度[见图 8-37(a)~(c)],可实现肿瘤周边微血管生成过程的无创精细观察,从而对黑色素瘤的恶化和迁移进行诊断;采用 ICG 小分子作为光声造影剂,从大鼠前爪注射,可实现大鼠前哨淋巴结(SN)的光声定位成像[见图 8-37(d)]。该光声成像克服了通过追踪放射性标记物并注射染料定位,然后进行病理检测的传统方法的并发症与假阴性率高的缺点,提高了 SN 检测的准确度,展示了光声成像技术在微创、高效检测 SN 中的重要应用潜力。目前,对食道疾病的常规诊断一般通过医用内窥镜与传统光学成像相结合的技术,这种技术具有内窥镜的优势,如能

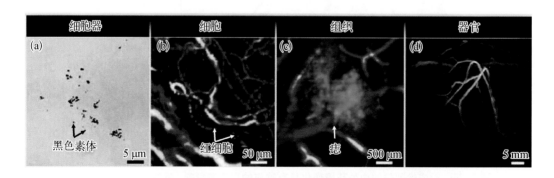

图 8-36　细胞器、细胞、组织和器官的多尺度光声成像

(a) 黑色素体的亚波长光声成像;(b) 红细胞经过小鼠耳朵毛细管的光学分辨率光声显微成像;(c) 前臂上的痣的声分辨率光声显微成像;(d) 人体乳房的光声计算层析成像(图片修改自参考文献[73])

引导对发病部位进行监控、采样、给药、切除等操作,但受限于传统光学成像技术的穿透深度,无法对深层组织进行成像,极大地局限了其疾病诊断能力。光声与内窥镜结合的技术能对消化道浅表病灶的血管形态、血氧饱和度等进行功能成像,获取多参量多尺度的信息,可实现活体内食道的精准高定位成像[见图 8-37(e)][74],为食道相关疾病诊断提供依据。

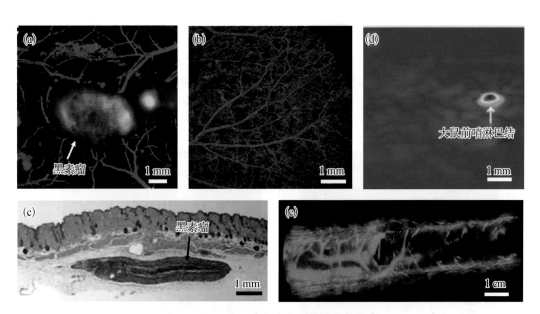

图 8-37 光声分子影像在生物学中的应用

(a) 金纳米笼靶向标记活鼠背部 B16 黑色素瘤及其周围血管的声分辨率光声显微成像;(b) 鼠耳的血氧饱和度的光学分辨率光声显微成像;(c) 苏木素伊红染色的皮肤层下的黑素瘤;(d) 甲基蓝标记大鼠前哨淋巴结的线性阵列光声计算层析成像;(e) 兔肠道和邻近的内脏器官,包括气管和肺的光声成像(图片修改自参考文献[74])

8.4.2 光声分子影像在肿瘤学中的应用

光声分子影像可以对肿瘤进行实时、无创的成像。由于光声技术对肿瘤的成像依赖于肿瘤中分子的光学吸收,因此光声分子影像对肿瘤的成像途径可分为两种:① 直接通过肿瘤中内源性物质的光学吸收进行光声成像;② 在外源性光声造影剂表面结合肿瘤特异性的分子标识物进行光声成像。目前,光声分子影像技术应用于肿瘤成像主要有以下几个方面:肿瘤血管光声成像、肿瘤乏氧光声成像、肿瘤受体光声成像、肿瘤基因光声成像等[75-91]。

血管生成是指活体组织在已存在的微血管床上芽生出新的、以毛细血管为主的血管系统的过程。肿瘤血管生成持续时间长且进行性发展,不同于正常血管生成的特定的、短暂的生理过程。肿瘤血管在结构上常常还不够完善,缺乏完整性,管壁薄弱、仅排列一层内皮细胞,血管管腔较狭窄。肿瘤组织内新生血管常遍布整个瘤组织,其形态无规律、分支紊乱、管腔不规则。图 8-38 是小鼠乳腺肿瘤生成过程中肿瘤血管的光声成像图,光声成像分析结果表明乳腺肿瘤前 20 天生长过程中随着肿瘤血管的平均直径和血管密度增大,肿瘤血管的光声信号逐渐增强[92]。在肿瘤生长过程中,肿瘤部位的血氧饱和度相应随着变化,实体肿瘤通常存在低氧分压区域,也就是通常所说的肿瘤乏氧。肿瘤乏氧会促进原发肿瘤向远处转移、导致肿瘤血管新生,是致使肿瘤耐受放疗和化疗的一个非常重要因素。图 8-39 是长有前列腺癌的小鼠后肢肿瘤部位与正常小鼠的相同部位的光声成像对比。从图中的光声成像可以看出,肿瘤部位具有明显的肿瘤乏氧区[93]。光声肿瘤血管成像和肿瘤乏氧成像直接监测肿瘤血管的形态以及血管周围的血氧饱和度,对实现肿瘤的早期检测和迁移跟踪具有重要的意义。

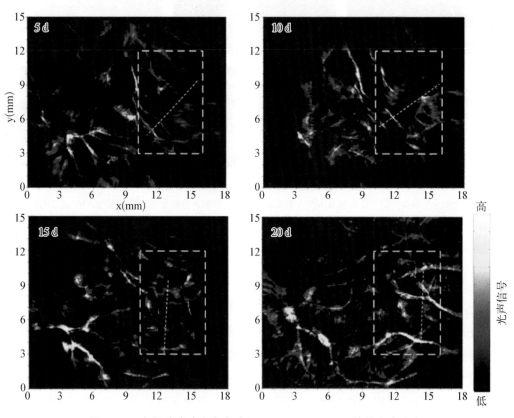

图 8-38　小鼠乳腺肿瘤生成过程(5、10、15、20 天)血管的光声成像

(图片修改自参考文献[92])

光声肿瘤受体成像指的是以肿瘤细胞表面特异性或过度表达的受体为靶点,以受体对应的配体或配体结合物为载体,利用受体和配体特异性反应,将光声造影剂递送至

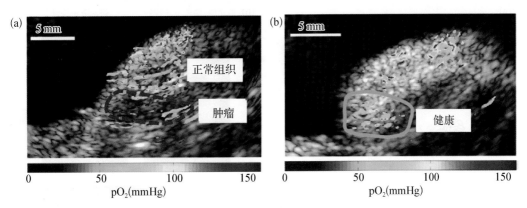

图 8-39 长有前列腺癌的小鼠后肢肿瘤部位的乏氧成像

(a) 长有前列腺癌的小鼠后肢肿瘤部位的光声成像;(b) 正常小鼠后肢相同部位的光声成像(图片修改自参考文献[93])

受体表达阳性肿瘤细胞的成像方法。通过受体介导的光声分子影像探针可以特异性地将光声造影剂递送至肿瘤细胞,降低毒副作用,提高成像的效果。光声肿瘤受体成像通常应用外源性光声造影剂偶联对某些肿瘤受体具有特异性反应的配体(如叶酸、透明质酸等),构建高特异性识别分子探针,实现肿瘤受体高分辨光声成像。例如,叶酸受体在一部分人体肿瘤(如乳腺癌、宫颈癌、结肠癌等)细胞表面都有过表达,而在正常组织中的表达又高度保守,因此利用叶酸受体进行肿瘤光声成像可以高效率地对一些肿瘤进行特异性光声成像。图 8-40(a)、8-40(b)是基于叶酸受体构建的叶酸-ICG-聚乙丙交酯分子探针用于乳腺癌光声成像图,光声成像结果表明该叶酸修饰的分子探针相比无叶酸修饰分子探针在近红外光照射下对乳腺癌光声成像呈现高度的特异性[94]。图 8-40C是 ICG-两亲性透明质酸衍生物光声/荧光双模式分子探针构建及其肿瘤的光声/荧光成像图。该分子探针由于含有两亲性透明质酸衍生物,可实现被动肿瘤靶向富集,达到高效透明质酸受体光声成像的目的[95]。

光声肿瘤基因成像的研究主要是通过光声分子影像手段对活体组织的正常和异常细胞的靶基因进行光声显影。利用肿瘤基因光声成像可对肿瘤内源基因进行可视化的定性和定量,显示在癌组织中高度表达的异常基因,对于肿瘤的靶向诊疗具有重要意义。例如,miR-155 能够通过加快肿瘤细胞繁殖、抑制细胞凋亡来促进乳腺肿瘤的生长与侵袭,被认为是一个很理想的诊断和预后标志物。通过连接 PEG 和发夹 DNA 链至金纳米颗粒表面,构建了一种以自组装杂交链反应为基础的光声纳米探针(见图 8-41),在乳腺肿瘤的发生与化疗过程中可同步高灵敏检测 miR-155 表达的动态变化,实时监测乳腺肿瘤的发生和药物响应[96]。

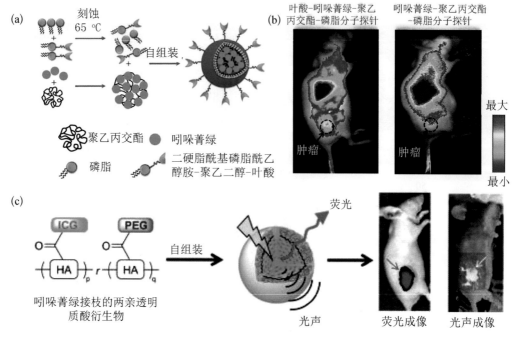

图 8-40　光声肿瘤受体成像

(a) 叶酸-吲哚菁绿-聚乙丙交酯分子探针的构建;(b) 基于叶酸-吲哚菁绿-聚乙丙交酯分子探针的乳腺癌成像;(c) 吲哚菁绿-两亲性透明质酸衍生物光声/荧光双模式分子探针构建及其肿瘤的光声/荧光成像。ICG：吲哚菁绿;PEG：聚乙二醇;HA：透明质酸(图片修改自参考文献[95])

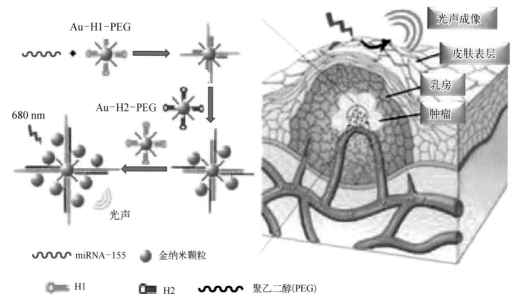

图 8-41　通过自组装杂交链反应为基础的光声纳米探针可视化监测乳腺肿瘤的发生与化疗过程中 miR-155 表达的动态变化

(图片修改自参考文献[96])

8.4.3　光声分子影像在药物学中的应用

　　分子影像技术已开始应用于药物学研究的各个方面,如验证靶点、发现生物标记物、优化药物先导化合物和监测药理、药效等。光声分子影像技术由于能够直接监控生物体内的细胞活动和基因行为,可观测动物体内药物与肿瘤作用的靶点、药物干预对肿瘤生长和迁移的抑制、药物对某些特定基因的表达生物学过程的影响等。例如,光声分子影像可实时准确地定位监测药物释放动力学,并对药物治疗效率进行评估,已成为一种非侵犯性地研究药物在生理条件下的释放行为的有效工具。图 8-42 是负载 DOX/方酸菁染料的 PEG 改性聚氨酯接枝聚合物胶囊,该胶囊在 pH 7.4 调节下稳定,在微酸性条件下分解释放出负载的药物(DOX)和光声信号分子(方酸菁染料),释放行为引起光声信号的变化[97]。该载药胶囊通过细胞内吞作用进入乳腺癌细胞 MCF-7 并积聚在溶酶体中,溶酶体的酸性环境促进了 DOX 的释放,释放行为可通过光声成像监测,不同时间的光声信号测定反映了药物在溶酶体中的释放行为。

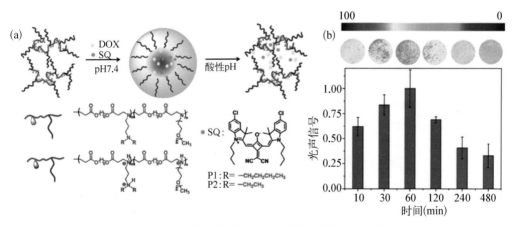

图 8-42　光声分子影像技术准确定位监测 DOX 释放

(a) 负载 DOX/方酸菁染料的聚氨酯接枝聚合物胶囊的合成以及酸引发胶囊分解、DOX 释放示意图;
(b) 负载 DOX/方酸菁染料的聚氨酯接枝聚合物胶囊处理的乳腺癌细胞的光声信号变化(图片修改自参考文献[97])

　　此外,开发光声成像介导的肿瘤多功能治疗制剂是未来发展肿瘤治疗新型药物的一个重要方向。邢达等[98]制备了具有光声成像介导、化学药物/光声双重治疗多功能的金纳米棒纳米颗粒(AuNRs-DNA-叶酸-DOX),该光声介导的 AuNRs 多功能制剂含有三种功能基元:① AuNRs 可以作为药物递送平台以及光声造影剂;② AuNRs 表面修饰 DNA 可用于负载 DOX 以实现肿瘤细胞的特异性化学治疗;③ AuNRs 表面修饰的叶酸可以引导纳米颗粒靶向肿瘤细胞。实验结果显示,AuNRs-DNA-叶酸-DOX 多功能制剂可有效、特异地递送到叶酸受体过度表达的肿瘤细胞,在黑色素瘤相关抗原基因 mRNA 表达的细胞内通过 DNA 的取代反应触发 DOX 释放。在 808 nm 激光照射下,AuNRs 的光声效应对肿瘤细胞产生直接的物理破坏。药物化学和光声两种治疗模式能够有效地破坏肿瘤细胞,通过两种不同且互补的机制摧毁肿瘤细胞。AuNRs-DNA-叶酸-DOX 多功能药物制剂还可以通过光声成像来同时监测药物分布和肿瘤形貌以介导肿瘤治疗。Teng 等人[100] 通过包裹 AuNRs 的中空介孔硅负载小干扰 RNA[99],或包裹 AuNRs 的中空介孔硅负载紫杉醇和间质干细胞(见图 8-43),构建了光声成像介导的化学/生物/光声多重治疗作用的功能性制剂,该功能性制剂在光声介导下可实现对乳腺癌的高效治疗。

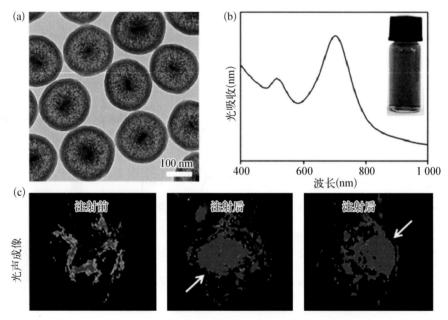

图 8-43　光声分子影像技术同时监测紫杉醇分布和肿瘤形貌

负载紫杉醇的中空介孔硅包裹 AuNRs 的(a) 透射电镜图和(b) 光学吸收图谱;(c) 光声成像监测负载紫杉醇的中空介孔硅包裹 AuNRs 对乳腺癌的治疗(图片修改自参考文献[100])

8.5　展望

光声分子影像作为一种高分辨率和高组织穿透深度的实时成像技术具有远大的前景,在生物学、肿瘤学、药物学方面已被广泛地研究。为了提高光声分子成像的灵敏度,近年来不同的外源性造影剂(如有机染料分子、半导体聚合物纳米颗粒、金属纳米结构、半导体纳米材料、碳基纳米材料、过渡金属硫化物等)被开发应用于光声分子影像技术。

为了增强光声成像信号,不同的基于两种或多种光声造影剂协同效应的策略被发展报道,如:① 设计合成具有等离子耦合效应的等离子复合纳米材料;② 在金属纳米结构或碳基纳米材料上自组装具有优异光声性能有机染料;③ 构建金属/半导体异质结构以实现光诱导电子转移以及减少背景信号等。这些优化光声分子影像探针的策略不仅能够提高光声灵敏度,而且还能减少光声造影剂的用量。

目前为止,虽然不同的光声造影剂由于它们的高光声效率和低毒性已被应用于临床研究,但离实际临床应用还有一定的距离。未来的光声分子影像技术的发展需要考虑以下几个方向:① 构建可激活的光声分子探针,即光声分子探针能感应外界刺激,其光声信号能以可预测的方式随外界的刺激而变化,例如光声分子探针的光吸收峰随外界刺激作用而移动、引起光声信号变化,而通过分析不同的波长激发的光声信号,可以减小背景光声噪音的影响,提高光声成像的选择性和灵敏度。② 优化靶向光声分子探针以主动靶向肿瘤,提高分子探针在肿瘤部位的富集,通过使用特异性的生物标识物(如多肽、抗体等)减少光声分子探针在网状内皮系统的滞留。③ 发展可以进一步加强光声分子探针的光声信号的新策略。当前放大光声信号的策略主要集中于通过探索等离子耦合效应、自组装、光诱导电子转移等来提高光声分子探针的近红外吸收和光热效应,发展已有的放大光声分子探针的光声信号的策略,开发可继续提高光声分子探针成像信号的新策略对于未来光声分子影像技术的发展也是很有必要的。④ 设计合成光声为基础的多模式成像探针,结合其他的成像方法(如拉曼成像、荧光成像、磁成像、超声成像等)进行多模式成像,可以综合不同成像模式得到的有效信息,克服单一成像模式的弱点,达到互补加强成像诊断的目的。⑤ 系统评估光声分子影像探针的稳定性、毒性、生物相容性、生物降解性、免疫原性、药物(代谢)动力学等,这些性能的评估对加快构建的光声分子影像探针在临床的应用具有非常重要的作用。

参考文献 ————

[1] Beard P. Biomedical photoacoustic imaging [J]. Interface Focus, 2011, 1(4): 602-631.

[2] Kim K, Favazza C, Wang LV. In vivo photoacoustic tomography of chemicals: high-resolution functional and molecular optical imaging at new depths [J]. Chem Rev, 2010 (5), 110: 2756-2782.

[3] Yoon TJ, Cho YS. Recent advances in photoacoustic endoscopy [J]. World J Gastrointest Endosc, 2013, 5(11): 534-539.

[4] Upputuri PK, Pramanik M. Recent advances toward preclinical and clinical translation of photoacoustic tomography: a review [J]. J Biomed Opt, 2017, 22(4): 041006.

[5] Wu D, Huang L, Jiang MS, et al. Contrast agents for photoacoustic and thermoacoustic imaging: a review [J]. Int J Mol Sci, 2014, 15(12): 23616-23639.

[6] 曾礼漳, 杨思华, 邢达. 光声成像技术及其医学应用进展[J]. 华南师范大学学报(自然科学版),

2016，48(1)：9-15.

[7] Mallidi S，Luke GP，Emelianov S. Photoacoustic imaging in cancer detection，diagnosis，and treatment guidance [J]. Trends Biotechnol，2011，29(5)：213-220.

[8] Yuan Y，Yang S，Xing D. Optical-resolution photoacoustic microscopy based on two-dimensional scanning galvanometer [J]. Appl Phys Lett，2012，100(2)：023702.

[9] Xing W，Wang L，Maslov K，et al. Integrated optical- and acoustic-resolution photoacoustic microscopy based on an optical fiber bundle [J]. Opt Lett，2013，38(1)：52-54.

[10] Gao G，Yang S，Xing D. Viscoelasticity imaging of biological tissues with phase-resolved photoacoustic measurement [J]. Opt Lett，2011，36(17)：3341-3343.

[11] Yang JM，Maslov K，Yang HC，et al. Photoacoustic endoscopy [J]. Opt Lett，2009，34(10)：1591-1593.

[12] Wang LV，Hu S. Photoacoustic tomography：in vivo imaging from organelles to organs[J]. Science，2012，335(6075)：1458-1462.

[13] Mallidi S，Luke GP，Emelianov S. Photoacoustic imaging in cancer detection，diagnosis，and treatment guidance [J]. Trends Biotechnol，2011，29(5)：213-221.

[14] Kim S，Chen YS，Luke GP. In-vivo ultrasound and photoacoustic image- guided photothermal cancer therapy using silica-coated gold nanorods[J]. IEEE Trans Ultrason Ferroelectr Freq Control，2014，61(5)：891-897.

[15] Wang L，Xie X，Oh J，et al. Combined photoacoustic and molecular fluorescence imaging in vivo [J]. IEEE Eng Med Biol Soc，2005，1：190-192.

[16] Mallidi S，Wang B，Mehrmohammadi M，et al. Ultrasound-based imaging of nanoparticles：from molecular and cellular imaging to therapy guidance[J]. 2009 IEEE International Ultrasonics Symposium，2009：27-36.

[17] Liu Y，Kang N，Lv J，et al. Deep photoacoustic/luminescence/magnetic resonance multimodal imaging in living subjects using high-efficiency upconversion nanocomposites [J]. Adv Mater，2016，28(30)：6411-6419.

[18] Li Z，Yin S，Cheng L，et al. Magnetic targeting enhanced theranostic strategy based on multimodal imaging for selective ablation of cancer [J]. Adv Funct Mater，2014，24 (16)：2312-2321.

[19] Mou J，Liu C，Li P，et al. A facile synthesis of versatile $Cu_{2-x}S$ nanoprobe for enhanced MRI and infrared thermal/photoacoustic multimodal imaging [J]. Biomaterials，2015，57：12-21.

[20] Yang K，Hu L，Ma X，et al. Multimodal imaging guided photothermal therapy using functionalized graphene nanosheets anchored with magnetic nanoparticles [J]. Adv Mater，2012，24(14)：1868-1872.

[21] Jiao S，Xie Z，Zhang HF，et al. Simultaneous multimodal imaging with integrated photoacoustic microscopy and optical coherence tomography [J]. Opt Lett，2009，34(19)：2961-2963.

[22] Kim J，Lee D，Jung U，et al. Photoacoustic imaging platforms for multimodal imaging [J]. Ultrasonography，2015，34(2)：88-97.

[23] Zhang HF，Maslov K，Stoica G，et al. Functional photoacoustic microscopy for high-resolution and noninvasive in vivo imaging [J]. Nat Biotechnol，2006，24：848-851.

[24] Manohar S，Vaartjes SE，Hespen JV，et al. Initial results of in vivo non-invasive cancer imaging in the human breast using near-infrared photoacoustics [J]. Opt Express，2007，15 (19)：12277-12285.

[25] Siphanto RI, Thumma KK, Kolkman RG, et al. Serial noninvasive photoacoustic imaging of neovascularization in tumor angiogenesis [J]. Opt Express, 2005, 13(1): 89-95.

[26] Li ML, Oh JT, Xie X, et al. Simultaneous molecular and hypoxia imaging of brain tumors in vivo using spectroscopic photoacoustic tomography [J]. IEEE Int Ultrason Symp, 2008, 96(3): 481-489.

[27] Gao F, Bai L, Feng X, et al. Remarkable in vivo nonlinear photoacoustic imaging based on near-infrared organic dyes [J]. Small, 2016, 12 (38): 5239-5244.

[28] Fan Q, Cheng K, Yang Z, et al. Perylene-diimide-based nanoparticles as highly efficient photoacoustic agents for deep brain tumor imaging in living mice [J]. Adv Mater, 2015, 27(5): 843-847.

[29] Huynh E, Lovell JF, Helfield BL, et al. Porphyrin shell microbubbles with intrinsic ultrasound and photoacoustic properties [J]. J Am Chem Soc, 2012, 134(40): 16464-16467.

[30] Lovell JF, Jin CS, Huynh E, et al. Porphysome nanovesicles generated by porphyrin bilayers for use as multimodal biophotonic contrast agents [J]. Nat Mater, 2011, 10: 324-332.

[31] Huynh E, Leung BYC, Helfield BL, et al. In situ conversion of porphyrin microbubbles to nanoparticles for multimodality imaging [J]. Nat Nanotech, 2015, 10: 325-332.

[32] Li DS, Yoon SJ, Pelivanov I, et al. Polypyrrole-coated perfluorocarbon nanoemulsions as a sono-photoacoustic contrast agent [J]. Nano Lett, 2017, 17(10): 6184-6194.

[33] Pu K, Shuhendler AJ, Jokerst JV, et al. Semiconducting polymer nanoparticles as photoacoustic molecular imaging probes in living mice [J]. Nat Nanotechnol, 2014, 9: 233-239.

[34] Jiang Y, Upputuri PK, Xie C, et al. Broadband absorbing semiconducting polymer nanoparticles for photoacoustic imaging in second near-infrared window [J]. Nano Lett, 2017, 17 (8): 4964-4969.

[35] Cai X, Gao W, Zhang L, et al. Enabling prussian blue with tunable localized surface plasmon resonances: simultaneously enhanced dual-Mode imaging and tumor photothermal therapy [J]. ACS Nano, 2016, 10(12): 11115-11126.

[36] Cai X, Gao W, Ma M, et al. A prussian blue-based core-shell hollow-structured mesoporous nanoparticle as a smart theranostic agent with ultrahigh pH-responsive longitudinal relaxivity [J]. Adv Mater, 2015, 27(41): 6382-6389.

[37] Su YY, Teng ZG, Yao H, et al. A multifunctional PB@ mSiO$_2$ - PEG/DOX nanoplatform for combined Photothermal-chemotherapy of tumor [J]. ACS Appl Mater Interfaces, 2016, 8(27): 17038-17046.

[38] Yang ZL, Tian W, Wang Q, et al. Oxygen-evolving mesoporous organosilica coated Prussian blue nanoplatform for highly efficient photodynamic therapy of tumors [J]. Adv Sci, 2018, 5 (5): 1700847.

[39] Li W, Chen X. Gold nanoparticles for photoacoustic imaging [J]. Nanomedicine, 2015, 10(2): 299-320.

[40] Tian Y, Zhang Y, Teng ZG, et al. pH-dependent transmembrane activity of peptide-functionalized gold nanostars for computed tomography/photoacoustic imaging and photothermal therapy [J]. ACS Appl Mater Interfaces, 2017, 9(3): 2114-2122.

[41] Jokerst JV, Cole AJ, Sompel DV, et al. Gold nanorods for ovarian cancer detection with photoacoustic imaging and resection guidance via raman imaging in living mice [J]. ACS Nano, 2012, 6(11): 10366-10377.

［42］Chen YS，Frey W，Kim S，et al. Silica-coated gold nanorods as photoacoustic signal nanoamplifiers ［J］. Nano Lett，2011，11(2)：348-354.

［43］Homan KA，Souza M，Truby R，et al. Silver nanoplate contrast agents for in vivo molecular photoacoustic imaging ［J］. ACS Nano，2012，6(1)：641-650.

［44］Yu X，Li A，Zhao C，et al. Ultrasmall semimetal nanoparticles of bismuth for dual-modal computed tomography/photoacoustic imaging and synergistic thermoradiotherapy ［J］. ACS Nano，2017，11(4)：3990-4001.

［45］Bouchard LS，Anwar MS，Liu GL，et al. Picomolar sensitivity MRI and photoacoustic imaging of cobalt nanoparticles ［J］. Proc Natl Acad Sci U S A，2009，106(11)：4085-4089.

［46］Kim T，Zhang Q，Li J，et al. A gold/silver hybrid nanoparticle for treatment and photoacoustic imaging of bacterial infection ［J］. ACS Nano，2018，12(6)：5615-5625

［47］Hong G，Diao S，Antaris AL，et al. Carbon nanomaterials for biological imaging and nanomedicinal therapy ［J］. Chem Rev，2015，115(19)：10816-10906.

［48］Zerda ADL，Zavaleta C，Keren S，et al. Carbon nanotubes as photoacoustic molecular imaging agents in living mice ［J］. Nature，2008，3：557-562.

［49］Kim JW，Galanzha EI，Shashkov EV，et al. Golden carbon nanotubes as multimodal photoacoustic and photothermal high-contrast molecular agents ［J］. Nat Nanotechnol，2009，4：688-694.

［50］Zerda A，Liu Z，Bodapati S，et al. Ultrahigh sensitivity carbon nanotube agents for photoacoustic molecular imaging in living mice ［J］. Nano Lett，2010，10(6)：2168-2172.

［51］Lalwani G，Cai X，Nie L，et al. Graphene-based contrast agents for photoacoustic and thermoacoustic tomography ［J］. Photoacoustics，2013，1(3)：62-67.

［52］Sheng Z，Song L，Zheng J，et al. Protein-assisted fabrication of nano-reduced graphene oxide for combined in vivo photoacoustic imaging and photothermal therapy ［J］. Biomaterials，2013，34(21)：5236-5243.

［53］Moon H，Kumar D，Kim H，et al. Amplified photoacoustic performance and enhanced photothermal stability of reduced graphene oxide coated gold nanorods for sensitive photoacoustic imaging ［J］. ACS Nano，2015，9(3)：2711-2719.

［54］Li S，Chen Y，Liu H，et al. Graphdiyne materials as nanotransducer for in vivo photoacoustic imaging and photothermal therapy of tumor ［J］. Chem Mater，2017，29(14)：6087-6094.

［55］Ge J，Jia Q，Liu W，et al. Red-emissive carbon dots for fluorescent，photoacoustic，and thermal theranostics in living Mice ［J］. Adv Mater，2015，27(28)：4169-4177.

［56］Chen J，Liu C，Hu D，et al. Single-layer MoS$_2$ nanosheets with amplified photoacoustic effect for highly sensitive photoacoustic imaging of orthotopic brain tumors ［J］. Adv Funct Mater，2016，26(47)：8715-8725.

［57］Cheng L，Liu J，Gu X，et al. PEGylated WS(2) nanosheets as a multifunctional theranostic agent for in vivo dual-modal CT/photoacoustic imaging guided photothermal therapy ［J］. Adv Mater，2014，26(12)：1886-1893.

［58］Qian X，Shen S，Liu T，et al. Two-dimensional TiS$_2$ nanosheets for in vivo photoacoustic imaging and photothermal cancer therapy ［J］. Nanoscale，2015，7(14)：6380-6387.

［59］Ku G，Zhou M，Song S，et al. Copper sulfide nanoparticles as a new class of photoacoustic contrast agent for deep tissue imaging at 1064 nm ［J］. ACS Nano，2012，6(8)：7489-7496.

［60］Lu N，Fan W，Yi X，et al. Biodegradable hollow mesoporous organosilica nanotheranostics for mild hyperthermia-induced bubble-enhanced oxygen-sensitized radiotherapy ［J］. ACS Nano，2018，

12(2)：1580-1591.

[61] Poulose AC, Veeranarayanan S, Mohamed S, et al. Multi-stimuli responsive Cu₂S nanocrystals as trimodal imaging and synergistic chemophotothermal therapy agents [J]. Nanoscale, 2015, 7 (18)：8378-8388.

[62] Yang T, Tang Y, Liu L, et al. Size-dependent Ag₂S nanodots for second near-infrared fluorescence/photoacoustics imaging and simultaneous photothermal therapy [J]. ACS Nano, 2017, 11(2)：1848-1857.

[63] Song Y, Wang J, Liu L, et al. One-pot synthesis of a bismuth selenide hexagon nanodish complex for multimodal imaging-guided combined antitumor phototherapy [J]. Mol Pharm, 2018, 15(5)：1941-1953.

[64] Bao T, Yin W, Zheng X, et al. One-pot synthesis of PEGylated plasmonic MoO₃₋ₓ hollow nanospheres for photoacoustic imaging guided chemo-photothermal combinational therapy of cancer [J]. Biomaterials, 2016, 76：11-24.

[65] Kanazaki K, Sano K, Makino A, et al. Development of anti-HER2 fragment antibody conjugated to iron oxide nanoparticles for in vivo HER2-targeted photoacoustic tumor imaging [J]. Nanomed Nanotechnol, 2015, 11(8)：2051-2060.

[66] Meng X, Liu Z, Cao Y, et al. Fabricating aptamer-conjugated PEGylated-MoS₂/Cu₁.₈S theranostic nanoplatform for multiplexed imaging diagnosis and chemo-photothermal therapy of cancer [J]. Adv Funct Mater, 2017, 27(16)：1605592.

[67] Wang S, Li X, Chen Y, et al. A facile one-pot synthesis of a two-dimensional MoS₂/Bi₂S₃ composite theranostic nanosystem for multi-modality tumor imaging and therapy [J]. Adv Mater, 2015, 27(17)：2775-2782.

[68] Lv G, Guo W, Zhang W, et al. Near-infrared emission CuInS/ZnS quantum dots：all-in-one theranostic nanomedicines with intrinsic fluorescence/photoacoustic imaging for tumor phototherapy [J]. ACS Nano, 2016, 10(10)：9637-9645.

[69] Zhang J, Smaga LP, Satyavolu NSR, et al. DNA aptamer-based activatable probes for photoacoustic imaging in living mice [J]. J Am Chem Soc, 2017, 139(48)：17225-17228.

[70] Yao J, Wang LV. Recent progress in photoacoustic molecular imaging [J]. Curr Opin Chem Biol, 2018, 45：104-112.

[71] Knox HJ, Hedhli J, Kim TW, et al. A bioreducible N-oxide-based probe for photoacoustic imaging of hypoxia [J]. Nat Commun. 2017, 8(1)：1794.

[72] Zhang L, Gao S, Zhang F, et al. Activatable hyaluronic acid nanoparticle as a theranostic agent for optical/photoacoustic image-guided photothermal therapy [J]. ACS Nano, 2014, 8(12)：12250-12258.

[73] Wang LV, Hu S. Photoacoustic Tomography：In vivo imaging from organelles to organs [J]. Science, 2012, 335(6075)：1458-1462.

[74] Zhang HF, Maslov K, Stoica G, et al. Functional photoacoustic microscopy for high-resolution and noninvasive in vivo imaging [J]. Nat Biotechnol, 2006, 24(7)：848-851.

[75] Mohammad M, Soon JY, Douglas Y, et al. Photoacoustic imaging for cancer detection and staging [J]. Curr Mol Imaging, 2013, 2(1)：89-105.

[76] Shao Q, Morgounova E, Jiang C, et al. In vivo photoacoustic lifetime imaging of tumor hypoxia in small animals [J]. J Biomed Opt 2013, 18(7)：076019.

[77] Zhong J, Yang S, Zheng X, et al. In vivo photoacoustic therapy with cancer-targeted indocyanine

green-containing nanoparticles [J]. Nanomedicine, 2013, 8(6), 903-919.

[78] Liao LD, Lin CT, Shih YYI, et al. Transcranial imaging of functional cerebral hemodynamic changes in single blood vessels using in vivo photoacoustic microscopy [J]. J Cerebr Blood F Met, 2012, 32(6): 938-951.

[79] Krohn KA, Link JM, Mason RP. Molecular imaging of hypoxia [J]. J Nucl Med, 2008, 49(6): 129S-148S.

[80] Stantz KM, Cao M, Liu B, et al. Molecular imaging of neutropilin-1 receptor using photoacoustic spectroscopy in breast tumors [J]. Proc of SPIE, 2010, 7564: 75641O1-6.

[81] Balasundaram G, Ho CJH, Li K. Molecular photoacoustic imaging of breast cancer using an actively targeted conjugated polymer [J]. Int J Nanomed, 2015, 10: 387-397.

[82] Xi L, Grobmyer SR, Zhou G, et al. Molecular photoacoustic tomography of breast cancer using receptor targeted magnetic iron oxide nanoparticles as contrast agents [J]. J Biophotonics, 2014, 7 (6): 401-409.

[83] Mallidi S, Larson T, Tam J, et al. Multiwavelength photoacoustic imaging and plasmon resonance coupling of gold nanoparticles for selective detection of cancer [J]. Nano Lett. , 2009, 9(8): 2825-2831.

[84] Cheng K, Cheng Z. Near infrared receptor-targeted nanoprobes for early diagnosis of cancers [J]. Curr Med Chem, 2012, 19(28): 4767-4785.

[85] Krumholz A, VanVickle-Chavez SJ, Yao J. Photoacoustic microscopy of tyrosinase reporter gene in vivo [J]. J Biomed Opt, 2011, 16(8): 080503.

[86] Bohndiek SE, Sasportas LS, Machtaler S, et al. Photoacoustic tomography detects early vessel regression and normalization during ovarian tumor response to the antiangiogenic therapy trebananib [J]. J Nucl Med, 2015, 56(12): 1942-1947.

[87] Melancon MP, Zhou M, Zhang R. Selective uptake and imaging of aptamer- and antibody-conjugated hollow nanospheres targeted to epidermal growth factor receptors overexpressed in head and neck cancer [J]. ACS Nano, 2014, 8(5): 4530-4538.

[88] Feng Q, Zhang Y, Zhang W. Tumor-targeted and multi-stimuli responsive drug delivery system for near-infrared light induced chemo-phototherapy and photoacoustic tomography [J]. Acta Biomater, 2018, 38: 129-142.

[89] Paproski RJ, Forbrich AE, Wachowicz K, et al. Tyrosinase as a dual reporter gene for both photoacoustic and magnetic resonance imaging [J]. Biomed Opt Express, 2011, 2(4): 771-780.

[90] Zhang HF, Maslov K, Sivaramakrishnan M. Imaging of hemoglobin oxygen saturation variations in single vessels in vivo using photoacoustic microscopy [J]. Appl Phys Lett, 2007, 90 (5): 053901.

[91] Tian H, Luo Z, Liu L. Cancer cell membrane-biomimetic oxygen nanocarrier for breaking hypoxia-induced chemoresistance [J]. Adv Funct Mater, 2017, 27(38): 1703197.

[92] Lao Y, Xing D, Yang S, et al. Noninvasive photoacoustic imaging of the developing vasculature during early tumor growth [J]. Phys Med Biol, 2008, 53(15): 4203-4212.

[93] Shao Q, Morgounova E, Jiang C, et al. In vivo photoacoustic lifetime imaging of tumor hypoxia in small animals [J]. J Biomed Opt, 2013, 18(7): 076019.

[94] Wang H, Liu C, Gong X, et al. In vivo photoacoustic molecular imaging of breast carcinoma with folate receptor-targeted indocyanine green nanoprobes [J]. Nanoscale, 2014, 6 (23): 14270-14279.

［95］ Miki K，Inoue T，Kobayashi Y，et al. Near-infrared dye-conjugated amphiphilic hyaluronic acid derivatives as a dual contrast agent for in vivo optical and photoacoustic tumor imaging ［J］. Biomacromolecules，2015，16(1)：219-227.

［96］ Cao W，Gao W，Liu Z，et al. Visualizing miR-155 to monitor breast tumorigenesis and response to chemotherapeutic drugs by a self-assembled photoacoustic nanoprobe ［J］. Anal Chem，2018，90 (15)：9125-9131.

［97］ Duan Z，Gao YJ，Qiao ZY，et al. A photoacoustic approach for monitoring the drug release of pH-sensitive poly(β-amino ester)s ［J］. J Mater Chem B，2014，2(37)：6271-6282.

［98］ Zang Y，Wei Y，Shi Y，et al. Chemo/photoacoustic dual therapy with mRNA-triggered DOX release and photoinduced shockwave based on a DNA-gold nanoplatform ［J］. Small，2016，12(6)：756-769.

［99］ Ni Q，Teng ZG，Dang M，et al. Gold nanorod embedded large-pore mesoporous organosilica nanospheres for gene and photothermal cooperative therapy of triple negative breast cancer ［J］. Nanoscale，2017，9(4)：1466-1474.

［100］ Wu J，Liu Y，Tang Y，et al. Synergistic chemo-photothermal therapy of breast cancer by mesenchymal stem cell-encapsulated yolk-shell GNR@HPMO-PTX nanospheres ［J］. ACS Appl Mater Interfaces，2016，8(28)：17927-17935.

9 多模态分子影像

分子影像技术是指应用影像学手段对人体的内在生物代谢情况进行研究,并在活体组织、细胞及分子水平将体内复杂的生化、生理过程可视化,并进行定量、定性分析,为疾病的诊断、分期、治疗评估、疗效监测、药物设计及临床精准诊疗等提供了新技术,是随着分子生物学、化学、材料科学、生物工程学及医学影像技术等相关学科的发展和融合形成的新的学科。多模态分子影像技术是指将具有多种显像功能的分子探针导入体内,并通过多种成像技术的探测,能够无创、活体、实时、精细、特异性地显示体内复杂的生理、生化过程,从而获取病变部位的形态、大小、密度及生理、生化、代谢等多种信息,为临床诊疗提供可靠的参考依据。相对于单一的分子影像技术,多模态分子影像技术融合了各种影像技术的优势,能够提供更加全面和精确的信息,在多种疾病的诊断、分期、疗效评估、预后判断、基因诊断及治疗、药物研发等方面具有广阔的应用前景,能够为疾病的精准诊断与治疗提供参考价值。本章重点介绍了多模态分子影像技术的成像模式、实现方式及其临床应用价值。

9.1 概述

目前,临床常用的医学影像成像模式可分为两大类:一是提供人体解剖形态结构的影像技术,如 CT、MRI、超声等;二是提供人体器官分子信息及功能代谢信息的影像技术,如磁共振波谱(MRS)成像、SPECT、PET 及光学成像等。由于上述影像检查技术各自具有优缺点,至今还没有一种单一模式的影像技术是完美的,各种成像技术都有各自的特点,如 PET 和 SPECT 显像,具有较高的敏感性,但空间分辨率较差,特异性较低;CT 空间分辨率较高,检测深度不受限制,但敏感性差,且不能反映生物代谢信息;光学成像敏感性较高,但最大的缺陷是组织穿透力弱。不同的影像成像技术具有各自的优势和劣势,往往能够互补;因此,为弥补单一成像模式的不足,就需要将不同的影像技术进行融合,从而出现了近来迅速发展的"多模态成像技术"。如 PET/CT 显像技术,将反映解剖形态结构的 CT 成像技术与反映功能代谢信息的 PET 显像技术结合,既弥补了 CT 的缺陷,提高了检查的敏感性,又提高了 PET 显像的空间分辨率,起到了"1+1>2" 的效果。PET/CT 已成功应用于临床,并得到了临床的认可;目前,随着影像技术的发展,PET/MRI 也已逐渐应用于临床,在中枢神经系统疾病的应用方面具有更好的发展前景;其他一些多模态成像技术,如 PET/超声、PET/光学成像、SPECT/MRI 等也在研制中[1-3]。

9.2 分子成像模式

9.2.1 CT

CT 扫描具有成像速度快、检查时间短、空间分辨率高等优点,能够清晰地提供解剖形态信息,但其探测敏感性较低,软组织分辨率较差,且具有一定的辐射性,长期的 X 射线暴露可能对人体产生不利影响。虽然以解剖形态改变为基础的 CT 扫描技术还不能直接反映病变分子、功能水平上的变化,临床上也较少将其作为分子影像设备,但随着 CT 检查技术的发展,新型 CT 造影剂(如纳米颗粒造影剂)及小型 CT 将有望在分子影像上发挥越来越重要的作用。

碘对比剂是目前临床常用的 CT 增强造影剂,其优点是体内清除速率快、成像时间短,但缺点是肾毒性较高,可诱发过敏反应,且探测疾病敏感性较低。近年来,金纳米粒子包装的碘造影剂是目前研究的热点,其具有较好的生物相容性、粒径可控性、容易进行表面修饰等特点,能增加造影剂在体内的滞留时间,并能减少肾毒性,可制成双模、三模或多模的分子探针,融合光学成像、放射性核素显像等多模态成像模式,取长补短,能够弥补单一 CT 成像的劣势[4-6]。

微小 CT(micro-CT)具有较高的空间分辨率,可用于小动物的断层扫描,能清晰显示组织器官的解剖结构,并能与病理切片形成较好的对应。micro-CT 与新型 CT 造影剂结合,能够在一定程度上反映疾病的分子生物信息。一项研究探讨了免疫磁珠对 micro-CT 的增强作用,该研究将肺腺癌裸鼠模型分为三组:分别注射生理盐水、裸磁珠和免疫磁珠,通过测量注射前后瘤体的 CT 值,发现免疫磁珠组注射前后 CT 值具有明显的差异,而生理盐水组及裸磁珠组注射前后 CT 值差异无统计学意义,结果表明免疫磁珠对肺腺癌裸鼠模型 micro-CT 扫描有增强作用,有望用于肺癌的早期诊断[7]。因此,随着分子影像学概念的提出以及多模态融合技术的日渐成熟,将 micro-CT 与其他成像技术或特异性对比剂、分子探针等相结合,将对分子影像学发展起到重要的作用。

9.2.2 MRI

MRI 分子成像技术是继放射性核素显像后最有希望进入临床应用的分子成像手

段。MRI同CT一样,是一种无创的成像技术,但却对人体是无辐射的,其不仅能够提供解剖形态结构信息,还能提供生理甚至分子信息。MRI分子成像技术是利用MRI成像技术并借助磁共振对比剂的生化特征来间接或直接地显示生物体内靶点的情况,其核心在于报告基因和分子探针的选用。目前,MRI的空间分辨率已达微米级,可同时获得解剖形态结构及生理信息,而这些正是光学、超声及核医学等成像技术的劣势。此外,MRI还可在活体完整的生理、病理状态下研究疾病的发病机制、病情进展情况、疾病发展的决定因素,以及评价疗效、干预预后,甚至可在基因治疗后、基因表型改变前评价基因治疗的早期疗效,并可提供三维立体信息,较常规影像学检查更立体、更快速。

近年来,关于MRI分子探针的研究正在蓬勃发展,在MRI分子探针的研发中,研究者更关心的是如何赋予MRI分子探针以组织器官、细胞及分子的特异性,也就是说分子探针在正常组织和病变组织或在不同生理环境下的差别显示能力[8-9]。一项研究探讨了新型抗氧化低密度脂蛋白(LDL)纳米铁探针在探测小鼠粥样斑块的价值,结果显示该探针可聚集在小鼠粥样斑块处,表明抗氧化LDL纳米铁探针能在活体检测动脉粥样硬化斑块[10]。李维粤等[11]探讨了生物素化L5(L5-BT)多肽介导的链霉亲和素-PEG-超小超顺磁性氧化铁(SA-PEG-USPIO)纳米复合物对磷脂酰肌醇蛋白聚糖-3阳性肝癌细胞进行预定位体外MRI的价值,结果显示SA-PEG-USPIO纳米复合体对肝癌细胞具有较好的靶向性,能为临床诊断提供参考价值。目前,尽管MRI分子成像技术还处在发展的初级阶段,但其在基础研究和临床医学中都具有非常广阔的应用前景。

9.2.3 放射性核素显像

最早应用于分子影像学的成像技术是放射性核素显像。放射性核素显像是为数不多的进入临床应用阶段的分子成像技术,也是目前临床上应用最为广泛的分子影像技术,主要包括PET和SPECT。放射性核素显像敏感性高,一次检测可显示全身的病变,并可进行定量分析、不受检查深度的限制,能在分子水平评估活体内的生化改变。

SPECT具有较高的敏感性和特异性,在显示解剖形态结构方面虽然不如CT和MRI,但SPECT不仅能显示脏器或病变的位置、形态和大小等解剖结构信息,还能较特异性地显示脏器或病变的血流、功能和代谢的改变,在疾病的早期诊断和治疗方面具有较好的临床应用价值。与SPECT相比较,PET显像具有更好、更广阔的发展前景,代表了当前核医学显像领域的最高水平,也是分子成像技术的研究热点。PET显像技术是采用正电子放射性核素标记化合物作为示踪剂,通过病灶对示踪剂的摄取了解病灶功能代谢情况,其原理主要是基于组织细胞摄取正电子放射性核素标记化合物的特性和能力,是一种功能性成像检查,能够提供功能性影像信息,分辨率可达毫米水平,其特异性的示踪剂可明确疾病的性质,从而对疾病做出明确的诊断,在疾病疗效监测及预后判断中具有重要的价值，能为患者的个体化治疗提供参考依据，将在疾病的精准诊疗中起到非常重要的作用，也是目前临床应用最广泛、最成熟的分子影像技术[12-14]。

9.2.4　超声成像

超声成像(UI)是当今常用的一种诊断探查技术，具有安全、便捷、无创、检查成本低等优点。近年来，随着超声成像设备和技术的进步，以及商品化的超声成像造影剂的应用极大地提高了超声图像的质量，扩展了超声成像的应用范围。随着分子生物学技术的发展和延伸，近年来超声微泡制备技术的成熟和超声造影检测技术的不断革新，超声造影不再局限于仅仅获取组织的血流灌注信息，而是逐渐应用于特异性的超声分子成像。通过主动性或被动性两种靶向机制，可成功制备靶向性微泡超声造影剂。当经血管注射具有靶向性的微泡造影后，微泡经血液循环能够从分子水平识别并较长时间滞留在靶组织或靶器官，从而在靶点产生特异性成像，可在分子水平观察血管内皮功能、炎性反应、血栓性疾病、肿瘤的血供等，从而更加早期地发现病变，早期诊断、早期治疗。此外，将带有治疗药物的超声微泡造影剂经静脉注入后，微泡造影剂在靶器官聚集，使靶器官的药物浓度增加，然后微泡破裂、释放药物，达到局部给药的目的。杨彬等[15]将48只荷瘤兔随机分为单纯激光治疗组、假微泡击破＋激光治疗组、微泡击破＋激光治疗组、空白对照组，结果表明微泡击破联合激光消融明显扩大单纯激光消融兔肝VX2肿瘤的面积，可增加治疗的效果，能为肿瘤的个体化精准诊疗提供参考价值。可见，随着研究的不断深入，将分子生物学、物理、化学及超声等相结合的超声分子成像，在疾病的精准诊疗领域将会发挥更加重要的作用，会有更加广阔的应用前景。

9.2.5　光学成像

光学分子成像无放射性危害，且成本较低，成像快速、可实时成像，操作简便且灵敏度高，在研究疾病的发生发展机制、新药研发和疗效评估等方面的应用具有一定的优势。尤其是随着光学分子探针的研发，光学分子探针不仅可以像放射性或磁共振分子探针一样能与靶向受体特异性结合，还能被酶裂解激活，而且有些细胞本身可以产生具有发光特性的酶类或荧光蛋白。有学者在腔镜下运用近红外线荧光成像技术对早期子宫内膜癌患者的前哨淋巴结(SN)进行了一项前瞻性研究，结果显示：SN的单侧淋巴结检出率、双侧淋巴结检出率及总检出率分别为18.3%、77.4%、95.7%，其敏感性、假阴性率及阴性预测值分别为87.5%、1.5%、98.4%[16]。在另一项Meta分析中，纳入的55个研究共包括4 915例子宫内膜癌患者，近红外线荧光成像技术探测SN的检出率为81%；结果表明近红外线荧光成像技术在检测早期子宫内膜癌的SN方面具有较高的阳性预测值和阴性预测值，在肿瘤的临床分期具有重要的价值，能为临床制定手术方案提供参考价值[17]。但光学成像技术的穿透力有限，仅为数毫米至数厘米，即使是穿透能力强的近红外光学成像技术在乳腺癌的穿透深度也仅为 10 cm,而在成人脑组织仅为 4 cm,这也是光学成像目前难以应用于临床研究的最大障碍,目前仅用于小动物模型的研究和浅表部位脏器的成像,如乳腺等。但如能联合其他成像技术,如 PET 或 MRI 等,形成多模态成像技术或与内窥镜或术中成像技术相结合,则将在临床具有更加广阔的应用前景,并能在精准诊疗中起到重要的作用。

9.3 多模态分子影像技术的实现方式

9.3.1 SPECT/CT

SPECT/CT 是高端 SPECT 和多排螺旋 CT 结合的一体机,即单光子发射计算机断层/X-射线计算机断层扫描仪,既能提供 SPECT 的功能代谢信息,又能提供 CT 的解剖形态结构信息。第一台商用的 SPECT/CT 是美国 GE 公司于 1999 年生产并投入临床使用,即"Hawkeye",是将低剂量的单层 CT 与 SPECT 结合起来。而 GE 公司随后进一步进行了改进,将 4 排探头的螺旋 CT 与 SPECT 结合起来,并不断改进,尤其是在 CT 的探测环数上不断进行改善,出现了 16 排 CT、64 排 CT 与 SPECT 的融合。诊断级 CT 为检查提供了丰富的解剖形态学信息,大幅度地提高了 SPECT 显像诊断的敏感性和特异性。CT 和 SPECT 融合在一起,精确的配准和同机融合进一步增强了疾病诊断的准确度,改变了核医学"Unclear Imaging"的历史,成为真正的"Clear Imaging"。SPECT 通过与同机 CT 图像融合可对病变进行有效地定性和定位,其诊断效能远远大于单独的 SPECT 或单独的 CT,也大于单独 SPECT 与单独 CT 联合诊断的效能,越来越受到临床的重视和认可。SPECT/CT 在泌尿系统、消化系统、骨骼、心脑血管等各系统疾病和肿瘤的应用越来越广泛。

随着影像技术的发展,尤其是多模态分子探针的发展,将来有望将 SPECT 与 MRI 进行融合。一项研究将单光子放射性核素与磁性纳米粒子进行结合,制备 SPECT/MRI 双模态分子探针,结果显示该双模态分子探针均可在 SPECT 及 MRI 进行显像,可为 SPECT/MRI 的临床应用提供有力证据。SPECT/MRI 较 SPECT/CT 具有更高的软组织分辨率,且其在中枢神经系统方面的应用具有明显的优势[18]。

9.3.2 PET/CT

PET/CT 是 PET 与 CT 的同机或异机融合(见图 9-1)。第一台 PET/CT 样机是将一个单层的螺旋 CT 探测器与 PET 系统进行融合,并在临床研究中证实了 PET/CT 的可行性和临床应用潜力。PET/CT 是多模态成像的一个成功典范,其同时具有 PET 和 CT 的功能,但却不是二者功能的简单叠加。PET 可显示病灶的病理生理特征,可在病灶形态学发生改变之前早期发现病灶,并进行定性;而 CT 可对病灶进行精准定位,并可显示病灶结构的变化。PET 和 CT 图像同机同时采集后的融合图像将精细的解剖形态结构信息与功能代谢信息结合在一起,克服了单一应用两种影像技术的局限性。与常规 PET 和单独 CT 相比,PET/CT 具有明显的优势:① PET/CT 应用 CT 数据进行衰减校正,缩短了整个图像的采集时间,有效地提高了患者的流通量,增加了 PET/CT 的使用率;② 同机 CT 有效地提供病灶的解剖定位信息,帮助临床医生对 PET 图像做出更准确的解释,准确的区分生理性摄取与病理性摄取,明显提高了 PET 的阳性预测值和阴性预测值,使医生的诊断信心得以提高;③ 一次成像可获得全身各方位的断层图像,可一目了然地了解全身整体情况,达到早期发现疾病、诊断疾病、准确分期及判断疗效的目的;④ CT 的应用可避免放射性核素摄取阴性病灶的漏诊,如早期磨玻璃肺癌、原发性肝细胞肝癌、肾脏透明细胞癌、较小的肺转移瘤等;⑤ 可在 PET/CT 引导下,对放射性摄取较高部位进行穿刺活检,从而提高疾病诊断的准确性;⑥ PET/CT 可利用多种不同性质的功能示踪显像剂,如 ^{18}F-FDG(可反映病变的葡萄糖代谢)、^{18}F-MISO(反映肿瘤的乏氧)、^{18}F-FLT(反映肿瘤细胞的增殖)等正电子药物,从病变组织的代谢、增殖活性、血流灌注、特异性受体、血管生成及凋亡等方面进行肿瘤生物靶容积的定位,并依据 PET/CT 显像结果,进行放射治疗靶区的勾画,指导医生进行精准的放射治疗。

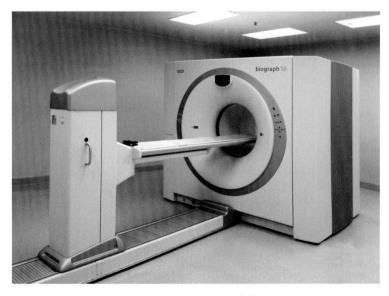

图 9-1 PET/CT 显像仪

9.3.3 Micro-PET/CT

Micro-CT 的快速发展,为 micro-PET 的广泛应用提供了强有力的支持。Micro-

CT 能为小动物断层成像提供清晰的解剖结构，可对病灶进行精准的定位，但其应用仅限于形态学成像。Micro-PET 是一种功能显像，能从细胞分子水平反映疾病的功能代谢信息，敏感性高，但却不能精确定位，因此阻碍了其发展。Micro-PET/CT 在 Micro-PET 的基础上，整合了 micro-CT 技术，在获得功能信息的基础上，可获得精细的解剖形态学信息。

  Micro-PET/CT 是基于 PET 临床诊断技术发展起来的专门用于小动物的断层成像设备(见图 9-2)，在临床 PET 技术的基础上采用双侧闪烁晶体和深度交互等先进的成像技术，可以在不影响射线均匀性的前提下，获得较高的空间分辨率和敏感性，从而获得质量更高的图像和更准确的定量结果，满足小动物 PET/CT 扫描的严格要求。Micro-PET/CT 主要分为灵长类动物 PET/CT 和啮齿类动物 PET/CT 两类，具有以下主要特点及优点[19-21]：① Micro-PET/CT 具有体积小、结构紧凑、空间分辨率较高等特点，可对小动物进行精准 PET 显像；② Micro-PET/CT 需要的安装场地面积较小，且购买价格较低，研究单位较易承受；③ 使用 micro-PET/CT，可使实验定量操作简化、实验速度加速，减少实验误差，并可在不同的时间间隔内重复进行；④ Micro-PET/CT 检查只需少量放射性药物，从而减少 PET/CT 显像剂费用的支出，可大幅度减少实验费用；⑤ 动物显像实验结果可外推至人体。

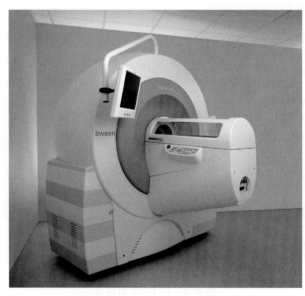

图 9-2　micro-PET/CT 显像仪

  Micro-PET/CT 能够利用基因表达、蛋白定位和药物代谢等动物体内的功能代谢信息，对心血管和神经系统疾病及恶性肿瘤的早期诊断具有重要的价值，代表了医学分子影像技术的方向,可为临床应用中的恶性肿瘤早期诊断、疗效检测及预后判断打下坚实基础,并在分子成像及分子探针研发领域具有广阔的应用前景。高永恒等[22]对比分析了[18]F-FDG及新生血管靶向探针[68]Ga-NGR在高分化肝癌裸鼠模型的micro-PET/CT显像资料,结果表明高分化肝癌模型鼠的[68]Ga-NGR放射性摄取高于[18]F-FDG;CD13及G6Pase分子分型不同的3种肿瘤对[18]F-FDG及[68]Ga-NGR的摄取具有统计学差异,预示着分子影像技术具有评估相关分子分型的潜力。因此,micro-PET/CT为动物实验和临床研究提供了桥梁。

9.3.4　PET/MRI

近年来,随着多模态成像技术飞速发展,PET与MRI的结合(见图9-3)成为医学分子影像领域的关注焦点,备受期待。在过去的20余年里,PET和MRI各自的发展都非常迅速。在MRI方面,MRI技术发展迅猛,如更大的采集视野、更多更快的采集序列和全身扫描技术等;在PET方面,主要的技术进展包括数据采集速度更快、敏感性更高、晶体更小,以及可实现深度校正和飞行时间(time of flight,TOF)测量等,硬件的进步结合更好的数据重建和衰减校正算法,最终使我们可在更短的采集时间内得到更优质的图像。但是,要将PET与MRI进行结合,仍面临着很多技术难题,最为关键的环节是实现PET与MRI系统的相容性。此外,利用MRI进行PET衰减校正对PET/MRI也极为重要。

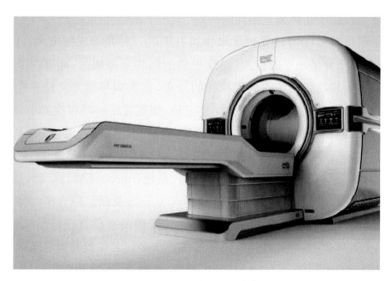

图9-3　PET/MRI显像仪

尽管PET/MRI在技术层面上具有更高的要求,但随着材料科学及影像技术的发展,PET/MRI已应用于临床。目前,国内已有多家医院购置PET/MRI。PET/MRI较

PET/CT 具有一定的优势：① MRI 无辐射,对青少年尤其儿童,以及需要长期密切随访的患者,可降低 X 线的辐射,从而在此类患者中具有较大的价值;② MRI 对软组织和骨髓具有良好的空间分辨率,是肝脏、前列腺、骨骼肌、中枢神经系统成像的首选;③ MRI 能提供血流、分布、灌注、局部生化、代谢状态、氧消耗等功能信息,可作为 PET 代谢显像的补充;④ 可利用不同的放射性示踪剂和成像序列进行个体化诊治,为精准治疗提供参考依据。当然,PET/MRI 也具有一定的不足:① 成像时间较长;② 基于 MRI 的 PET 数据校正仍是技术难题;③ 诊断正确性还需大量临床数据验证,价格、效益关系缺乏实践证实;④ PET 与 MRI 系统会相互影响,同机融合需要大量硬件和软件的改进。PET/MRI 仍在发展的初级阶段,有许多方面的不足;也许,PET/MRI 永远无法完全替代 PET/CT,但它的初步临床应用展现和发掘出的特质已使我们相信,不久的将来 PET/MRI 将作为常规显像手段,为分子影像技术掀开新篇章,为临床精准诊疗提供有力的参考依据。

9.3.5　光学成像与其他成像技术的融合成像

近年来,随着大量联合光学成像的多模态分子探针的逐渐开发,光学和其他影像学技术融合的多模态成像方式也得到了快速发展。目前,已经成功开发了多种基于荧光成像或生物发光和 CT、MRI、PET 等融合的多模态成像系统。一项研究表明,一种具有近红外光学成像和 MRI 成像的肿瘤双模态成像效果远高于单独的近红外光学成像和MRI 扫描[23]。另一项研究设计了一种靶向的 MR-光学双模态纳米探针,可特异性地检查出人表皮生长因子受体表达阳性的肿瘤[24]。

荧光分子层析成像(FMT)是近年来快速发展的一种光学成像技术,其利用荧光染料作为造影剂,属于分子水平的检测,而非单纯的结构形态成像,能够在毫米量级的组织中检测与某种生物功能相关的荧光探针的分布,在疾病早期尤其是恶性肿瘤的早期诊断、基因表达图谱、蛋白质功能研究、受体定位、细胞通路解释和检测小分子蛋白之间的相互作用等方面具有重要的作用。张贺等[25]的研究结果发现通过 FMT 可观察活体肿瘤部位,通过荧光强度可以初步判断肿瘤的大小。随着 micro-CT 技术的发展,其与FMT 的结合,形成了小动物活体 FMT/CT 融合系统(micro-FMT/CT),是集小动物活体荧光分子层析、荧光强度精确活体定量分析、CT 三维及断层融合于一体的多功能扫描仪,在提供精细解剖结构信息的同时,能够对荧光源所在位置进行精确的解剖定位。Micro-FMT/CT 自 2008 年 6 月问世以来很快被众多知名院校及世界著名制药企业所使用,广泛应用于心血管学、肿瘤学、神经生物学、骨骼学、炎症等多个领域,为分子影像及多模态成像的发展提供了有力工具。

9.3.6　基于报告基因的多模态分子成像

报告基因指的是其表达产物可与携带影像学标记物的分子影像探针特异性结合,

通过探针检测报告基因产物的活性水平,间接提供报告基因表达水平及驱动报告基因表达的内源性信号或转录因子水平的信息,从而成为能被影像学设备检测到的基因。有研究用一种酶切蜡样芽孢杆菌的基因组,成功筛选到一个具有反向启动外源蛋白表达能力的启动子序列,并能够有效表达多种外源蛋白,结果表明从蜡样芽孢杆菌基因组序列中筛选得到一株强启动子序列,并对其核心区域和顺反性进行验证,为高效表达目的外源蛋白提供了更多的选择[26]。

报告基因显像技术是分子影像学重要的成像技术,其将报告基因与报告探针结合在一起,通过探针的聚集显示报告基因产物的活性水平,从而间接提供报告基因表达水平及驱动报告基因表达的内源性信号或转录因子水平的信息,有望成为一门从基础研究到临床应用的学科,在疾病的早期发现、精确定位、准确定量、基因治疗的效能评估等方面发挥重要作用,为临床提供更多有价值的信息。

9.4 多模态分子影像应用

9.4.1 多模态分子影像在肿瘤中的应用

目前,恶性肿瘤已成为我国城市居民的重要死亡病因。因此,如何对肿瘤进行早期诊断,以便及时进行治疗,以及对预后进行及早判断,以便对预后较差的患者进行及早干预,对改善患者的生存质量、延长患者的生存期具有重要的意义。X 射线、CT、MRI 是肿瘤检测的传统影像学检查方法,但此类检查主要以解剖形态成像为主,对早期肿瘤常难以发现。PET 可实现肿瘤组织的功能显像,但单一 PET 检查由于分辨率较低,常难以实现病灶的准确定位。SPECT/CT、PET/CT 及 PET/MRI 等多模态成像技术的出现有效解决了上述单一影像方法的缺点,实现了多模态分子影像技术融合,尤其是 PET/CT 在肿瘤的诊断、分期、疗效评价及预后评估中的应用也得到了临床的广泛认可[27-36]。目前临床上常用的 PET/CT 显像剂为^{18}F-FDG,其显像原理主要为肿瘤细胞生长旺盛,需要摄取大量的葡萄糖;将^{18}F 离子标记上葡萄糖,通过探测肿瘤组织中的^{18}F-FDG 放射性活度,来反映肿瘤的葡萄糖代谢活性,从而间接反映肿瘤的代谢活性。汤泊等[37]回顾性分析了 91 例临床 N0 期肺鳞癌患者术前^{18}F-FDG PET/CT 显像资料与临床资料,通过测量肺癌原发灶的代谢体积来预测隐匿性淋巴结转移,结果表明肺癌原发灶代谢体积越大,发生隐匿性淋巴结转移的概率越大。丁重阳等[38]回顾性分析了 137 例肺腺癌的^{18}F-FDG PET/CT 显像资料与临床资料,结果发现肺腺癌原发灶的葡萄糖酵解总量越低的患者,EGFR 突变的概率越高,从而可指导肺腺癌的靶向治疗。另一项研究分析了乳腺癌患者的术前^{18}F-FDG PET/CT 显像资料与术后病理资料,结果显示,PET/CT 代谢参数与乳腺癌的临床病理特征具有较好的相关性[39]。^{18}F-FDG PET/CT 显像不仅在肿瘤的诊断及分期中具有重要的价值,还在肿瘤的疗效判断及预后研究中具有重要的价值(见图9-4),尤其是在淋巴瘤的疗效评价方面得到了临床的认可。淋巴瘤的疗效评价标准主要依靠 PET/CT 显像结果[40-43]。黄斌等[44]的研究表明弥漫大 B 细胞淋巴瘤患者治疗前的[18]F-FDG PET/CT 代谢参数是影响患者预后的独立危险因素,能为患者的预后提供参考价值。丁重阳等[45]分析了 104 例胰腺癌患者的术前[18]F-FDG PET/CT 显像资料,结果显示 PET/CT 显像所测得的葡萄糖酵解总量是胰头癌及胰体尾癌预后不良的危险因素,能为临床精准治疗提供参照依据。他们的另一项研究也表明 PET/CT 显像资料能为结直肠癌患者的预后提供参考价值[46]。因此,PET/CT 在肿瘤的疗效判断及预后评价中具有重要的价值,能为临床个体化治疗提供参考依据(见图9-5 和图9-6)。

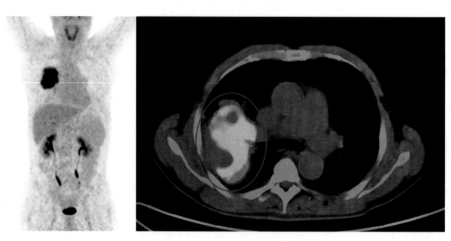

图9-4　右肺上叶低分化鳞癌伴隐匿性淋巴结转移的[18]F-FDG PET/CT 图像

(图片修改参考文献[41])

PET/MRI 已逐渐应用于临床,其图像融合并非 PET 与 MRI 的简单叠加。PET/MRI 是继 PET/CT 之后将功能和解剖结构成像融合的新型分子影像技术,能够同步采集 PET 和 MRI 两种影像信息,且 MRI 包含扩散加权成像(DWI)、磁共振波谱(MRS)、灌注成像(perfusion weighted imaging, PWI)和功能 MRI(functional magnetic resonance imaging,fMRI)等序列。Nagamachi 等[47]回顾性分析了 96 例胰腺癌和 23 例胰腺良性病变的 PET/CT 和 PET/MRI 显像资料,结果发现 PET/MRI 的诊断准确性为 96.6%,而 PET/CT 的诊断准确性为 86.6%;PET/MRI 可显示主胰管的扩张及邻近的血管,尤其是胰腺囊性肿瘤。PET/MRI 可显示肿瘤的内部结构,可清晰分辨壁结节和纤维分隔;PET/MRI 能检测出 PET/CT 不能发现的胰腺良性肿瘤(18.8%);PET/MRI 能够区分胰腺良恶性病变,且能评价其与胰腺病变周围组织的关系,在诊断胰腺良性病变方面具有明显的优势。随着双模态及多模态分子影像探针的研发,PET/

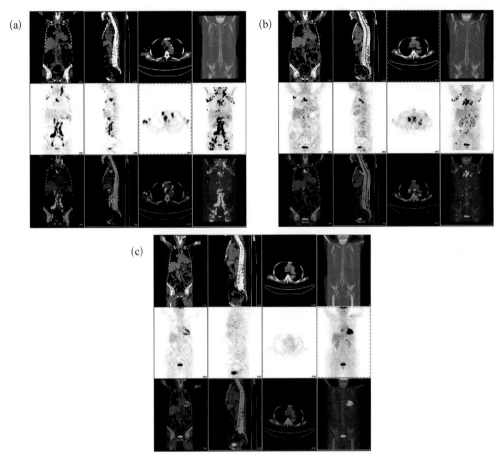

图 9-5　^{18}F-FDG PET/CT 显像评价淋巴瘤疗效

(a) 弥漫大 B 细胞淋巴瘤治疗前^{18}F-FDG PET/CT 图像;(b) 弥漫大 B 细胞淋巴瘤治疗中^{18}F-FDG PET/CT 图像,提示治疗效果好,疗效达部分缓解;(c) 弥漫大 B 细胞淋巴瘤治疗后^{18}F-FDG PET/CT 图像,提示疗效达完全缓解

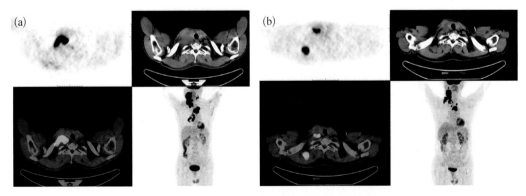

图 9-6　^{18}F-FDG PET/CT 显像评价淋巴瘤疗效

(a) 弥漫大 B 细胞淋巴瘤治疗前^{18}F-FDG PET/CT 图像;(b) 弥漫大 B 细胞淋巴瘤治疗后 PET/CT 图像,提示病情进展,患者治疗效果差

MRI 双模态分子影像正逐步应用于临床。孙钰林等人[48]报道了一种可用于叶酸受体阳性肿瘤显像的 PET/MRI 双模态探针(^{64}Cu-DOTA-SPIONs-PEG-FA),结果显示^{64}Cu-DOTA-SPIONs-PEG-FA 可用于肿瘤的 PET/MRI 显像。PET/MRI 不仅可用于肿瘤的诊断和分期,还可用于肿瘤的疗效评价。在 Mayerhoefer 等[49]的研究中,58例淋巴瘤患者分别于化疗前、化疗 48～72 小时及化疗 1 周后行 PET/MRI 和 PET/CT显像,结果显示淋巴瘤病灶 ADC 值及 SUV_{max} 均随时间的延长而下降,表明 PET/MRI在淋巴瘤疗效监测中具有重要的价值。

在肿瘤手术切除过程中,明确肿瘤边界较为困难,从而给完整切除肿瘤造成了一定的难度,而扩大切除范围难免又会给患者造成难以估量的严重后果。另一问题就是对于 SN 和邻近淋巴结转移的判断,如果在手术期间能够通过一些检测手段确定肿瘤边界、SN 和局部转移淋巴结,将极大提高根治性切除的概率,并改善患者的生存率。传统术中导航系统很难解决手术中的组织移位问题,单纯依靠术前影像资料很难在术中进行准确导航。基于上述原因,多模态分子影像技术被开发、应用和发展,在肿瘤术中的定位作用越来越受到临床医生的青睐。杨卫东等[50]将 2 例患者的头颅 ^{11}C-MET PET/CT 和 MRI 图像进行融合,并引导外科医生进行立体定向脑胶质瘤活检和手术切除,结果发现^{11}C-MET PET/CT 脑肿瘤高摄取区与 MRI 强化重叠区是活检的首选部位,表明^{11}C-MET PET/CT 和 MRI 的融合图像可用于指导临床活检。Kraus 等[51]报道把 CT、MRI 及 PET 的三维图像进行融合,获得的图像结合了解剖、功能和代谢等各项信息,可以为神经外科医生制定手术方案提供有效的导航,为精准诊疗提供参考依据。在 Josephson 等[52]的研究中,术前所有患者均行 MRI 检测,通过 MRI 图像重建来确定手术方案,在术中通过荧光示踪的方法对病灶的切除范围进行微小调整,依靠清晰的解剖结构影像资料和功能代谢影像资料确定脑胶质瘤的范围和边界,进行综合分析评定,可以指导真正意义上的胶质瘤影像学全切,接近并达到肿瘤生物学意义的全切。

对肿瘤治疗疗效进行评价一直是临床肿瘤学最关心也是最重要的问题。目前,临床上主要通过 CT 观察肿瘤的大小来判断疗效,但是 CT 不能区分残留肿瘤组织和纤维、瘢痕、坏死组织;而肿瘤治疗后,肿瘤体积大小并不能及时的缩小,一些体积较小的残留组织也有可能残留存活的肿瘤细胞。因此,仅从形态大小来评价肿瘤的治疗疗效具有局限性。多模态分子影像不仅能反映残留肿瘤组织的大小,还能反映残留肿瘤组织的活性,且不同的分子探针反映肿瘤的不同特性,从而可对肿瘤的治疗疗效做出准确的评价[53-55]。

近年来,大量分子影像新探针和新成像技术的开发不断拓展着多模态影像技术的应用范围,多模态分子影像技术拥有广阔的应用前景。但是,多模态分子影像技术目前还不够完善,还存在诸多尚待解决的问题:如何构筑相关分子影像信息,以便设计出最合适的多模态分子探针;如何解决纳米分子影像探针的免疫逃逸问题,以便其更适用于人体;如何进行临床转化,以便使患者获益等。这些问题的解决需要更进一步深入、细化地探索和研究。

9.4.2 多模态分子影像在神经系统中的应用

分子影像应用于中枢神经系统有一段较长的历史。医学影像学的大多数重要进步,如 CT、MRI、PET 的发展都起始于在神经系统疾病的应用,之后这些成像技术才被发现在其他脏器的各种疾病中大有益处。中枢神经系统的多模态分子影像能够帮助研究人员及病理生物学家更好地理解大脑功能的病理生理过程,以及各种疾病是如何对大脑活动产生影响,并产生神经系统症状的。与人体其他脏器不同,由于血脑屏障的作用,不是每一种分子影像探针都能进入脑实质内。而且,大脑是目前已知最复杂的细胞网络,相邻神经元之间通过多种机制建立联系,通过各种神经递质以兴奋或抑制的方式发挥作用。多模态分子影像技术,尤其是 PET/MRI 在进一步理解和治疗神经系统疾病中发挥着重要的作用。

癫痫是中枢神经系统常见的疾病,以反复发作的痫性放电为特点,大多为儿童时期发病,并伴有相应的认知、神经生物学以及心理学方面的障碍。据调查,目前全世界的癫痫患者大约有 7 000 万,而儿童癫痫每年的患病率大约为 45/10 万,其中大多数患者经过正规的抗癫痫药物治疗,症状可以得到缓解,但是有 20%～30% 的患者抗癫痫药物治疗无效,被称为难治性癫痫[56-59]。癫痫的反复发作不仅对患者的身心健康造成危害,也增加了家庭和社会的经济负担。随着 PET/MRI 在临床的广泛应用,使癫痫病灶的定位更加准确,极大地促进了难治性癫痫外科手术治疗的发展。在进行癫痫手术的过程中,应该做到最大范围切除病灶,最少发生术后不良反应,因此,对癫痫灶的精准定位意义重大。有文献报道,使用 PET/MRI 对患者进行术前评估,可以改善患者预后[60]。一组难治性癫痫患者使用 PET/MRI 融合成像技术进行术前评估,争取最大限度地切除功能异常的区域。术后随访过程中发现有 80% 的患者预后较好。与之相比,未使用 PET/MRI 进行术前评估的患者预后相对较差[61]。桑林等[62]回顾性分析 34 例 MRI 阴性的药物难治性癫痫患者的临床资料,所有患者均行头皮视频脑电图、MRI、PET/CT、PET/MRI 和立体定向脑电图,结果表明 PET/MRI 融合影像判读结果与致痫灶的一致率为 83%,而 PET/CT 与致痫灶的一致率仅为 37%;对预后影响因素的分析结果显示,PET/MRI 未显示局灶性低代谢是患者术后癫痫复发的独立危险因素。

目前手术仍是治疗颅内肿瘤的首选方法,肿瘤的大小、恶性程度、生物学边界以及肿瘤与周围结构的关系与手术是否成功密切相关[63-65]。多模态影像通过多种影像技术的融合,可为脑肿瘤提供结构、功能、代谢等更加丰富、全面、定量化的信息,为临床提供更加准确的诊断,指导临床医师做出合理的治疗方案。一项前瞻性研究[66]纳入 28 例临床怀疑脑肿瘤的患者,所以患者均行[11]C-MET PET/MRI 显像(见图 9-7)。MRI 采集

7 个序列：PET/MRI 衰减校正序列、横断位及冠状位 T_2 加权液体衰减反转恢复（T_2 fluid-attenuated inversion recovery，T_2-FLAIR）序列、T_1 加权成像三维磁化强度预备梯度回波（T_1 weighted imaging-threedimensional magnetization prepared rapid acquisition gradient echo，T_1WI-3D-MPRAGE）序列、DWI、ASL 和磁共振波谱分析。结果显示：28 例患者中，经病理及临床随访证实恶性肿瘤 15 例，良性肿瘤 2 例，脑炎性病变 11 例；SUV_{max} 诊断的准确性为 89.3%，ADC_{mean}、rCBF、NAA/（Cho+Cre）比值诊断的准确性分别为 82.1%、78.6% 和 75.0%；4 种参数联合诊断效能更优。同一分子影像成像手段，不同分析技术的同时运用可称为模态内的联合，如把 BOLD-fMRI 与 MRI 灌注成像结合，可以弥补 BOLD 信号缺乏生理性指标的不足，给予 fMRI 更符合生理意义的解释。李杰飞等[67]回顾性分析了 5 例中央区脑肿瘤患者，采用头颅 CT、MRI 及 BOLD-fMRI 对患者进行数据采集，利用软件对影像学数据进行配准融合和三维重建，并对 BOLD-fMRI 数据进行分析处理；外科医生依据影像学结果设计手术切口、手术入路，在显微镜下行肿瘤切除手术；三维重建后可清晰显示肿瘤的大小、部位、形状以及肿瘤与周围结构的解剖关系。BOLD-fMRI 还可进一步显示肿瘤与皮质运动区的解剖关

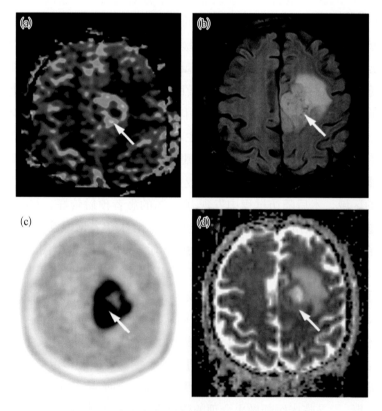

图 9-7　胶质母细胞瘤的 ^{11}C-MET PET/MRI 图像

（图片修改自参考文献[66]）

系。5 例患者术后均获得了较好的预后。

在分子成像及治疗方面,血脑屏障是阻碍化学药物和细胞进入中枢神经系统的主要障碍;而部分低分子量的对比剂和放射性药物则能通过血脑屏障,可应用于神经系统疾病的诊断和疗效监测。在今后的几年里,纳米微粒和基因转染后的细胞将越来越多地应用于神经系统疾病的诊断和治疗。随着光学断层成像越来越普遍,将进一步研究靶向性的光学探针,以用于活体成像。此类探针不仅能用于动物模型,也可用于需要手术的患者。正如在任何器官,通过神经分子影像获得的数据必须仔细验证,不仅要使用合适的组织学标记,还要针对相关的临床参数,最终使此类多模态分子成像技术成为真正检测疾病生物靶点的一种手段。此类研究正在小动物模型上进行应用,随着分子成像技术以及探针生物安全性的不断进展,正逐步在临床实践中成为现实。

9.4.3　多模态分子成像在心血管系统中的应用

心血管系统疾病分子成像的研究方向是对心血管疾病进行早期诊断,并对心血管疾病的治疗疗效做出准确的评价,具有广阔的应用前景。传统的成像方式主要关注于解剖形态结构和功能的改变等,如心脏超声、磁共振、CT、SPECT、PET 等,而多模态分子影像则是针对心血管疾病发生发展过程中起关键作用的靶点进行成像,如心脏受体成像、代谢成像、炎症标志物靶向成像、蛋白酶靶向分子成像、凋亡成像等。

尽管目前对冠状动脉粥样硬化发生机制的研究越来越深入,但冠状动脉粥样硬化性疾病及血栓形成等并发症的发病率和病死率在西方国家仍然较高,并且在发展中国家的发病率也逐年升高。因此,对高危斑块的早发现、早诊断及早治疗尤为重要。动脉粥样硬化的血管管壁最初的改变是发生炎性病变,而 ^{18}F-FDG 不仅是广谱肿瘤显像剂,还是一种炎症显像剂。炎性细胞可摄取 ^{18}F-FDG,因此可通过观察血管壁的 ^{18}F-FDG 摄取情况,来判断动脉炎性病变,从而早期诊断动脉粥样硬化。

心脏病理、生理活动主要受两大系统支配:血液供应系统和神经支配系统。对心脏疾病的发生、发展及预后,心脏的神经支配异常与血液供应异常同样起着重要的作用。心脏神经病变是指心脏的神经及其中枢的结构和(或)功能的异常,是威胁人类生命的重大疾病。心脏神经受体异常可直接导致心律失常、心脏收缩功能异常等,是导致心肌梗死患者死亡的重要原因。心脏神经受体显像可早期发现心脏神经受体异常,从而为疾病诊治提供参考价值。心脏神经受体显像剂通常包括:^{123}I-间位碘代苄胍(MIBG)、^{18}F-氟多巴胺、^{11}C-CGP 等。^{123}I-MIBG 是目前常用的 β 受体显像剂,MIBG 在结构上与去甲肾上腺素相似,可与 β 受体结合。心脏摄取 ^{123}I-MIBG 的多少反映心脏神经的功能状态,而其清除率则反映了心脏神经元的分泌功能,从而可应用 ^{123}I-MIBG 评价心肌交感神经受损的部位、范围及程度。^{18}F-氟多巴胺是儿茶酚胺类似物,可被交感神经末梢摄取,目前也常用于心脏神经受体显像。^{11}C-CGP 是一种亲和力高、亲水性的特异性β受体拮抗剂，特别适用于 PET 显像，可测定心脏β受体密度。目前心脏受体显像主要用于原发性自主神经异常、心脏移植、特发性室性心动过速或室颤、心肌缺血及梗死性疾病、充血性心力衰竭、特发性扩展性心肌病、糖尿病心肌病等多种心血管系统疾病的诊断。

随着分子影像技术的发展及多种显像剂的出现，尤其是多模态分子探针的研发，使得心肌受体显像的敏感性、特异性大大增加，必将促使多模态分子影像技术在心血管系统疾病的临床应用和推广，为临床和科研提供更多有价值的信息。

9.4.4 多模态分子影像在其他方面的应用

多模态分子影像技术不仅在肿瘤、心血管系统和神经系统疾病中，还在基因治疗、新药研发中具有重要的应用价值。基因治疗对于许多遗传性疾病和获得性疾病是非常有前景的治疗方法，对于基因治疗能否成功应用于临床，多模态分子影像技术起着重要的作用。多模态分子影像技术在引导基因输送、基因表达和分布的监控及基因表达产物的增强等方面有着重要的价值。目前基因治疗主要集中在恶性肿瘤的治疗，肿瘤基因治疗的成功与否关键是在于精确的基因表达、定位、蛋白质的生物合成以及复杂的基因转移。MRI 分子影像通过把顺磁性物质与基因转移载体的抗体结合，形成复合物而进行载体示踪成像，从而可无创检测移位基因转移系统的导入，为基因治疗提供依据。放射性核素、荧光及生物发光成像均能示踪活体细胞的迁移，例如表达 HSV1-tk 基因的卵巢癌细胞，用单光子放射性核素标记后输入恶性间皮瘤患者的胸膜腔内进行自杀基因治疗。随着分子影像技术的发展，新的影像技术和仪器不仅使转基因动物活体成像成为可能，而且仪器分辨率的不断改进允许对荷载人体疾病的动物成像更加精确直观，而这些成像的结果有望应用于临床实践。多模态分子影像的应用将更进一步为基因表达和基因治疗作出更多的贡献。

多模态分子影像技术已经开始应用于药物研发的各个方面，如验证靶点、发现生物标记物、优化药物先导化合物和监测药理、药效等。目前，在药物研发过程中，寻找合适的示踪剂，借以观察药物在体内的代谢路径至关重要。传统的组织切片或体液抽样，只能获得特定时间和位置点的抽样信息，而恶性肿瘤的异质性较强，此种方法极易出现假阳性或假阴性。而相比之下，通过多模态分子影像，不仅可以快速准确地获得信息，还能实现活体检测。近年来出现的多模态分子影像技术，可利用特异性分子探针，在体外直接定量测定所标记的药物或化合物在体内的分布，从细胞、分子层面观测生理、病理过程，在临床前药物开发应用中简化实验过程，降低开发成本，在药物开发方面远远优于临床单一成像模式[68-69]。将来，应用多模态分子影像技术对肿瘤动物模型的研究，不仅能够在分子水平上对肿瘤进行直观成像和定量分析，更重要的是使得我们对肿瘤的发生发展中相关的生物学和病理学有了更深的认识，将会成为肿瘤早期诊断和抗肿瘤药物研发最有力的技术工具。

9.5 展望

近年来,随着大量的多模态分子影像探针的研发和多模态分子影像技术的应用,在分子水平对疾病的发生发展进行深入的研究,并有效地推进多种疾病的诊断和治疗,多模态态分子影像技术显示了旺盛的生命力。但是,多模态分子影像技术仍有很多问题有待解决,包括如何开发出更多、更好、更安全可靠、敏感性及特异性均较高的多模态分子影像探针并应用于临床,如何更有效地将多模态分子影像探针从科研向临床进行转化,如何培养医生对多模态分子图像的解读以及如何通过多模态分子影像来获得诊断信息等多种问题必将提上日程。但通过对现有成果的了解,我们有理由相信,多模态分子影像技术及多模态分子影像探针将会进一步完善,为疾病的诊断和临床治疗指导及疗效评估带来更多的帮助,为临床精准诊疗起到保驾护航的作用。

参考文献

[1] Große Hokamp N, Kobe C, O'Donnell JK, et al. Falciform ligament artery uptake on ^{99m}Tc MAA planning scan before ^{90}Y SIRT confirmed by retrospective SPECT/MRI fusion [J]. Clin Nucl Med. 2018, 43(7): 522-523.

[2] Eldirdiri A, Posse S, Hanson LG, et al. Development of a Symmetric echo-planar spectroscopy imaging framework for hyperpolarized 13C imaging in a clinical PET/MR Scanner [J]. Tomography, 2018, 4(3): 110-122.

[3] Hovhannisyan N, Fillesoye F, Guillouet S, et al. [18F]Fludarabine-PET as a promising tool for differentiating CNS lymphoma and glioblastoma: Comparative analysis with [18F]FDG in human xenograft models [J]. Theranostics, 2018, 8(16): 4563-4573.

[4] Xu L, Wu Z, Zhou Z, et al. Intratibial injection of patient-derived tumor cells from giant cell tumor of bone elicits osteolytic reaction in nude mouse [J]. Oncol Lett, 2018, 16(4): 4649-4655.

[5] Choi JC, Choi CA, Yeo IL. Spiral scanning imaging and quantitative calculation of the 3-dimensional screw-shaped bone-implant interface on micro-computed tomography [J]. J Periodontal Implant Sci, 2018, 48(4): 202-212.

[6] Zavattini A, Mancini M, Higginson J, et al. Micro-computed tomography evaluation of microleakage of Class II composite restorations: An in vitro study [J]. Eur J Dent, 2018, 12(3): 369-374.

[7] 王悦,潘世扬,朱娟娟,等. 免疫磁珠对肺腺癌小鼠模型 micro-CT 的增强作用[J]. 中国肿瘤临床, 2017, 44(12): 583-588.

[8] Hsu JC, Naha PC, Lau KC, et al. An all-in-one nanoparticle (AION) contrast agent for breast cancer screening with DEM-CT-MRI-NIRF imaging [J]. Nanoscale, 2018, 10(36): 17236-17248.

［9］Naseroleslami M，Aboutaleb N，Parivar K. The effects of superparamagnetic iron oxide nanoparticles-labeled mesenchymal stem cells in the presence of a magnetic field on attenuation of injury after heart failure［J］. Drug Deliv Transl Res，2018，8(5)：1214-1225.

［10］姚玉宇,张宇,赵瑞,等.靶向氧化低密度脂蛋白纳米探针活体检测小鼠腹主动脉粥样斑块的 MRI 研究[J].中华核医学与分子影像杂志,2015,35(2)：120-124.

［11］李维粤,许乙凯,洪少馥,等.L5 多肽介导的链霉亲和素-聚乙二醇-超小超顺磁性氧化铁纳米复合物对磷脂酰肌醇蛋白聚糖-3 阳性肝细胞癌细胞进行预定位 MRI 的实验研究[J].中华放射学杂志,2015,49(12)：935-940.

［12］Parghane RV，Basu S. PET/Computed Tomography and PET/MR Imaging：basic principles，methodology，and imaging protocol for musculoskeletal applications［J］. PET Clin，2018，13(4)：459-476.

［13］Mattiolli AB，Santos A，Vicente A，et al. Impact of ⁶⁸Ga-PSMA PET / CT on treatment of patients with recurrent / metastatic high risk prostate cancer — a multicenter study［J］. Int Braz J Urol，2018，44(5)：892-899.

［14］Depardon E，Kanoun S，Humbert O，et al. FDG PET/CT for prognostic stratification of patients with metastatic breast cancer treated with first line systemic therapy：Comparison of EORTC criteria and PERCIST［J］. PLoS One，2018，13(7)：e0199529.

［15］杨彬,付峰,周晓东,等.超声微泡击破技术增效激光消融兔肝 VX2 肿瘤的实验研究[J].中华超声影像学杂志,2014,23(4)：345-348.

［16］Taşkın S，Şükür YE，Altın D，et al. Laparoscopic near-infrared fluorescent imaging as an alternative option for sentinel lymph node mapping in endometrial cancer：A prospective study［J］. Int J Surg，2017，47：13-17.

［17］Bodurtha Smith AJ，Fader AN，Tanner EJ. Sentinel lymph node assessment in endometrial cancer：a systematic review and meta-analysis［J］. Am J Obstet Gynecol，2017，216(5)：459-476.

［18］王晓,崔海平,史旭东,等.新型 SPECT/MRI 双模态显像剂 SPION-DMSA-RGD-⁹⁹Tcᵐ 的合成与生物评价[J].原子能科学技术,2015,49(11)：1932-1938.

［19］Rouchota M，Georgiou M，Fysikopoulos E，et al. A prototype PET/SPECT/X-rays scanner dedicated for whole body small animal studies［J］. Hell J Nucl Med,2017，20(2)：146-153.

［20］Shen LF，Zhao X，Zhou SH，et al. In vivo evaluation of the effects of simultaneous inhibition of GLUT-1 and HIF-1α by antisense oligodeoxynucleotides on the radiosensitivity of laryngeal carcinoma using micro ¹⁸F-FDG PET/CT［J］. Oncotarget，2017，8(21)：34709-34726.

［21］Qiao H，Li J，Chen Y，et al. A study of the metabolism of transplanted tumor in the lung by micro PET/CT in mice［J］. Med Eng Phys，2014，36(3)：294-299.

［22］高永恒,王政杰,康飞,等.¹⁸F-FDG 和⁶⁸Ga-NGR 探针在高分化肝癌裸鼠肿瘤中的 micro PET/CT 定量比较[J].中华核医学与分子影像杂志,2017,37(3)：147-152.

［23］Chen YJ，Wu SC，Chen CY，et al. Peptide-based MRI contrast agent and near-infrared fluorescent probe for intratumoral legumain detection［J］. Biomaterials，2014，35(1)：304-315.

［24］Wu SC，Lin KL，Wang TP，et al. Imaging specificity of MR-optical imaging agents following the masking of surface charge by poly(ethylene glycol)［J］. Biomaterials，2013，34(16)：4118-4127.

［25］张贺,张彩勤,赵勇,等.基于临床手术标本的胰腺癌原位移植模型建立及评价[J].中国实验动物学报,2018,26(3)：296-301.

［26］汪玉婷,井申荣.以 CAT 为报告基因的蜡样芽孢杆菌强组成型启动子的筛选及初步鉴定[J].医学

分子生物学杂志,2017,14(3):157-161.

[27] Kwon HW，An L，Kwon HR，et al. Preoperative nodal ^{18}F-FDG avidity rather than primary tumor avidity determines the prognosis of patients with advanced gastric cancer [J]. J Gastric Cancer, 2018, 18(3):218-229.

[28] Murata H，Okamoto M，Takahashi T，et al. SUVmax-based parameters of FDG-PET/CT reliably predict pathologic complete response after preoperative hyperthermo-chemoradiotherapy in rectal cancer [J]. Anticancer Res, 2018, 38(10):5909-5916.

[29] Anderson RA，Remedios R，Kirkwood AA，et al. Determinants of ovarian function after response-adapted therapy in patients with advanced Hodgkin's lymphoma (RATHL): a secondary analysis of a randomised phase 3 trial [J]. Lancet Oncol, 2018, 19(10):1328-1337.

[30] Katal S，Gholamrezanezhad A，Kessler M，et al. PET in the diagnostic management of soft tissue sarcomas of musculoskeletal origin [J]. PET Clin, 2018, 13(4):609-621.

[31] Cheng S，Li Y，Zhang M，et al. PET/CT imaging analysis of recurrent sites and patterns of spread following modified radical surgery (type B) for stage Ib-IIa cervical cancer [J]. Oncol Lett, 2018, 16(3):3623-3627.

[32] Édeline V，Remouchamps V，Isnardi V，et al. Multimodality imaging using PET/CT (18F)-fluorodeoxyglucose for radiotherapy field delineation of localized Hodgkin lymphoma [J]. Cancer Radiother, 2018, 22(5):384-392.

[33] Molina-García D，García-Vicente AM，Pérez-Beteta J，et al. Intratumoral heterogeneity in 18F-FDG PET/CT by textural analysis in breast cancer as a predictive and prognostic subrogate [J]. Ann Nucl Med, 2018, 32(6):379-388.

[34] Moritani K，Nakano N，Yonezawa S，et al. Usefulness of positron emission tomography-CT for diagnosis of primary bone marrow lymphoma in children [J]. Pediatr Hematol Oncol, 2018, 35(2):125-130.

[35] Lückerath K，Stuparu AD，Wei L，et al. Detection threshold and reproducibility of 68Ga-PSMA11 PET/CT in a mouse model of prostate cancer [J]. J Nucl Med, 2018, 59(9):1392-1397.

[36] 汤泊,李天女,丁重阳.原发性肝脏淋巴瘤的[18]F-FDGPET-CT表现及临床分析[J].中国实验血液学杂志,2018,26(4):1062-1066.

[37] 汤泊,张银,徐阳,等.[18]F-FDG PET/CT 显像在预测肺鳞癌隐匿性淋巴结转移中的价值[J].中国医学影像技术,2017,33(12):1835-1839.

[38] 丁重阳,杨文平,郭喆,等.[18]F-FDG PET-CT 显像预测肺腺癌人表皮生长因子受体突变的价值[J].中华肿瘤杂志,2017,39(7):528-531.

[39] 汤泊,张银,周锦,等.[18]F-FDG PET-CT 代谢参数与乳腺癌临床病理特征的关系[J].中华肿瘤杂志,2017,39(4):280-285.

[40] 丁重阳,刘红宇,郭喆,等.治疗前 18F-FDG PET/CT 在成人伯基特淋巴瘤诊断、分期及预后评价中的应用[J].中国实验血液学杂志,2017,25(2):438-443.

[41] Liang JH，Ding CY，Gale RP，et al. Prognostic value of whole-body SUVmax of nodal and extra-nodal lesions detected by 18F-FDG PET/CT in extra-nodal NK/T-cell lymphoma [J]. Oncotarget, 2017, 8(1):1737-1743.

[42] Yang YQ，Ding CY，Xu J，et al. Exploring the role of bone marrow increased FDG uptake on PET/CT in patients with lymphoma-associated hemophagocytic lymphohistiocytosis: a reflection of bone marrow involvement or cytokine storm [J]. Leuk Lymphoma, 2016, 57(2):291-298.

［43］丁重阳,李天女,范磊,等. 中期 PET-CT 检查在评价弥漫大 B 细胞淋巴瘤患者化疗反应及预后中的价值［J］.中华血液学杂志,2014,35(4)：342-344.

［44］黄斌,李天女,丁重阳.^{18}F-FDG PET-CT 在弥漫大 B 细胞淋巴瘤预后判断中的价值［J］.白血病·淋巴瘤,2017,26(9)：523-527.

［45］丁重阳,郭喆,孙晋,等.18 氟-氟代脱氧葡萄糖 PET/CT 检查判断胰腺癌预后的临床价值［J］.中华消化外科杂志,2017,16(10)：1072-1080.

［46］丁重阳,李天女,郭喆,等.18 氟-氟代脱氧葡萄糖 PET/CT 检查判断结直肠癌术后预后的临床价值［J］.中华消化外科杂志,2016,15(10)：1018-1025.

［47］Nagamachi S，Nishii R，Wakamatsu H，et al. The usefulness of (18)F-FDG PET/MRI fusion image in diagnosing pancreatic tumor：comparison with (18)F-FDG PET/CT［J］. Ann Nucl Med，2013，27(6)：554-563.

［48］孙钰林,申一鸣,梁积新,等.^{64}Cu-DOTA-SPIONs-PEG-FA：靶向叶酸受体阳性肿瘤的 PET/MRI 双模态显像探针［J］.核化学与放射化学,2017,39(4)：298-308.

［49］Mayerhoefer ME，Raderer M，Jaeger U，et al. Ultra-early response assessment in lymphoma treatment：[18F]FDG PET/MR captures changes in glucose metabolism and cell density within the first 72 hours of treatment［J］. Eur J Nucl Med Mol Imaging，2018，45(6)：931-940.

［50］杨卫东,孙健,曾峥,等.立体定向影像融合技术引导的脑胶质瘤活检和手术治疗［J］.中华外来杂志,2005,43(21)：1421-1422.

［51］Kraus GE，Bernstein TW，Satter M，et al. A technique utilizing positron emission tomography and magnetic resonance/computed tomography image fusion to aid in surgical navigation and tumor volume determination［J］. J Image Guid Surg，1995，1(6)：300-307.

［52］Josephson L，Kircher MF，Mahmood U，et al. Near-infrared fluorescent nanoparticles as combined MR/optical imaging probes［J］. Bioconjug Chem. 2002，13(3)：554-560.

［53］Strijkers GJ，Kluza E，Van Tilborg GA，et al. Paramagnetic and fluorescent liposomes for target-specific imaging and therapy of tumor angiogenesis［J］. Angiogenesis，2010，13(2)：161-173.

［54］Kaijzel EL，Snoeks TJ，Buijs JT，et al. Multimodal imaging and treatment of bone metastasis［J］. Clin Exp Metastasis，2009，26(4)：371-379.

［55］Foy SP，Manthe RL，Foy ST，et al. Optical imaging and magnetic field targeting of magnetic nanoparticles in tumors［J］. ACS Nano，2010，4(9)：5217-5224.

［56］Haut SR，Privitera M. Author response：Behavioral interventions as a treatment for epilepsy：A multicenter randomized controlled trial［J］. Neurology，2018，91(15)：722.

［57］Varotto G，Franceschetti S，Caputo D，et al. Network characteristics in benign epilepsy with centro-temporal spikes patients indicating defective connectivity during spindle sleep：A partial directed coherence study of EEG signals［J］. Clin Neurophysiol. 2018，129(11)：2372-2379.

［58］Sever RW，Vivas AC，Vale FL，et al. Wada asymmetry in patients with drug-resistant mesial temporal lobe epilepsy：Implications for postoperative neuropsychological outcomes［J］. Epilepsia Open，2018，3(3)：399-408.

［59］Myers KA，Bello-Espinosa LE，Symonds JD，et al. Heart rate variability in epilepsy：A potential biomarker of sudden unexpected death in epilepsy risk［J］. Epilepsia，2018，59(7)：1372-1380.

［60］Pittau F，Grouiller F，Spinelli L，et al. The role of functional neuroimaging in pre-surgical epilepsy evaluation［J］. Front Neurol，2014，5：31.

［61］Salamon N，Kung J，Shaw SJ，et al. FDG-PET/MRI coregistration improves detection of cortical dysplasia in patients with epilepsy［J］. Neurology，2008,71(20)：1594-1601.

［62］桑林,张凯,张建国,等.PET-MRI 影像融合技术在药物难治性癫痫术前评估中的价值[J].中华神经外科杂志,2017,33(6)：559-563.

［63］Ippen FM, Colman H, van den Bent MJ, et al. Precision medicine for primary central nervous system tumors：Are we there yet [J]. Am Soc Clin Oncol Educ Book, 2018, 38：158-167.

［64］Ballester LY, Lu G, Zorofchian S, et al. Analysis of cerebrospinal fluid metabolites in patients with primary or metastatic central nervous system tumors [J]. Acta Neuropathol Commun, 2018, 6(1)：85.

［65］Blasel S, Vorwerk R, Kiyose M, et al. New MR perfusion features in primary central nervous system lymphomas：pattern and prognostic impact [J]. J Neurol, 2018, 265(3)：647-658.

［66］党浩丹,刘长滨,王瑞民,等.^{11}C-MET PET 结合功能 MRI 多模态显像判断脑肿瘤的价值[J].中华核医学与分子影像杂志,2017,37(9)：527-531.

［67］李杰飞,张玉琪,何乐,等.多模态影像融合技术联合 BOLD-fMRI 在中央区脑肿瘤手术中的应用[J].中华神经外科杂志,2017,33(3)：255-259.

［68］Abdalla MO, Karna P, Sajja HK, et al. Enhanced noscapine delivery using uPAR-targeted optical-MR imaging trackable nanoparticles for prostate cancer therapy [J]. J Control Release, 2011, 149 (3)：314-322.

［69］Zhang R, Xiong C, Huang M, et al. Peptide-conjugated polymeric micellar nanoparticles for Dual SPECT and optical imaging of EphB4 receptors in prostate cancer xenografts [J]. Biomaterials, 2011, 32(25)：5872-5879.

10

分子影像临床应用进展

分子影像作为一门新兴学科发展极为迅速,为疾病的诊断和治疗提供了分子水平的信息。因此,分子影像对疾病的诊断和治疗作用愈发关键,并推动了精准医学这一先进医学模式的发展。以放射性核素分子影像为代表,分子影像正快速从基础研究向临床应用转化,真正服务于临床患者,实现其价值。本章着重介绍近三年来磁共振、放射性核素、超声和光学分子影像在临床的转化应用。

10.1 磁共振分子影像临床应用进展

10.1.1 胰腺磁共振弥散峰度成像评价糖化血红蛋白水平

糖尿病已经成为现代社会的一种常见病,随着人口的增长、年龄的增加、城市化进程加快、肥胖和缺乏锻炼,糖尿病的发病率逐渐增高。糖尿病患者往往伴有胰腺纤维化和萎缩,使用无创性影像学方法评价胰腺纤维化和萎缩程度对于全面评价糖尿病具有重要的作用。Noda 等[1]应用 MRI 对胰腺进行弥散峰度成像来评价糖化血红蛋白水平,共纳入 102 名患者,分为 3 组,第一组糖化血红蛋白<5.7%,第二组 5.7%≤糖化血红蛋白<6.5%,第三组糖化血红蛋白≥6.5%,分别计算胰腺实质的平均峰度和平均表观弥散系数。结果显示,糖化血红蛋白值与平均峰度呈正相关,第三组的平均峰度显著高于第一组和第二组,使用平均峰度检测第三组糖化血红蛋白水平的敏感性、特异性和受试者工作特征(receiver operating characteristic, ROC)曲线下面积分别为 0.90、0.88 和 0.92。作者认为,胰腺磁共振弥散峰度成像测量平均峰度可能是评价糖化血红蛋白水平的一个很有潜力的生物标志物。

10.1.2 MRI 和 ^{1}H-磁共振波谱评价腺苷激酶缺乏

腺苷激酶缺乏是一种最近阐述的有关蛋氨酸和腺苷代谢紊乱的疾病,可导致发育延迟、肌张力过低、癫痫以及多种全身症状,其内在的神经病理学机制仍然不清楚。Staufner 等[2]应用 MRI 和[1]H-磁共振波谱探讨腺苷激酶缺乏患者的神经病理学改变。该研究纳入了 8 例患者,年龄范围从 9 天～14.6 岁,其中 6 名新生儿和婴儿脑发育延迟;8 例患者有 5 例出现白质分布异常;3 例患者白质波谱胆碱低,5 例患者白质或基底节并没有提示肌酸低;8 例患者有 6 例提示中央被盖束高信号和幕上萎缩。作者认为,腺苷激酶缺乏患者的 MRI 和[1]H-磁共振波谱改变有助于更好地了解这个疾病的神经病理学机制。

10.1.3 MRI 评价糖尿病患者足部肌肉萎缩和代谢差异

Lin 等[3]使用[1]H MRI 为 15 名糖尿病患者和 15 名健康者评价肌肉萎缩,并对拇趾屈肌、拇收肌、足骨骨间区域和足部整个横截面分级,每个区域和整个足部也使用[31]P 成像的无机磷酸盐(Pi)和磷酸肌酸(PCr)的比值(Pi/PCr)定量评价代谢功能,足部各个区域肌肉的[31]P/[1]H 比值也被计算。结果发现,糖尿病患者足部所有区域的肌肉萎缩明显较正常人严重,拇收肌的[31]P/[1]H 区域比值明显比其他两个区域大,拇趾屈肌和骨间区域的 Pi/PCr 比值显著不同。作者认为,糖尿病患者足部不同区域的肌肉萎缩和代谢是不一样的,拇收肌区域比其他区域更能保持结构和代谢完整性。

10.1.4 酰胺质子转移加权 MRI 预测异柠檬酸脱氢酶突变状态

Jiang 等[4]评价了 II 级胶质瘤异柠檬酸脱氢酶野生型和突变型的酰胺质子转移加权(amide proton transfer-weighted,APTw)MRI 特征,并且验证了 APTw 信号是鉴定异柠檬酸脱氢酶突变状态的影像标志物(见图 10-1)。27 名病理确诊的低级别胶质瘤患者接受了 MRI 检查,使用 Mann-Whitney 检验评价异柠檬酸脱氢酶突变组和野生组APTw 信号强度的相关性,使用 ROC 分析评价 APTw 的诊断表现。基于组织病理学和分子分析,7 名患者诊断为异柠檬酸脱氢酶野生型 II 级胶质瘤,20 名患者诊断为异柠檬酸脱氢酶突变型 II 级胶质瘤,野生型基于多个感兴趣区的最大 APTw 值和最小APTw 值,以及基于整个肿瘤直方图的平均 APTw 值和第 50 百分位 APTw 值均明显高于突变型,这些指标预测异柠檬酸脱氢酶突变状态相对应的 ROC 曲线下面积分别为0.89、0.76、0.75、0.75。作者认为,相比较于异柠檬酸脱氢酶突变型 II 级胶质瘤,野生型与 APTw 高信号强度更相关,APTw 信号可能是鉴定 II 级胶质瘤异柠檬酸脱氢酶突变状态的一个有价值的影像标志物。

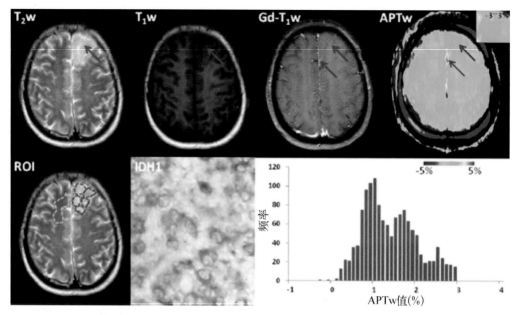

图 10-1 左侧额叶少突胶质瘤 T_2 加权、T_1 加权、对比剂增强 T_1 加权、APT 加权 MRI
图像及异柠檬酸脱氢酶免疫组化图片

(图片修改自参考文献[4])

10.2 核素分子影像临床应用进展

10.2.1 SPECT

10.2.1.1 心肌脂肪酸 SPECT 显示冠状动脉左前降支的局部损害是提示血液透析患者(无梗阻性冠状动脉病变)心源性死亡的强烈预报器

Nishimura 等[5]研究了心肌脂肪酸显像损害模式是否与无冠状动脉病变透析患者的心肌死亡相关。155 名无梗阻性冠状动脉病变的血液透析患者接受了[123]I 标记的脂肪酸类似物(BMIPP)SPECT 显像,将心肌分成 17 个节段评价 BMIPP 的摄取,按照 5 分法(正常摄取为 0 分,无摄取为 4 分)进行分级,计算每个患者的 BMIPP 摄取总得分。在 155 名患者中,95 名 BMIPP 摄取总得分≥6 的患者被进一步分析,将连续 2 个节段以上 BMIPP 摄取总得分≥2 定义为局部损害,其他定义为非局部损害。结果发现,95 名患者有 42 名(44.2%)表现为局部损害,53 名(55.8%)表现为非局部损害,随访 5.1±2.0 年,42 名患者死于心脏事件。局部损害组的心脏死亡事件发生率(71.4%)明显高于非局部损害组(22.6%)。Cox 危害分析表明,局部损害模式相关于心脏死亡,危害比为 2.266。与其他冠状动脉区域比较,左前降支区域出现的 BMIPP SPECT 显像异常预测心源性死亡的潜力更高。作者认为,心肌脂肪酸 SPECT 显像提示冠状动脉左前降支区域的局部损害强烈预示着心源性死亡。

10.2.1.2　多形性胶质母细胞瘤的移位蛋白成像：^{123}I-CLINDE SPECT、^{18}F-FET PET 和钆对比增强的 MRI 三种影像之间的直接比较

Jensen 等[6]比较了^{123}I-CLINDE SPECT 移位蛋白显像和^{18}F-FET PET 氨基酸转运显像，并研究了^{123}I-CLINDE SPECT 在预测多形性胶质母细胞瘤进展方面是否比^{18}F-FET PET 更优越（见图 10-2）。3 名Ⅳ级多形性胶质母细胞瘤患者分别接受了^{123}I-CLINDE SPECT、^{18}F-FET PET 和钆对比增强的 MRI 检查。关于^{123}I-CLINDE 摄取和^{18}F-FET 摄取的感兴趣区体积重叠百分比是多变的（12%～42%），^{18}F-FET 与基线 MRI 感兴趣区体积重叠百分比（79%～93%）大于^{123}I-CLINDE（15%～30%）。随访过程中 MRI 增加的对比增强感兴趣区体积与基线^{123}I-CLINDE 感兴趣区体积的重叠程度高于^{18}F-FET。作者认为，移位蛋白 SPECT 脑显像是预测多形性胶质母细胞瘤进展的有用方法。

10.2.1.3　新型示踪剂^{99m}Tc-IDA-D-[c(RGDfK)]$_2$ SPECT 显示肺癌和脑肿瘤的整合素 $\alpha_v\beta_3$ 表达

整合素 $\alpha_v\beta_3$ 是估计肿瘤血管生成的标志物，放射性核素标记的 RGD 肽是靶向整合素 $\alpha_v\beta_3$ 的一类显像剂。Song 等[7]使用一种新型 RGD 肽显像剂^{99m}Tc-IDA-D-[c(RGDfK)]$_2$ 显示肺癌和脑肿瘤的整合素 $\alpha_v\beta_3$ 表达，并评价其临床有效性和安全性。5 名肺癌患者和 7 名脑肿瘤患者接受了^{99m}Tc-IDA-D-[c(RGDfK)]$_2$ SPECT 和^{18}F-FDG PET/CT 检查，使用肿瘤（tumor）与正常组织（normal tissue）的摄取比值（T/N）评价显像剂的摄取。^{99m}Tc-IDA-D-[c(RGDfK)]$_2$ SPECT 可以显示所有的肺癌和脑肿瘤病灶，脑肿瘤的^{99m}Tc-IDA-D-[c(RGDfK)]$_2$ 摄取 T/N 显著高于^{18}F-FDG 摄取 T/N，脑肿瘤的增殖指数与^{99m}Tc-IDA-D-[c(RGDfK)]$_2$、^{18}F-FDG 的 T/N 均呈正相关。^{99m}Tc-IDA-D-[c(RGDfK)]$_2$ 静脉注射后没有发生实验室检查异常和临床不良事件。作者认为，^{99m}Tc-IDA-D-[c(RGDfK)]$_2$ 是显示整合素 $\alpha_v\beta_3$ 表达的一种有效和安全的显像剂，有潜力用于监测恶性肿瘤的抗血管治疗。

10.2.1.4　肺性高压患者的肺血管内皮分子影像

肾上腺髓质受体在肺血管内皮表达丰富，PulmoBind 作为一种肾上腺髓质受体配体，可用于诊断肺血管病变。Harel 等[8]评价了 PulmoBind SPECT 显像的安全性，以及这个显像发现肺动脉高压相关肺血管病变的能力。23 名肺动脉高压患者、7 名慢性血栓性肺动脉高压患者和 15 名健康人接受了^{99m}Tc-PulmoBind SPECT 检查，^{99m}Tc-PulmoBind 静脉注射后无任何严重的不良反应。50% 以上的肺动脉高压患者^{99m}Tc-PulmoBind SPECT 显像明显异常，左、右两肺的示踪剂分布中度或重度不均匀，每个肺内的示踪剂分布也不均匀；7 名慢性血栓性肺动脉高压患者的^{99m}Tc-PulmoBind 分布部

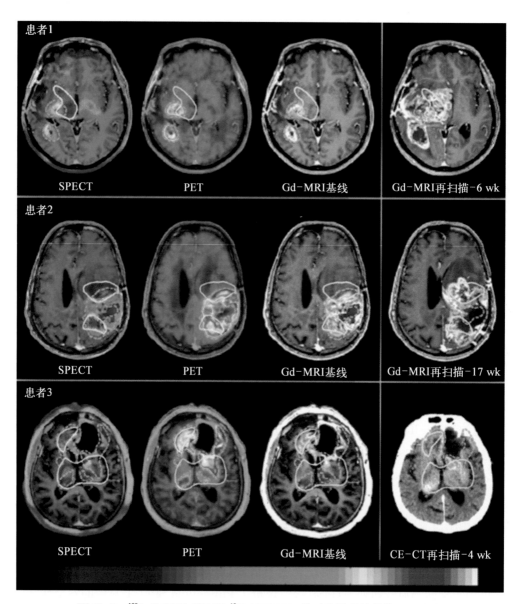

图 10-2　^{123}I-CLINDE SPECT、^{18}F-FET PET、钆对比增强的基线 MRI 以及

随访钆增强的 MRI 或 CT 增强图像

注：蓝色的感兴趣区代表^{18}F-FET 肿瘤摄取，黄色的感兴趣区代表^{123}I-CLINDE 肿瘤摄取(图片修改自参考文献[6])

分缺损与肺栓塞完全一致,健康者无部分缺损。1 名血管扩张药反应性特发性肺动脉高压患者[99m]Tc-PulmoBind SPECT 显像完全正常。作者认为,肺血管内皮[99m]Tc-PulmoBind SPECT 显像是安全的,有潜力用于发现肺栓塞和肺动脉高压患者的肺血管病变。

10.2.2 PET

10.2.2.1 晚期多发性骨髓瘤患者趋化因子受体 CXCR4 表达的分子影像

趋化因子受体 CXCR4 是一个 G 蛋白偶联受体(GPCR),CXCR4 的高表达与肿瘤播散和糟糕预后密切相关。Philipp-Abbrederis 等[9] 使用新型的 CXCR4 探针[68]Ga-Pentixafor 评价多发性骨髓瘤患者的 CXCR4 表达,14 名多发性骨髓瘤患者有 10 名[68]Ga-Pentixafor PET 显示了异常发现,而[18]F-FDG PET 仅 9 名患者显示了异常。作者认为,[68]Ga-Pentixafor PET 打开了一个广阔领域来研究肿瘤的 CXCR4 表达和 CXCR4 相关的治疗方法。

10.2.2.2 ^{11}C-PBB3 PET 定量人脑 Tau 病理学

Tau 在人脑的聚积是阿尔茨海默病的一个病理学标志,定量显示人脑的 Tau 病理学对阿尔茨海默病的辅助诊断和监测治疗是一个强有力的方法。Kimura 等[10] 使用[11]C-PBB3 PET 定量 Tau 的病理学。7 名阿尔茨海默病患者和 7 名健康志愿者接受了动态[11]C-PBB3 PET 检查。结果表明,[11]C-PBB3 作为一个放射性配体适合用于 Tau 病理学的 PET 显像。

10.2.2.3 ^{68}Ga-HER2-纳米体评价乳腺癌的 HER2 表达

HER2 状态是乳腺癌的一个重要特征,抗 HER2 治疗对 HER2 阳性的乳腺癌有着明确的生存优势。然而,HER2 的表达在乳腺癌原发灶和转移灶存在不一致,在治疗前后也可能存在表达不一致,因此,在乳腺癌治疗过程中多次评价 HER2 状态是有必要的。纳米体是最小的抗原结合抗体片段,Keyaerts 等[11] 使用[68]Ga 标记 HER2 纳米体,评价这个显像剂的临床安全性和生物分布,并研究这个显像剂的肿瘤靶向潜力(见图 10-3)。研究共包括了 20 名原发性或转移性乳腺癌患者,HER2 表达均呈阳性。[68]Ga-HER2-纳米体注射后 10 分钟、60 分钟、90 分钟分别进行 PET/CT 显像,实施体格检查和血液学分析以评价安全性,选取 11 个器官评价生物学分布,并评价原发灶或转移灶的肿瘤靶向潜力。结果显示,[68]Ga-HER2-纳米体注射后没有不良反应发生,且快速从血液清除;注射 1 小时后,仅 10% 保留在血液中,[68]Ga-HER2-纳米体主要被肝、肾、小肠摄取,乳腺癌转移灶对[68]Ga-HER2-纳米体的摄取明显高于本底,乳腺癌原发灶对[68]Ga-HER2-纳米体的摄取是多变的。

10.2.2.4 ^{18}F-florbetaben PET 心脏淀粉样蛋白显像

Law 等[12] 的研究评价了[18]F-florbetaben PET 诊断心脏淀粉样变性的可行性,研究

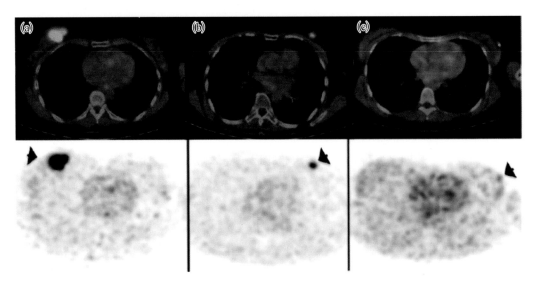

图 10-3 ^{68}Ga-HER2-纳米体在原发性乳腺癌的摄取

(a) 乳腺癌原发灶展示了最高的摄取,SUV 平均值为 11.8;(b) 乳腺癌原发灶展示了中度的摄取,SUV 平均值为 4.9;(c) 乳腺癌原发灶对^{68}Ga-HER2-纳米体没有摄取(图片修改自参考文献[11])

包括了 14 名患者,5 名患者是淀粉样轻链亚型,5 名患者是淀粉样转甲状腺蛋白亚型,4 名高血压心脏病患者作为对照。^{18}F-florbetaben 的定性和定量分析使用左心室心肌与血池的 SUV 比值。结果显示,心脏淀粉样变性患者的 SUV 比值高于高血压心脏病患者,^{18}F-florbetaben PET 显像能准确鉴定和区分心脏淀粉样变性和高血压心脏病。

10.2.2.5 儿童弥漫型内因性脑桥胶质瘤^{89}Zr-贝伐单抗 PET 显像

儿童脑肿瘤迫切需要一些能够指导治疗的预测性方法。Jansen 等[13]通过^{89}Zr-贝伐单抗 PET 显像研究治疗药物贝伐单抗是否能到达弥漫型内因性脑桥胶质瘤内,同时研究^{89}Zr-贝伐单抗临床应用于儿童患者的安全性和 PET 显像的最佳时间点。这项研究包括了 7 名弥漫型内因性脑桥胶质瘤儿童患者,放疗结束后两个星期以上接受^{89}Zr-贝伐单抗 PET/CT 检查。^{89}Zr-贝伐单抗静脉注射后 1 小时、72 小时、144 小时分别实施 PET/CT 扫描,所有患者同时接受了钆对比剂增强的 MRI 检查。结果显示,^{89}Zr-贝伐单抗静脉注射后没有发生不良反应,7 名患者中有 5 名患者的原发性脑肿瘤表现出局灶性^{89}Zr-贝伐单抗摄取增高,而正常脑组织没有显著摄取。1 名患者具有多发转移灶,所有转移灶^{89}Zr-贝伐单抗摄取阳性。^{89}Zr-贝伐单抗在肿瘤瘤内和瘤间分布不均匀,且主要分布在 MRI 对比剂增强的区域。^{89}Zr-贝伐单抗的肿瘤靶向作用在 72 小时和 144 小时的图像上相似,但是肿瘤与血池的 SUV 比值随着注射后时间的延长而增加。作者认为,^{89}Zr-贝伐单抗 PET 显像应用于弥漫型内因性脑桥胶质瘤患者是可行的,^{89}Zr-贝伐单抗在肿瘤内的分布与 MRI 增强呈正相关,PET 最佳显像时间点是静脉注射后 144 小时。PET 显像评价肿瘤的[89]Zr-贝伐单抗摄取有助于筛选适合贝伐单抗治疗的患者。

10.2.2.6 [68]Ga 标记的生长抑素受体配体对不稳定颈动脉斑块进行 PET/CT 显像

[68]Ga 标记的生长抑素受体配体 PET 显像有潜力评价脆弱的颈动脉斑块。Wan 等[14]使用[68]Ga-DOTATATE 评价近期发生颈动脉事件患者的颈动脉斑块,并对切除标本进行免疫组化,探讨斑块摄取 DOTATATE 的机制。近期发生过短暂性脑缺血发作、卒中或一过性黑矇的 20 名患者被包括在这项研究中,且这些患者准备接受颈动脉内膜切除术,[68]Ga-DOTATATE PET/CT 检查在手术之前进行,通过沿着颈动脉斑块勾画感兴趣区测量[68]Ga-DOTATATE 的摄取。PET/CT 检查和外科手术的中位间隔时间是两天,有症状的斑块和无症状的斑块摄取[68]Ga-DOTATATE 无明显差异,手术切除的斑块并不包含表达生长抑素受体 2 的细胞,如巨噬细胞、淋巴细胞和脉管相关的细胞。作者不支持使用[68]Ga-DOTATATE PET 评价颈动脉急性易损斑块。

10.2.2.7 ^{68}Ga-BBN-RGD——一个双靶向(整合素受体和胃泌素释放肽受体)分子影像探针的临床转化

Zhang 等[15]使用[68]Ga 标记能同时靶向整合素 $\alpha_v\beta_3$ 受体和胃泌素释放肽受体的异二聚体肽蛙皮素(BBN)-RGD,并第一次用于临床评价其安全性和在前列腺癌的临床诊断价值。5 名健康志愿者被招募验证[68]Ga-BBN-RGD 的安全性,13 名前列腺癌患者被招募验证[68]Ga-BBN-RGD 的诊断价值。所有患者经历了[68]Ga-BBN-RGD PET/CT 扫描,并在两周内经历了[68]Ga-BBN PET/CT 扫描做比较。结果表明,[68]Ga-BBN-RGD 静脉注射后没有发生不良反应,证明了这个示踪剂是安全的;13 名病理确诊的前列腺癌患者,4 个原发灶[68]Ga-BBN-RGD PET/CT 发现了 3 个,而[68]Ga-BBN PET/CT 只能发现 2 个;[68]Ga-BBN-RGD PET/CT 还发现了 14 个转移性淋巴结、20 个骨转移灶,而[68]Ga-BBN PET/CT 只发现了 5 个转移性淋巴结、12 个骨转移灶。作者认为,[68]Ga-BBN-RGD 作为一种新型双靶向的分子影像探针,临床使用安全,能有效用于前列腺癌的诊断和分期。

10.2.2.8 ^{18}F-AV133 PET 显示临床不确定性帕金森综合征患者的脑 2 型囊泡单胺转运体(vesicular monoamine transporter type 2,VMAT2)

特发性帕金森病是一种常见的神经变性疾病,这个疾病在初次评价时误诊率在 30% 以上,即使长期随访其误诊率也在 10%~15%。VMAT2 PET 可以评价突触前多巴胺(DA)能通路的完整性。Alexander 等[16]研究了 VMAT2 PET 对临床不确定性帕金森综合征患者的管理影响。研究包括 57 名患者,所有患者注射[18]F-AV133 后 2 小时进行 PET 检查,根据诊断和管理问卷调查,临床影响被分为高、中、低,如果诊断发生改变,管理影响高;如果药物治疗发生改变,管理影响中;如果没有发生任何改变,管理影响低。[18]F-AV133 PET 使 11 名患者(23%)的诊断发生改变,25 名患者(53%)的药物治疗发生改变。[18]F-AV133 PET 使诊断可靠性由 11% 提高到 80%。[18]F-AV133 对临床不确定性帕金森综合征患者有着重要的管理影响，[18]F-AV133 PET 可以提高这类患者的诊断、预后和药物的合理应用。

10.2.2.9　脑肿瘤的[124]I-CLR1404 PET/CT 显像

CLR1404 是一种肿瘤选择性的烷基磷酸胆碱类似物，使用[124]I 标记可以进行 PET 显像，使用[131]I 标记可以进行 SPECT 显像和核素靶向治疗，使用[125]I 标记也可以进行核素靶向治疗。Hall 等[17]使用[124]I 标记 CLR1404 对脑肿瘤患者进行 PET 显像（见图 10-4），研究包括 12 名患者，共 13 个肿瘤病灶，其中 11 名患者怀疑脑肿瘤复发，1 名患者初诊为高级别脑瘤。患者注射[124]I-CLR1404 后 6 小时、24 小时、48 小时分别进行 PET/CT 显像，[124]I-CLR1404 的摄取通过测量 SUV 和计算肿瘤与本底摄取比值评价，并与脑 MRI 比较。正常脑组织没有[124]I-CLR1404 摄取，脑肿瘤的摄取在 48 小时图像最高，13 个脑瘤病灶有 9 个阳性摄取[124]I-CLR1404，1 个低级别脑肿瘤、2 个治疗相关改变病灶和 1 个不确定的病灶没有摄取[124]I-CLR1404。6 个恶性脑肿瘤在 24 小时的图像中肿瘤与本底的摄取比平均值为 9.32±4.33，48 小时的图像该平均值为 10.04±3.15。2 个治疗相关改变病灶在 24 小时的图像中肿瘤与本底的摄取比平均值为 5.05±0.4，48 小时的图像该平均值为 4.88±1.19。部分患者的脑肿瘤[124]I-CLR1404 摄取区域与 MRI 显示的病灶一致，部分患者不一致。作者认为，[124]I-CLR1404 PET 显像证实了许多脑肿瘤对这个显像剂有着高摄取，有潜力临床应用于其他肿瘤。

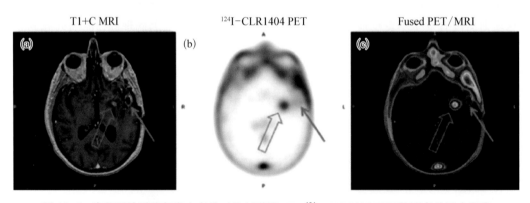

图 10-4　高级别胶质瘤复发患者的对比剂增强 MRI、[124]I-CLR1404 PET 及两者的融合图像

（a）左侧颞叶两个强化病灶；（b）左侧颞叶内侧病灶摄取[124]I-CLR1404 增高，但外侧病灶并没有[124]I-CLR1404 摄取；（c）融合图像显示这两个病灶（图片修改自参考文献[17]）

10.2.2.10　使用 PET/CT 定量评价晚期头颈癌患者的[89]Zr-西妥昔单抗摄取

预测晚期头颈癌患者对单克隆抗体西妥昔单抗治疗反应的生物标志物是缺乏的。Even 等[18]使用[89]Zr 标记西妥昔单抗，并通过 PET/CT 定量评价头颈癌对这个显像剂的摄取。17 名晚期头颈癌患者先接受了负荷剂量的西妥昔单抗治疗，随后注射 10 mg

的[89]Zr-西妥昔单抗(54.5±9.6 MBq),注射显像剂后第 3 天、第 4 天或者第 6 天、第 7 天进行 PET/CT 显像,[89]Zr-西妥昔单抗的摄取通过 SUV 及肿瘤与本底的摄取比值评价,并且与表皮生长因子受体(EGFR)免疫组化作相关性分析。肿瘤对[89]Zr-西妥昔单抗的摄取在不同的患者之间不一样,第 6、7 天的图像 SUV_{max} 从 2.5 到 6.2,肿瘤与本底的摄取比值第二次显像(1.7±0.6)比第一次显像(1.1±0.3)明显增加,EGFR 高表达组和低表达组之间的平均标准化摄取值(mean standardized uptake value,SUV_{mean})、SUV_{max} 存在显著差异。作者认为,[89]Zr-西妥昔单抗在晚期头颈癌患者之间表现出摄取多样性,能够提供[18]F-FDG 和 EGFR 表达之外的信息,PET/CT 采集最佳时间点推荐注射后 6~7 天。

10.2.2.11　68Ga-NOTA-AE105——一个新型放射性配体的 PET 显像

uPAR 的过度表达是大多数恶性肿瘤具有侵袭性的重要标志,如乳腺癌、前列腺癌、膀胱癌等。因此,uPAR 是肿瘤诊断和治疗的重要靶点。Skovgaard 等[19]使用[68]Ga 标记靶向 uPAR 的肽——AE105,并首次将这个显像剂应用于临床,评价它的安全性以及在正常组织和肿瘤组织的生物学分布。10 例患者(6 例前列腺癌、2 例乳腺癌、2 例膀胱癌)接受了静脉注射[68]Ga-NOTA-AE105,注射后 10 分钟、1 小时、2 小时分别进行 PET/CT 扫描。所有患者没有不良反应发生,[68]Ga-NOTA-AE105 表现出了很好的体内稳定性,并能很快从肾脏清除。10 个患者的原发肿瘤灶和转移灶均能摄取[68]Ga-NOTA-AE105。[68]Ga-NOTA-AE105 的第一个临床试验证实了它的安全性和应用于肿瘤 uPAR PET 显像的潜力。

10.2.2.12　[11]C-乙酸 PET 和[18]F-FDG PET 在肝细胞癌使用经动脉化疗栓塞和贝伐单抗治疗前后的价值

Li 等[20]开展的这项研究共包括 22 名经组织病理学确诊的肝细胞癌患者,他们均接受了经动脉化疗栓塞,11 名患者还接受了贝伐单抗治疗,另外 11 名患者使用了安慰剂。[11]C-乙酸 PET 和[18]F-FDG PET 分别在治疗前、后实施。治疗前[11]C-乙酸 PET、[18]F-FDG PET 和两种影像结合对肝细胞癌诊断的敏感性分别为 68%、45%和 73%。在[11]C-乙酸阴性摄取的肝细胞癌,使用动脉化疗和贝伐单抗治疗的患者平均生存时间为 259±118 天,而使用动脉化疗和安慰剂治疗的患者平均生存时间为 668±217 天。在使用动脉化疗和安慰剂治疗的患者中,[18]F-FDG 阳性摄取和[18]F-FDG 阴性摄取的患者其平均生存时间有着显著的差异。肝细胞癌对这些显像剂表现出不同的亲和性表明了这个肿瘤的异质性。作为认为,[18]F-FDG 和[11]C-乙酸两种显像剂的结合有助于肝细胞癌患者的管理,并且可以提供相关的预后和分子异质信息。

10.2.2.13　淋巴瘤[18]F-氟达拉滨 PET 显像

Chantepie 等[21]第一次将[18]F-氟达拉滨临床用于淋巴瘤患者的 PET 显像。研究共包括了 10 名患者,其中 5 名为弥漫性大 B 细胞淋巴瘤、5 名为慢性淋巴细胞白血病,研究内容包括评价[18]F-氟达拉滨在患者体内的生物学分布、放射剂量,记录每个受累淋巴结和结外区域的 SUV,同时,所有患者也进行了体格检查、实验室检查和增强 CT 检查。弥漫性大 B 细胞淋巴瘤患者还进行了[18]F-FDG PET 检查。结果表明,弥漫性大 B 细胞淋巴瘤患者 CT 或[18]F-FDG PET 显示的病灶均能看到[18]F-氟达拉滨摄取增多,但是,两个弥漫性大 B 细胞淋巴瘤患者[18]F-氟达拉滨 PET 和[18]F-FDG PET 表现出了不一致。慢性淋巴细胞白血病患者[18]F-氟达拉滨 PET 显示的病灶与临床传统方法和 CT 发现的病灶一致,包括脾脏、骨髓摄取增多。[18]F-氟达拉滨平均注射活度为 305 ± 76 MBq,平均有效剂量为 3.07 ± 0.81 mSv。作者认为,[18]F-氟达拉滨 PET 显像可能是评价淋巴细胞增生性疾病的一个很有希望的方法,这个新型 PET 探针的一些优点,如对淋巴细胞的特异性、不聚积在反应性组织以及探测骨髓浸润的可行性,可能对淋巴瘤影像发挥创新性作用。

10.3　超声分子影像临床应用进展

　　激酶插入域受体是肿瘤新生血管的关键调节因子之一,BR55 是靶向激酶插入域受体的对比微泡。Willmann 等[22]首次将临床级超声造影剂 BR55 应用于乳腺和卵巢病变患者,评价 BR55 超声分子影像的临床应用是否安全,并使用免疫组化作为金标准评价激酶插入域受体的表达(见图 10-5)。24 例卵巢局灶性病变患者和 21 例乳腺局灶性

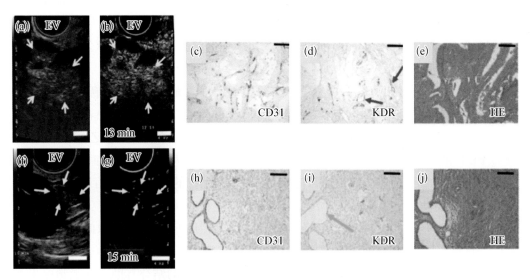

图 10-5　卵巢病变患者激酶插入域受体靶向的超声分子影像

阴道超声显示卵巢一个囊实性病灶(a),静脉注射 BR55 13 分钟后,病灶的实性部分可看到强烈的影像信号(b),免疫组化示 CD31(c)和激酶插入域受体(d)表达均阳性,HE 染色(e)示卵巢癌。另一名患者阴道超声显示卵巢一个囊实性病灶(f),静脉注射 BR55 15 分钟后,病灶的实性部分仅看到很低的本底信号(g),免疫组化示 CD31(h)表达阳性,但激酶插入域受体(i)表达阴性,HE 染色(j)示良性卵巢浆液性囊腺瘤(图片修改自参考文献[22])

病变患者经静脉注射 BR55,并于注射后 5~29 分钟进行靶向超声分子成像。分别测量注射前、后的血压、心电图、血氧水平、心率等,在超声分子影像上评价持续性的 BR55 结合。乳腺和卵巢病灶经外科手术切除,组织切片经 CD31 和激酶插入域受体免疫组化染色。结果表明,使用 BR55 靶向的超声分子影像对所有患者都有极好的耐受性,不存在任何安全问题。93%的乳腺恶性病灶和 85%的卵巢恶性病灶 BR55 超声分子影像信号与免疫组化显示的激酶插入域受体表达能很好地匹配。77%的卵巢恶性病变表现出强烈的激酶插入域受体靶向信号,78%的卵巢良性病变未见靶向信号。同样,93%的乳腺恶性病变显示出强烈的靶向信号,而 67%的乳腺良性病变无靶向信号。作者认为,BR55 超声分子影像具有临床可行性和安全性,激酶插入域受体靶向的超声信号与免疫组化显示的激酶插入域受体表达匹配良好,这项研究为超声分子影像在肿瘤的临床应用奠定了基础。

10.4　光学分子影像临床应用进展

10.4.1　光学分子影像在肺切除手术过程中识别肺腺癌

确定肺部肿瘤是否为恶性的唯一方法是病理学检查。Okusanya 等[23]设计了一个能结合肺腺癌的分子靶向对比剂,通过这个对比剂能在外科手术过程实时进行光学成

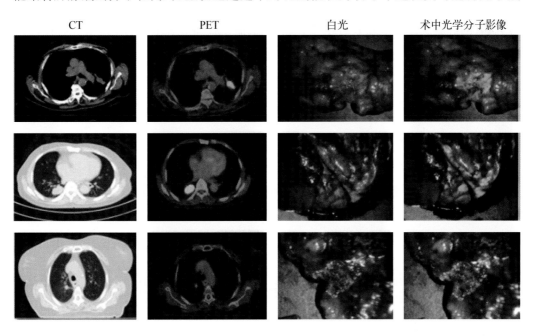

图 10-6　3 个肺腺癌病灶的术前 CT 图像、术前 PET 图像、术中白光图像和术中光学分子影像

(图片修改自参考文献[23])

像以识别肺腺癌(见图10-6)。这项研究中包括了50名经活检证实的肺腺癌患者。患者在外科手术前经静脉注射0.1 mg/kg的荧光叶酸受体α分子靶向对比剂。外科手术过程中,肺肿瘤直接暴露于成像系统。结果表明,92%(46/50)的肺腺癌都能检测到荧光,2名患者通过术中的荧光成像发现了术前没有发现的转移灶。没有检测到荧光的肺腺癌免疫组化也没有检测到叶酸受体α的表达。光学分子影像对肺原位腺癌最重要的作用是确定病灶与胸膜的距离。作者认为,使用荧光叶酸受体α靶向对比剂进行术中光学分子影像能够识别肺腺癌。这项技术目前对胸膜下的肺肿瘤患者是有用的,而且不管肿瘤大小。

10.4.2　肝脏局灶性病变经皮介入治疗的光学分子影像

Sheth 等[24]将光学分子影像临床转化用于肝脏局部病变经皮介入治疗时的定位,怀疑有肝细胞癌或者结肠癌肝转移的患者被纳入这项研究。这些患者准备接受经皮肝穿刺活检或热消融治疗,5名患者在介入诊疗前24小时经静脉注射0.5 mg/千克体重的吲哚菁绿(ICG),通过特定装置实时测量ICG荧光,通过荧光影像系统显示活检样本内的ICG荧光,计算肝肿瘤与肝脏本底的平均荧光强度比值。结果表明,5名患者共6个肝脏病灶成功进行了光学分子影像,肝脏病灶的平均大小为16 mm。5个活检有4个(80%)获得了准确的病理学诊断,1个活检标本提示是正常肝实质。2个热消融的病灶在1个月后复查提示无残留病灶。实施这项光学分子影像平均增加的时间为2分钟,所有的肝脏病灶均发现ICG的聚积,并且肝脏病灶与肝脏本底的平均荧光强度比值大于2。

10.5　展望

近年来,分子影像在包括肿瘤在内的多个领域实现了多元化的临床转化,展示了令人鼓舞的临床应用效果。在多学科的共同努力下,相信在不远的将来,分子影像会展现出更多有价值的临床转化应用,切实推动精准医学的发展,真正造福广大患者。

参考文献

[1] Noda Y, Kanematsu M, Goshima S, et al. Diffusion kurtosis imaging of the pancreas for the assessment of HbA1c levels [J]. J Magn Reson Imaging, 2016, 43(1): 159-165.

[2] Staufner C, Blom HJ, Dionisi-Vici C, et al. MRI and ^{1}H-MRS in adenosine kinase deficiency [J]. Neuroradiology, 2016, 58(7): 697-703.

[3] Lin YC, Wu J, Baltzis D, et al. MRI assessment of regional differences in phosphorus-31 metabolism and morphological abnormalities of the foot muscles in diabetes [J]. J Magn Reson

Imaging，2016，44(5)：1132-1142.

[4] Jiang S，Zou T，Eberhart CG，et al. Predicting IDH mutation status in grade II gliomas using amide proton transfer-weighted (APTw) MRI [J]. Magn Reson Med，2017，78(3)：1100-1109.

[5] Nishimura M，Hashimoto T，Tamaki N，et al. Focal impairment in myocardial fatty acid imaging in the left anterior descending artery area，a strong predictor for cardiac death in hemodialysis patients without obstructive coronary artery disease [J]. Eur J Nucl Med Mol Imaging，2015，42 (10)：1612-1621.

[6] Jensen P，Feng L，Law I，et al. TSPO imaging in glioblastoma multiforme：a direct comparison between ^{123}I-CLINDE SPECT，[18]F-FET PET，and Gadolinium-enhanced MR imaging [J]. J Nucl Med，2015，56(9)：1386-1390.

[7] Song YS，Park HS，Lee BC，et al. Imaging of integrin $\alpha_v\beta_3$ expression in lung cancers and brain tumors using single-photon emission computed tomography with a novel radiotracer ^{99m}Tc-IDA-D-[c(RGDfK)]$_2$[J]. Cancer Biother Radio，2017，32(8)：288-296.

[8] Harel F，Langleben D，Provencher S，et al. Molecular imaging of the human pulmonary vascular endothelium in pulmonary hypertension：a phase II safety and proof of principle trial [J]. Eur J Nucl Med Mol Imaging，2017，44(7)：1136-1144.

[9] Philipp-Abbrederis K，Herrmann K，Knop S，et al. In vivo molecular imaging of chemokine receptor CXCR4 expression in patients with advanced multiple myeloma [J]. EMBO Mol Med，2015，7(4)：477-487.

[10] Kimura Y，Ichise M，Ito H，et al. PET quantification of tau pathology in human brain with ^{11}C-PBB3 [J]. J Nucl Med，2015，56(9)：1359-1365.

[11] Keyaerts M，Xavier C，Heemskerk J，et al. Phase I study of ^{68}Ga-HER2-Nanobody for PET/CT assessment of HER2-expression in breast carcinoma [J]. J Nucl Med，2016，57(1)：27-33.

[12] Law WP，Wang WY，Moore PT，et al. Cardiac amyloid imaging with ^{18}F-florbetaben PET：a pilot study [J]. J Nucl Med，2016，57(11)：1733-1739.

[13] Jansen MH，Veldhuijzen van Zanten SEM，van Vuurden DG，et al. Molecular drug imaging：[89]Zr-bevacizumab PET in children with diffuse intrinsic pontine glioma [J]. J Nucl Med，2017，58 (5)：711-716.

[14] Wan MYS，Endozo R，Michopoulou S，et al. PET/CT imaging of unstable carotid plaque with ^{68}Ga-labeled somatostatin receptor ligand [J]. J Nucl Med，2017，58(5)：774-780.

[15] Zhang J，Niu G，Lang L，et al. Clinical translation of a dual integrin $\alpha_v\beta_3$ and gastrin-releasing peptide receptor targeting PET radiotracer，[68]Ga-BBN-RGD [J]. J Nucl Med，2017，58(2)：228-234.

[16] Alexander PK，Lie Y，Jones G，et al. Management impact of imaging brain vesicular monoamine transporter type 2 in clinically uncertain parkinsonian syndrome with ^{18}F-AV133 and PET [J]. J Nucl Med，2017，58(11)：1815-1820.

[17] Hall LT，Titz B，Robins HI，et al. PET/CT imaging of the diapeutic alkylphocholine analog [124]I-CLR1404 in high and low-grade brain tumors [J]. Am J Nucl Med Mol Imaging，2017，7(4)：157-166.

[18] Even AJ，Hamming-Vrieze O，van Elmpt W，et al. Quantitative assessment of Zirconium-89 labeled cetuximab using PET/CT imaging in patients with advanced head and neck cancer：a theragnostic approach [J]. Oncotarget，2017，8(3)：3870-3880.

［19］Skovgaard D，Persson M，Brandt-Larsen M，et al. Safety，dosimetry，and tumor detection ability of ^{68}Ga-NOTA-AE105：first-in-human study of a novel radioligand for uPAR PET imaging［J］. J Nucl Med，2017，58(3)：379-386.

［20］Li S，Peck-Radosavljevic M，Ubl P，et al. The value of ［^{11}C］-acetate PET and ［^{18}F］-FDG PET in hepatocellular carcinoma before and after treatment with transarterial chemoembolization and bevacizumab［J］. Eur J Nucl Med Mol Imaging，2017，44(10)：1732-1741.

［21］Chantepie S，Hovhannisyan N，Guillouet S，et al. ^{18}F-Fludarabine-PET for lymphoma imaging：first-in-man study in DLBCL and CLL patients［J］. J Nucl Med，2018，59(9)：1380-1385.

［22］Willmann JK，Bonomo L，Carla Testa A，et al. Ultrasound molecular imaging with BR55 in patients with breast and ovarian lesions：first-in-human results［J］. J Clin Oncol，2017，35(19)：2133-2140.

［23］Okusanya OT，DeJesus EM，Jiang JX，et al. Intraoperative molecular imaging can identify lung adenocarcinomas during pulmonary resection［J］. J Thorac Cardiovasc Surg，2015，150(1)：28-35.

［24］Sheth RA，Arellano RS，Uppot RN，et al. Prospective trial with optical molecular imaging for percutaneous interventions in focal hepatic lesions［J］. Radiology，2015，274(3)：917-926.

缩　略　语

英文缩写	英文全称	中文全称
ADC	analog-to-digital converter	数模转换器
ADC	apparent diffusion coefficient	表观扩散系数
AIE	aggregation-induced emission	聚集诱导发光
AM	amplitude mode	调幅模式
AOM	acousto-optical modulator	声光调制器
APN	aminopeptidase N	氨肽酶 N
APT	amide proton transfer	酰胺质子转移
APTw	amide proton transfer-weighted	酰胺质子转移加权
ASON	antisense oligonucleotide	反义寡核苷酸
Au NCs	gold nanoclusters	金纳米簇
BBB	blood brain barrier	血脑屏障
BGO	bismuth germanium oxide	锗酸铋
Bq	Becquerel	贝可
^{11}C-AC	^{11}C-acetate	^{11}C-乙酸盐
CD	circular dichroism	圆二色性
CEST	chemical exchange saturation transfer	化学交换饱和转移
^{11}C-FMZ	^{11}C-fluoroflumazenil	^{11}C-氟马西尼
Ci	Curie	居里
CNS	central nervous system	中枢神经系统
CPE	conjugated polyelectrolyte	共轭聚电解质
CT	computed tomography	计算机断层扫描
CTR	contrast to tissue ratio	组织比
CWD	continuous wave Doppler	连续波多普勒
DA	dopamine	多巴胺
DCE-MRI	dynamic contrast-enhanced magnetic resonance imaging	动态增强 MRI

（续表）

英文缩写	英文全称	中文全称
DNA	deoxyribonucleic acid	脱氧核糖核酸
DOPA	dihydroxyphenylalanine	苯丙氨酸
DOT	diffuse optical tomography	扩散光层析成像
DOX	doxorubicin	阿霉素
DSC-MRI	dynamic sucstability contrast magnetic resonance imaging	动态磁敏感 MRI
DTPA	diethylenetriaminepentaacetic acid	二亚甲基三乙胺五醋酸
DWI	diffusion-weighted imaging	扩散加权成像
EBD-FN	extradomain B-fibronectin	外周血 B 型纤维连接蛋白
EES	extravascular and extracellular spaces	血管外和细胞外间隙
EGFR	epidermal growth factor receptor	表皮生长因子受体
EOM	electro-optical modulator	电光调制器
ER	estrogen receptor	雌激素受体
FAAH	fatty acid amide hydrolase	脂肪酸酰胺水解酶
^{18}F-FACBC	anti-1-amino-3-^{18}F-fluorocyclobutane-1-carboxylic acid	^{18}F-氟环丁烷羧酸
^{18}F-FAC	^{18}F-fluoroacetic acid	^{18}F-氟代乙酸盐
^{18}F-FDG	^{18}F-fluorodeoxyglucose	^{18}F-氟代脱氧葡萄糖
^{18}F-FDOPA	3,4-dihydroxy-6-^{18}F-fluoro-L-phenylalanine	^{18}F-多巴
^{18}F-FES	^{18}F-fluoroestradiol	^{18}F-雌二醇
^{18}F-FET	O-(2-[^{18}F] fluoroethyl)-1-tyrosine	^{18}F-酪氨酸
^{18}F-FLT	^{18}F-3$'$-fluoro-3$'$-deoxythymidine	^{18}F-氟代脱氧胸苷
^{18}F-FPA	2-^{18}F-fluoropropionic acid	2-^{18}F-氟代丙酸
^{18}F-FPIA	3-^{18}F-fluoro-2, 2-dimethylpropionic acid	^{18}F-氟代特戊酸
FLIM	florescence lifetime imaging	荧光寿命成像
fMRI	functional magnetic resonance imaging	功能 MRI
FMT	fluorescence molecular tomography	荧光分子层析成像
FRET	fluorescence resonance energy transfer	荧光共振能量转移
FWHM	full width at half maximum	半高宽
GBCA	gadolinium-based contrast agents	钆基造影剂

（续表）

英文缩写	英文全称	中文全称
GFP	green fluorescent protein	绿色荧光蛋白
GO	graphene oxide	氧化石墨烯
GPCR	G protein-coupled receptor	G 蛋白偶联受体
HER2	human epidermal growth factor receptor 2	人表皮生长因子受体 2
HIFU	high intensity focused ultrasound	高强度聚焦超声
HTP	5-hydroxy-L-tryptophan	5-羟色氨酸
IAUC	initial area under the curve	曲线下初始面积
ICAM-1	intercellular adhesion molecule 1	细胞间黏附分子 1
ICT	intermolecular charge transfer	分子内电荷转移
KDR	kinase insert domain receptor	激酶插入区受体
LDL	low density lipoprotein	低密度脂蛋白
LHRH	luteinizing hormone-releasing hormone	促黄体素释放激素
LNA	low-noise amplifier	低噪声放大器
LOC	loss of correlation	相关性缺失
LSO	lutetium oxyorthosilicate	硅酸镥
LYSO	lutetium yttrium orthosilicate	硅酸钇镥
MAA	macroaggregated albumin	大颗粒聚合人血清白蛋白
MI	mechanical index	机械指数
MI	molecular imaging	分子影像
miRNA	microRNA	微小 RNA
MISO	misonidazole	硝基咪唑
T_1WI-3D-MPRAGE	T_1 weighted imaging-threedimensional magnetization prepared rapid acquisition gradient echo	T_1 加权成像三维磁化强度预备梯度回波
MRI	magnetic resonance imaging	磁共振成像
MR	magnetic resonance	磁共振
mRNA	messenger RNA	信使 RNA
MRS	magnetic resonance spectrum	磁共振波谱
NIR	near infrared	近红外光
OATP	organic anion-transporter	有机阴离子转运蛋白
OCT	optical coherence tomography	光学相干层析成像

英文缩写	英文全称	中文全称
OCTP	organic cation-transporters	有机阳离子转运蛋白
OI	optical imaging	光学成像
OSEM	ordered subjects expectation maximization	有序子集最大期望值法
PAI	photoacoustic imaging	光声成像
PDA	polydopamine	聚多巴胺
PDI	perylene diimide	苝酰亚胺
PDT	photodynamic therapy	光动力治疗
PET	photo induced electron transfer	光诱导电子转移
PET	positron emission tomography	正电子发射断层显像
PFC	perfluorocarbon	全氟化碳
PIAM	pulse inversion amplitude modulation	脉冲反转-调幅模式
PIM	pulse inversion mode	脉冲反转模式
PLA	polylactic acid	聚乳酸
PSA	prostate specific antigen	前列腺特异性抗原
PSMA	prostate specific membrane antigen	前列腺特异性膜抗原
PS	phosphatidylserine	磷脂酰丝氨酸
PTT	photothermal therapy	光热治疗
PWD	pulsed wave Doppler	脉冲波多普勒
PWI	perfusion weighted imaging	灌注成像
QDs	quantum dots	量子点
QNs	quantum nanospheres	荧光量子纳米球
RES	reticuloendothelial system	网状内皮系统
RGD	arginine-glycine-aspartate	精氨酸-甘氨酸-天冬氨酸
rGO	reduced graphene oxide	还原石墨烯
RI	radionuclide imaging	放射性核素显像
RNA	ribonucleic acid	核糖核酸
ROC	receiver operating characteristic	受试者工作特征
rRNA	ribosomal RNA	核糖体 RNA
Rx-BF	Rx beam former	接收波束形成器
scFVs	single chain variable fragment	抗 GPⅡb/Ⅲa 单链抗体

(续表)

英文缩写	英文全称	中文全称
SERS	surface-enhanced Raman scattering	表面增强拉曼散射
siRNA	small interfering RNA	小干扰 RNA
SPECT	single photon emission computed tomography	单光子发射计算机断层显像
SPIO	superparamagnetic iron oxide nanoparticles	超顺磁性氧化铁纳米粒子
SRG	stimulated Raman gain	受激拉曼增益
SRL	stimulated Raman loss	受激拉曼损耗
SRS	stimulated Raman scattering	受激拉曼散射
SUV_{max}	maximum standardized uptake value	最大标准化摄取值
SUV_{mean}	mean standardized uptake value	平均标准化摄取值
SUV	standardized uptake value	标准化摄取值
^{99m}Tc-HMPAO	^{99m}Tc-hexamethylpropyleneamine oxime	^{99m}Tc-六甲基丙烯胺肟
^{99m}Tc-MDP	^{99m}Tc-methylenediphosphonate	^{99m}Tc-亚甲基二膦酸盐
^{99m}Tc-MIBI	^{99m}Tc-sestamibi	^{99m}Tc-甲氧基异丁基异腈
T/R-S	transmit/receive switch	发送器/接收器开关
T_2-FLAIR	T_2 fluid-attenuated inversion recovery	T_2 加权液体衰减反转恢复
TK-1	thymidine kinase 1	胸腺嘧啶核苷激酶1
TOF	time of flight	飞行时间
tRNA	transfer RNA	转运 RNA
TXA	transmit amplifier	发射放大器
Tx-BF	transmit beam former	发射波束形成器
UCNP	upconversion nanoparticle	上转换纳米粒子
UI	ultrasonic imaging	超声成像
uPAR	urokinase plasminogen activator receptor	尿激酶纤溶酶原激活物受体
USPIO	ultra-small ultra-paramagnetic iron oxide	超小超顺磁性氧化铁
VCAM-1	vascular cell adhesion molecule 1	血管细胞黏附分子1
VEGFR2	vascular endothelial growth factor receptor 2	2 型血管内皮生长因子受体
VMAT2	vesicular monoamine transporter type 2	2 型囊泡单胺转运体

索　引